역자 · 제효영

성균관대학교 유전공학과를 졸업하였으며, 성균관대학교 번역대학원을 졸업하였다. 현재 번역 에이전시 엔터스코리아에서 출판 기획 및 전문 번역가로 활동하고 있다. 옮긴 책으로 《과학은 어떻게 세상을 구했는가》, 《음식 알레르기의 종말》, 《메스를 잡다》, 《몸은 기억한다》 등 다수가 있다.

저자·역자 소개

| 차례 |

치매에 관한 새로운 생각

1장 🌿

치매에 관하여

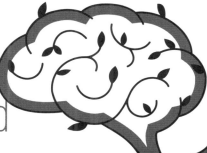

Dementia
Reimagined

| De-'Men-Sha: An Introduction |

다. 자신의 남성성을 공격받았다고 느낀 남학생이 스스로를 방어하기 위해 현실을 부정한 것이다. 의학계도 이와 비슷하다. 의학계 자체가 남자다운 방법, 영웅처럼 인정받을 수 있는 치료법을 내놓아야 한다고 생각한다. 하지만 사실 의학이 환자들에게 제공하는 것의 상당 부분은 '돌봄'이다. 강도를 점진적으로 높이며 조절하는 관리는 (시대착오적인 은유를 굳이 써야 잘 이해하는 사람들을 위해 덧붙이자면) 여성적이다. 의학계는 이런 사실을 창피해하고 인정하지 않는다. 관리는 부드럽고 비과학적인 일이니, 그보다는 번지르르하고 화려한 치료법을 내놓고 싶은 것이다.

다른 방향으로 갈 수도 있었다. 의사가 해야 할 일이란 가끔은 병을 낫게 하고, 종종 병을 치료하고, 항상 환자를 편안하게 만드는 것이라고 했던 히포크라테스의 가르침을 의학계가 진지하게 받아들였을 수도 있었으리라. 그러나 치유를 향한 꿈은 돌보는 노력을 의학의 사다리에서 가장 낮은 곳으로 밀어냈다. 지금도 우리는 치매를 비롯한 수많은 병의 치유법을 찾아다니며, 치유를 성공으로, 관리를 실패로 여긴다. 치매의 경우도 더 나은 방법을 찾아야만 한다고 생각하고 치유만을 유일한 목표로 삼는다. 하지만 비용 절감의 측면에서 이러한 흐름은 실패할 수밖에 없다. 과학과 연민, 둘 중 '하나'만 추구할 것이 아니라 늘 둘을 함께 생각해야 한다. 치매를 해결할 수 있는 궤도가 구축되려면 과학에 투자하는 동시에 지금도 치료법이 없어서 고통받는 사람들을 잘 돌봐야 한다. 치료와 관리가 '모두' 필요하다.

1장. 치매에 관하여

치매를 바라보는 시각이 바뀌고는 있지만 더 많은 변화가 일어나야 한다. 사람을 대하는 방식, 특히 취약한 사람들을 대하는 방식을 보면 한 사회의 구성원으로 우리가 어떤 존재인지 드러난다. 치매에 걸린 노인들이 보기에도 안 좋고 이상하게 행동한다고 해서 안 보이는 곳에 숨긴다면, 치매 환자들과 더불어 살아가는 방법을 세심하게 마련하고 필요한 장소를 제공하지 못한다면, 우리는 중요한 책임을 다하지 않는 것이다. 이러한 의무를 다하려는 사람도 있지만, 대부분 어떻게 해야 할지 몰라 고군분투하고, 거의 아무런 도움도 얻지 못하는 실정이다. 치매를 앓는 아버지에게 약을 꼭 먹여야 한다면 거짓말을 해도 괜찮을까? 더 이상 안전을 보장할 수 없다면 부모님이 수십 년을 살아온 집을 떠나 다른 곳에서 지내시게 해야 할까? 인지기능이 손상된 사람들은 운전을 못 하도록 조치를 마련해야 할까? 그런 조치가 가능하다면, 이들이 대중교통을 이용하기 위해서는 어떤 개선이 필요할까?

나는 증상이 나타나면 알아볼 수 있고 해마에 관해서도 잘 아니까 치매를 어느 정도 안다고 생각했었다. 하지만 의사임에도 내 어머니가 치매에 걸리면 어떻게 해야 하는지, 아무런 대비도 되어 있지 않았다. 선택 가능한 방법이라고 제시된 것들도 이해할 수가 없었다. 병이 진행되는 단계별로 엄마가 어떤 관리를 받아야 하는지 형제들과 함께 처음부터 새로 배워야 했다. 엄마를 돌보면서 끔찍한 잘못을 저지른 적은 없지만, 분명 실수는 있었다. 선택은 어려웠고, 그 선택이 어떤 결과로 이어질지 예측할 수 없었다.

치매 전문가들은 치매 환자 돌봄에 핵심이 되는 여러 요소에 관

치매에 관한 새로운 생각

없습니다." 그대로 두면 예고 없이 어떤 증상이든 나타날 수 있고, 그때는 치료가 불가능할 수 있으므로 환자의 통증 완화에 주력하는 치료를 제공할 수 없다는 설명도 이어졌다. 방실 차단으로 사망하는 환자는 "익사할 때와 같은" 느낌을 받게 된다고도 했다. 심장의학 전문의 대다수가 심박 조율기를 꺼 달라는 요청에 응하지 않는다는 말과 함께, 우리 여섯 형제 전원이 서면으로 동의하는 경우에만 이식 수술을 배제할지 여부를 고려해 보겠다고 말했다. 담당의사가 다른 사람으로 바뀌거나 그의 생각이 달라지지 않는 한, 우리에게는 치료를 중단할 선택권이 없었다. 게다가 어머니가 사전에 지정한 의료 대리인의 의견보다 자식들이 만장일치로 동의해야 한다는 조건이 더 우선시되었다. 가족들 중 한 명이라도 심박 조율기를 원하면 그대로 수술을 진행해야 한다는 의미였다.

나는 지금도 그 의사를 떠올리면 화가 난다. 우리에게 도움을 주기는커녕 상황을 악화시켰기 때문이다. "어머님의 문제를 다른 여러 의학적 문제 중 하나로 생각하세요. 우리가 심장에 시도하려는 치료가 어머니의 건강을 낫게 한다는 전반적인 치료 목표에 어느 정도 부합할까요?" 물론 그가 이렇게 이야기할 수는 없었으리라. 그 의사가 의도적으로 불친절한 태도를 보인 것은 아니었다. 그러나 의사들이 자신이 책임질 몫을 자신의 전문 지식에 해당하는 범위까지로 축소하려는 경우가 너무나 많다. 하지만 노인 환자들은 여러 가지가 한꺼번에 잘못될 가능성이 높다는 점에서 이런 방식은 재앙과도 같다. 우리가 만난 의사는 나무 한 그루를 보느라 어머니가 겪고 있는, 숲처럼 무성한 다른 심각한 의학적 문제들은 보지 못했다.

1장. 치매에 관하여

어머니는 의견을 밝히지 않으려고 하셨지만, 조심스레 이야기하셨다. "뭐가 됐든 의사 생각이 최선일 거다." 어머니가 과거에 밝힌 소망을 우리가 지켜드려야 할까, 아니면 이렇게 수동적으로 밝힌 중립적 태도를 그대로 받아들여야 할까? 우리는 저마다 불안감을 안고 고민을 시작했다. "나중에 무슨 일이 벌어지든, 분명히 말하지만 내 몸에 심박 조율기는 달지 말아줘." 오빠는 이렇게 이야기했다. 잠시 침묵이 흐르고, 다른 형제들이 동시에 입을 열었다. "그런 말을 했으니 분명히 그 기계를 달게 될걸." "나도 어쩔 수 없이 달게 될 테니까 형도 그렇게 될 거야." "내가 지금 당장 그렇게 해줄 수 있나 물어볼까."

이렇게 농담을 주고받으면서도 우리 모두 마음이 이루 말할 수 없이 무거웠다. 어머니가 지금은 뚜렷하게 거부 의사를 드러내지 않지만, 형제 대부분이 심박 조율기 이식은 적절치 않다고 보았다. 하지만 전부 같은 마음은 아니었다. 나는 심박 조율기를 설치하게 되면 나중에 필요할 때 내가 기능을 중단시킬 수 있어야 한다고 생각했지만, 현실적으로 그러기가 어려울 거라는 것도 알고 있었다. 의사의 말처럼, 꺼 달라고 요청해도 의료진이 거부할 수 있다. 그동안 내가 배우고 익힌 의학적 지식대로라면 어머니에게 이 작은 기계를 설치하는 것이 옳았다. 엇갈리는 감정 속에서 나는 이식에 동의한다고 밝혔고, 형제들에게 꼭 필요한 때가 되면 어떻게든 조율기를 끌 수 있는 방법을 찾아보겠노라고 약속했다.

며칠 후, 심장과 전문의가 머리에 샤워 캡을 쓴 차림으로 어머니의 입원실에 나타났다. 형제 둘이 곁을 지키고 있었다. "무슨 일이시

치매에 관한 새로운 생각

참 역설적이게도 과거에는 치매가 눈에 보이지 않는 병으로 여겨졌다. 그러면서도 치매에 걸린 사람은 곧바로 알아봤다. 어떻게 이런 일이 가능할까? 뇌에 발생한 특정 손상에 따라 갖가지 치매 증상을 앓는 사람들이 존재했다. 하지만 그런 다양한 변화를 포괄할 수 있는 분류는 따로 없었다. 하나의 질병으로 추가하지도 않았다. 당시에 의학계는 그러한 증상들을 하나로 묶어서 예상되는 변화와 예측 가능한 흐름이 있는 특정 질병으로 정리하지 않았다.

할아버지가 오랜 세월 살아온 농장에서 어느 날부터 길을 잃거나 예뻐서 어쩔 줄 몰라 하던 손자들을 갑자기 위협하면, 주변 친구들이나 가족들은 당연히 그 변화를 알아챘다. 그러나 이런 혼란스러운 변화가 일어난 원인이 무엇인지, 이에 대해 어떻게 반응해야 하는지는 명확히 알지 못했다. 현재 우리의 시각에서 보면 오래전에는 치매 환자가 그저 미친 사람으로 여겨진 것 같다. 질병이 아니라 엄청난 혼란을 일으킬 만큼 모든 것이 무너진 상태로 본 것이다. 영국 작가 조너선 스위프트Jonathan Swift만 해도 그렇다. 1667년생인 그는 1745년에 치매로 세상을 떠났다. 당시에 친구도 있고 적도 있었던 사람이지만, 스위프트가 누구보다 영민하고 왕성한 작품 활동을 이어온 작가라는 사실에는 모두가 동의했다. 그러나 스위프트의 그 뛰어난 지성은 급격히 쇠퇴했다. 어느 날 큰 참나무를 보면서 "나도

저 나무처럼 될 것 같다. 가장 높은 곳에 죽음이 찾아올 것이다."[1]라고 말한 걸 보면, 그도 예상했던 일인 것 같다. 그는 생애 말미에 "미친 사람", "정신 나간 자"로 묘사되기도 했다.[2] 대체 어떤 변화가 생긴 걸까?

때로는 인정사정없다는 느낌이 들 만큼 날카로운 시선으로 인간을 관찰했던 스위프트는 자기 자신도 그 면밀한 관찰 대상에서 배제하지 않았다. 레오 담로슈Leo Damrosch가 쓴 전기에도 그러한 사실이 잘 나와 있다.[3] 1738년 스위프트는 다음과 같은 글을 남겼다. "나는 지난 수개월 동안 스위프트 박사의 그림자, 그 그림자의 그림자, 그 그림자의 그림자 등등으로 살아왔다. 늙고, 어지럽고, 귀는 안 들리고, 기억력도 잃고, 사람들 그리고 여러 행동들을 향한 분노와 증오심에 휩싸인 채…." 스위프트는 치매의 증상을 조목조목 밝혔다. 심지어 그러한 증상을 청각 상실과 연계시켜 설명하기도 했는데, 이는 최근에 이르러서야 인지 능력의 감퇴를 나타내는 중대한 위험인자로 확인됐다. 우울증은 언급하지 않았지만 그가 우울증을 겪은 건 분명한 것 같다.

지난밤, 밤새도록 절망에 젖어 있었다. 오늘은 귀가 극심하게 들리지 않고, 고통도 너무 심하다. 내 몸과 마음이 모두 겪고 있는 이 끔찍한 치욕을 도저히 표현할 수가 없어 내 자신이 멍청이 같고, 어리둥절하다. […] 내가 쓰는 글을 한 단어도 제대로 이해하기가 힘들다. 이제 남은 날이 얼마 남지 않았다는 확신이 든다. 그 며칠도 분명 비참하리라.[4]

치매에 관한 새로운 생각

그러나 이런 예측과 달리 스위프트는 5년을 더 살았다. 그는 재산도 있고, 친구들과 자신을 돌봐줄 하인들도 있었지만 주변 사람들의 이름도 기억하지 못하는 상태에 이르렀다. 혼자 밥을 먹거나 옷을 입지도 못했으며 "어린애처럼 누가 침대에 눕혀줘야" 했다.[5] 그러다 더 이상 말을 하지 않았다. 스위프트가 일흔다섯 살이 된 해에 그의 후견인으로 지명된 사람은 "사고력과 기억력이 매우 불완전하여 사업상의 거래나 관리, 업무 수행이 불가능하며 자신의 부동산이나 휘하의 사람들을 관리할 수 없는" 무능력자가 되었다고 선언했다.[6] 같은 시대를 살며 스위프트를 직접 본 사람들은 그의 변화를 광기로 여겼다. 오늘날 우리의 눈에 그것은 치매 증상이다.

스위프트와 똑같은 고통을 겪으면서도 가족도, 돈도, 도와줄 이도 없었던 사람들은 그와 같은 관리를 받지 못했다. 스위프트가 살던 시대에는 병으로 고통받는 사람이면 누구나 의료보건 서비스를 받아야 한다는 개념이 정립되지 않았다. 의료 서비스는 돈을 주고 살 수 있는 안락함이었다. 가난한 사람들, 가족이 없는 사람들은 치매에 걸려도 치료를 받지 못했고, 그들의 증상은 알려지지도 않았다.

오늘날에는 사회, 가족, 치매 환자, 의사, 과학자, 정책을 만드는 사람 모두가 당시와 비슷하게 치매에 따르는 무수한 문제를 한꺼번에 겪는 사람들을 보면서, 치매를 공중보건의 관점에서 해결해야 할 중대한 과제로 여긴다. 우리가 치매를 정의하는 방식은 시간이 흐르는 동안 병의 특성과 치료법의 측면에서 모두 대폭 바뀌었다. 하지만 치매 환자들을 어떻게 치료해야 하는지, 그 고통을 겪고 있는 사람들에게 우리가 무엇을 해주어야 하는지는 정답이 없는 질문으로

2장. 보이지 않는 병

남아 있다.

역사적으로 사람들이 치매를 대하는 문화적 방식은 적절하다는 생각이 별로 들지 않는다. 지난 여러 세기 동안 치매 환자들은 감방이나 구빈원, 그밖에 가둬놓는 시설과 정신병원으로 보내졌다. 사람들은 이들을 치료하지 않고 처벌했다. 도움이 필요한 사람들을 성가신 사람, 골칫거리로 여겼다. 수백 년 동안 치매 환자들에게 제공된 것이라곤 벌을 주거나 통제하기 위해 마련된 조치, 또는 죽음에 이를 때까지 갇혀 지내야 했던 환자들을 감시하는 사람들의 수고를 최소화하는 방안이 전부였다. 심지어 오늘날에도 치매 환자가 교도소나 노숙자 쉼터에서 지내는 경우를 볼 수 있다. 치매 환자를 대하는 방식은 곧 그 사회의 자화상이다. 우리가 그들을 대하는 방식을 보면 우리 자신이 어떤 사람인지가 드러난다.

그런데 오래전부터 잔혹하고 무관심한 태도와는 전혀 다른 반응을 보인 사람들도 있다. 치매 환자를 돌보고 이들이 편안하게 지낼 수 있도록 애쓴 사람들, 환자들이 겪는 고통을 알아보고 연민으로 반응한 사람들이 있었다. 이들은 병을 직접 치료하지는 못해도 환자를 존중할 줄 알았다. 환자를 벌하지 않고, 때리거나 굶기지도 않았다. 사람을 묶어놓지도 않았다. 환자의 가족이거나 의료보건 전문가였던 이들은 '종종 병을 치료하고 항상 환자를 편안하게 만들어야 한다'는 히포크라테스의 말을 실천했다. 치매와 맞닥뜨리면 잔인한 태도와 도와주려는 태도가 상충하며 동시에 나타난다. 과거에도 그랬고, 예전보다 덜 두드러지지만 오늘날도 마찬가지다. 때에 따라 어느 한쪽이 더 우세할 뿐, 상반된 두 가지 태도가 거의 항상 공존한다.

치매에 관한 새로운 생각

현재 우리는 넘치는 보건 정책과 프로그램, 돈, 환자와 매일 씨름하는 가족들과 함께 치매와 맞서 싸우고 있다. 하지만 너무 많은 시간을 그냥 흘려보낸 것도 사실이다. 아무 성과도 없는 전략을 쫓은 경우도 많다. 오랫동안 그런 전략을 고집한 후에야 실패를 깨달았다. 치매가 생물학적 원인으로 생기는 병인지, 사회적 요인으로 발생하는 병인지를 두고 다툼을 벌여왔는데, 확실한 사실은 다른 대부분의 질병처럼 둘 다 치매에 영향을 준다는 것이다. 어떻게 해야 치매를 예방, 치료 또는 치유할 수 있는지 확실한 답은 아직 찾지 못했다. 이제 겨우 치매 환자들을 어떻게 관리해야 하는지 배우는 중이지만, 제대로 된 관리를 받는 환자는 극히 드물다. 치매를 정확하게 파악하기까지 오랜 시간이 걸렸고, 아직도 갈 길은 멀다.

지금부터는 지난 시간들을 되짚어볼 예정이다. 먼저 우리가 조사해야 하는 대상부터 정하기로 하자. 생각보다 어려운 일이 될 수도 있다. 치매는 단일 질환이 아니라 암처럼 여러 가지 병이 하나로 뭉쳐져서 발생하는 하나의 총체적 결과다. 오늘날 치매는 각기 다른 원인과 뇌에 일어나는 변화에 따라 여러 유형으로 분류된다. 알츠하이머병은 전두측두엽 치매, 혈관성 치매와 함께 치매의 한 형태에 해당한다. 그밖에 파킨슨병, 헌팅턴병, 에이즈와 연관된 치매도 있다. 공통적으로 나타나는 특징은 되돌릴 수 없는 인지기능의 저하가 발생한다는 것이나, 기억력 상실, 환각과 같은 증상의 정도는 사람마다 다르다. 뇌에 영향을 주는 질환이 정리된 정신의학 분야의 바이블 《정신장애진단 및 통계편람》 제5판DSM-5에는 전문적 의학 용어로 기준이 될 만한 정의가 명시되어 있다. '주요 신경인지장애'에 해

당하는 내용을 요약하면 다음과 같다.⁷

다음 근거에 따라 주의집중, 실행 기능, 학습과 기억, 언어, 지각-운동, 사회적 인식 기능의 측면에서 인지기능이 이전보다 현저히 감소하는 것:

환자를 잘 아는 사람이나 의사가 그러한 가능성을 확인한 경우.
신경심리학적 검사를 통해 중대한 손상이 검증된 경우.
돈을 내거나 약을 복용하는 것과 같은 일상생활을 독자적으로 해내지 못할 만큼 인지능력이 저하된 경우.

이 정의를 보면 치매의 기본적인 특징과 더불어, 과거의 치매 사례를 찾아내기가 왜 그토록 어려운지도 알 수 있다. 우선 '치매' 대신 '신경인지장애'라는 표현이 사용되는데, 이는 일반 사람들에게 생소하다. 의사가 여러분에게 주요 신경인지장애가 있다고 말한다면 "대체 그게 뭐요?"라는 소리가 튀어나올 만하다. 시대마다 다른 용어가 사용된 과거에도 마찬가지였다. 현재 전문가들은 적어도 '자신들이' 무엇을 치매라고 부를 것인지에 관해서는 합의했다. 일반 대중은 잘 쓰지 않는 표현으로 된 합의일지언정 말이다. 하지만 그전에는 그러한 합의도 이루어지지 않아서 의사들마다 혼란스러울 만큼 다양한 용어를 사용했으며, 관찰한 내용을 보면 현재 우리가 치매라고 부르는 병인 경우도 있지만 아닌 경우도 있다.

《DSM-5》에 명시된 정의의 또 다른 문제는 냉담하다는 것이다.

치매에 관한 새로운 생각

치매를 앓을 때 겪는 일들, 또는 치매 환자를 돌보는 사람들이 겪는 일들은 전혀 반영되어 있지 않다. 《DSM-5》에는 우울증, 불안감, 동요, 환각, 편집증, 주변을 돌아다니는 증상이 나타날 수 있다는 설명도 있는데, 사실 이러한 문제야말로 조너선 스위프트와 나의 어머니가 스스로의 상황에 서글픔을 느낀 원천이다. 치매 환자를 보살펴본 사람들은 이 같은 증상이 환자의 삶을 고달프게 만들고 사랑하는 사람과 더 이상 한집에서 살지 못하거나 거주형 지원 시설에도 머무를 수 없게 되는 원인임을 잘 알고 있다. 정의에 덧붙이는 정보에 그칠 내용이 결코 아니라는 얘기다.

그렇다면 우리가 치매를 어떻게 인식하는지 정리해보자. 치매는 인지기능이 저하되어 기억력, 학습, 말하기, 계획 수립, 심한 경우 움직임에 문제가 나타나는 증후군이다. 치매 환자는 대부분 나이가 많지만 전부 그런 것은 아니다. 불안증과 우울증, 동요, 편집증도 흔히 나타난다. 치매가 진행되는 과정은 비가역적이며 예후는 치명적이다.

이제 애니메이션 〈천재강아지 미스터 피바디Mr. Peabody and Sherman〉에 등장하는 WABAC 머신처럼 시간 여행이 가능한 기계를 빌렸다고 상상해보자. 그 기계를 이용해서 과거에는 사람들이 치매 환자를 어떤 눈으로 바라보았는지 조사해본다고 하자. 노망, 망령, 멍청이 같은 다양한 명칭이 어지럽게 등장할 텐데, 다 살펴봐야 한다. 치매로 불렸지만 지금 우리의 기준에서는 치매에 해당되지 않는 다른 질병도 조사해야 한다. 가령 조현병은 치매와 전혀 다른 질병임에도 한때 젊은 나이에 발생하는 치매라는 뜻의 조발성 치매로 알려졌다.

2장. 보이지 않는 병

과거에 치매를 앓았던 나이 많은 사람들을 찾는 일 자체도 쉽지 않다. 1900년 이전에 미국 국민의 평균 수명—'평균 수명'이라는 표현이 오해의 소지가 있지만—은 50세 미만이었다.[8] 유아 사망률이 지독하게 높은 것도 평균 수명이 낮은 요인이었다. 어린아이가 목숨을 위협하는 유전 질환과 감염 질환을 이겨내고 그 시기를 잘 넘어가기만 하면 성인까지 생존할 확률은 크게 높아졌지만, 안타깝게도 사망에 이를 수 있는 다른 여러 위험이 도사리고 있었다. 심장발작, 뇌졸중, 암, 출산은 물론 말을 타다 떨어져서 목숨을 잃을 확률도 지금보다 훨씬 높았다. 이 모든 위험 요소 역시 평균 수명을 낮추는 데 일조했다. 이러한 문제를 겪지 않고 노년기까지 살아남은, 비교적 몇 안 되는 사람들 중에 일부가 치매를 겪었다.

고대 자료에서도 치매로 볼 수 있는 일들을 찾아볼 수 있다. 고대 그리스의 의사 아레타에우스Aretaeus는 "망령"을 다음과 같이 정의했다. "노년기에 찾아오는 재앙으로, 감각이 소실되고 지적 능력이 마비되는 것… 나이 들어 망령이 찾아오면 절대 사라지지 않고 죽을 때까지 환자를 따라다닌다."[9] 키케로Cicero는 오늘날 우리가 들어도 충분히 납득이 가는 조언을 내놓았다. "고령에 저항하는 일은 우리가 마땅히 해야 할 의무다. 고령으로 생기는 문제를 주의 깊게 관리해서 보충해야 하며, 병과 싸우듯이 고령에 맞서 싸워야 한다. … 마음과 영혼은 훨씬 더 세심한 관리가 필요하다. 램프처럼 계속해서 기름을 공급하지 않는다면 시간이 지날수록 점점 흐릿해질 것이다."[10] 역사가 카렌 코케인Karen Cokayne은 고대 로마 시인 유베날리스Juvenalis가 1세기에 쓴 글을 찾아서 인용했다.

치매에 관한 새로운 생각

몸에 생기는 그 어떤 병보다도 나쁜 것은

바로 정신이 늙는 것이다.

하인의 이름을 잊고, 어제 저녁식사에 초대한 사람도 잊는다.

그리고 결국에는 자신이 낳고 기른 자식마저 잊는다.[11]

코케인은 치매를 뜻하는 라틴어에서 온 단어 'dementia'가 전반적인 정신질환과 나이가 들면 겪는 문제에 명확한 구분 없이 두루 사용된다고 지적했다.[12] '벗어나다'와 '정신'이 합쳐진 단어인 점을 감안하면, 명칭부터 사람이 분별력을 잃는 여러 형태가 딱히 구분되지 않는다는 사실을 알 수 있다. 조너선 스위프트의 사례처럼 치매가 정신질환과 한 묶음으로 여겨지는 경우도 많았고, 그 정신질환의 범위는 우울증, 간질, 심지어 혼외 자녀가 생기는 일까지 포함될 만큼 너무나 넓었다.

그러므로 치매를 조사하려면 다양한 명칭을 살펴봐야 할 뿐만 아니라 정신에 생긴 병을 포괄하기 위해 적용된 개념 등 뜻밖의 영역에 혹시 치매가 숨어 있지 않은지도 함께 파헤쳐야 한다. 치매는 정신병이 아닌데 무슨 소리냐고 이야기하는 분도 있으리라 생각한다. 하지만 각기 다른 뇌질환을 종합하는 방식이 대폭 변화해온 만큼 이는 복잡한 문제이며, 우리가 조사하려는 과거에는 모든 뇌질환이 정신이상이라는, 별다른 구분 없는 큰 숲의 한 부분쯤으로 여겨졌음을 염두에 둘 필요가 있다.

정신이 나갔다고 여겨진 사람들이 과거에는 모두 왜 그토록 혹독한 삶을 살아야 했을까? 중세 시대에 정신질환이 악마의 소유물이 된 증거라는 믿음이 팽배했기 때문인지도 모른다. 악마는 강력하고 교활한 적이므로 그러한 악한 영향을 이겨내려면 마찬가지로 강력한 무기가 필요하다고 여겨졌다. 이로 인해 정신이상자에게는 '매질(채찍질)', 때리기, 굶기기, 사슬에 묶어 놓기, 물에 빠뜨리기와 같은 시도가 이루어졌다. 17세기 전반에 걸쳐 행동이 평범하지 않은 여성들이 마녀로 몰려 참수나 화형을 당하는 일도 벌어졌다. 이런 일들은 소위 벌을 내린 사람의 잘못으로 치부되지 않았고, 악마의 손아귀에 잡힌 자들이 목숨을 부지하지 못하는 것이 도리어 당연하게 받아들여졌다.

정신질환 치료에는 물이 활용되는 경우가 많았다. 달의 모양과 조수의 변화를 상태가 좋았다가 나빠지는 정신질환의 특징과 연관지었기 때문일 것이다. 특정 지역의 샘이 정신병을 낫게 하는 효험이 있다고 알려지기도 했다. 병이 나아지기를 간절히 원하는 사람들은 그곳을 찾아가 의식을 치른 후, 샘 근처에서 밤을 보내고 아침이 되면 회복되기를 기원했다. 여기까지는 흥미로운 일쯤으로 들리지만, 물을 치료에 이용하는 여러 방법 중에는 병든 사람을 물에 빠뜨리거나 "완전히 물에 잠기도록" 하는 행위도 포함되었다. 1871년까지도 스코틀랜드에서 발행된 한 신문에 한밤중에 정신이상자를 물에 빠뜨린 사건이 1년에 두 차례나 실렸다.[13]

정신병을 처벌하는 일은 이례적인 상황이 아닌 일종의 규범이었다. 오직 정신질환자만을 치료해온 유럽의 가장 오래된 치료시설인 런던 베들레헴 병원에서도 최소 1400년부터 그러한 기준이 적용됐다. 현재는 명망 있는 연구센터로 알려져 있지만, 1500년대에는 스

치매에 관한 새로운 생각

캔들이 들끓었던 곳이다. 수백 년 전의 일들이 어떤 의도로 이루어졌는지 평가하기란 쉽지 않지만, 정신질환자들을 보호한다는 사람들이 환자를 때리고, 굶기고, 거의 익사시키는 처벌 방식을 그토록 빈번하게 활용하고 그것 외에 다른 방도가 없다고 생각했다는 사실은 도무지 믿기 힘들다. 환자들은 몸에 물집이 잡혀 고통스러워하는 경우가 많았는데, 물집 안에 채워진 더러운 물질을 빼내야 한다며 그 위에 달군 유리그릇을 올려놓았다. 치매 환자들도 이와 같은 조치가 필요한 대상으로 여겨졌다.

미국이 신생 국가로 첫발을 내디딘 시절과 그 당시 영국의 상황을 함께 살펴보자. 미국의 초기 의학과 과학은 영국의 방식을 그대로 따랐다. 더불어 미국 역사에서 이 시기는 모든 영역에서 급진적인 변화가 이루어진 때였다. 대영제국의 테두리에서 벗어난 미국은 넘치는 에너지를 주체할 수 없었고 곳곳이 들썩였다. 국경은 계속해서 확장되었고, 신대륙에 정착한 사람들은 서쪽으로 계속 밀고 나아가며 농장을 꾸리고 금을 찾아다녔다. 토지를 얻고 독자적인 삶을 꾸릴 수 있다는 꿈을 안고 가족 단위로, 지역 공동체 단위로 모두들 집을 떠났다. 땅을 소유해야 한다는 의지는 토착민들과의 길고 긴 유혈 갈등으로 이어졌다. 새로운 정착민들은 원주민과 그들의 문화를 파괴하는 행위를 비극적 갈등이 아닌 문명인이 야만인을 상대로 거둔 승리로 보았다. 그렇게 나무든 사람이든, 진격에 방해가 되는 것은 공격적으로 쳐내면서 미국은 구축되고 확장되었다.

이민자들도 신세계로 물밀듯이 밀려왔다. 영국의 개신교도들을 비롯해 아일랜드와 이탈리아의 가톨릭 신도들, 독일과 러시아의 유대인들까지 신대륙으로 향했다. 노예로 붙들린 아프리카인들 가운데 열악한 환경 속에서 아메리카 대륙까지 옮겨지는 동안 살아남은 사람들은 미국 땅에 발을 디뎠다. 19세기 초반에는 중국과 아시아 다른 지역에서도 이민자들이 몰려왔다. 중국 이민자들이 노예와 비슷한 대우를 받으며 지은 철로가 곳곳으로 뻗어 나갔다.

끓어오른 열기와 이 모든 확장 속에서 치매를 앓는 노인들은 어떻게 살아갈 수 있었을까? 제대로 살 수 없었다. 치매 환자들은 국가의 새로운 이미지가 막 형성되는 부산한 분위기에서 배제됐다. 허약해질 틈이 없는 시기였다. 약한 사람들을 보호하는 일은 우선순위에서 밀려났고, 강한 자들이 활동할 장소를 만드는 일이 목표가 되었다. 이민자들은 먼 거리를 이동해왔다는 사실에서도 나타나듯이 대체로 젊고 건강한 사람들이었다. 노인들은 오래된 시골 지역에 머물렀다. 가족들은 위험천만한 새로운 개척지를 향해 떠나는 것만으로도 이미 해결해야 할 문제가 많아서 정신이 혼란해진 노인들까지 챙길 여력이 없었다. 대대적으로 확산된 치명적인 감염성 질환에 어린 아이들이 희생되는 일이 잦았다. 여성들은 출산 중에 목숨을 잃었다. 기력 없는 노인들의 인지기능이 약화되는 것보다 더 중요한 문제가 산더미였다.

미국 사회뿐만 아니라 많은 사회가 자신들은 노인을 공경한다고 믿고 싶어 한다. 그러나 역사를 되짚어보면 실제 상황은 상당히 복합적이다. 부유하고 헌신적인 가정을 꾸리고 살았던 사람들이 치매 환자가 되면, 충분한 수준은 아닐지언정 다른 사람들보다는 잘 지낼 수 있었다. 재산이 충분하고 가족도 있는 사람이 치매에 걸리면 집

치매에 관한 새로운 생각

에 편안히 머물 수 있으니 따가운 시선을 피할 수 있는 데다 다정한 수행원까지 동반해서 지낼 수 있다. 그러나 형편이 그만큼 좋지 않은 가정에서는 힘없는 치매 노인을 돌보려면 없는 살림을 더 쪼개야 한다. 감당하기 힘든 행동이 늘어나면 그렇게 자원을 쪼개서 감당할 수 있는 수준을 넘어서게 되고, 결국 대신 돌봐줄 곳을 찾게 된다. 그때나 지금이나 치매 환자들에게는 차등제가 적용된다. 즉 받을 수 있는 지원이 많고 증상이 경미해서 다소 조용한 환자들은 집에 머물 수 있고, 경제적인 지원이나 도와줄 인력이 부족하고 불안하거나 공격적인 행동 때문에 돌보는 사람들이 감당하기 힘든 지경에 이른 환자들은 다른 곳으로 쫓겨날 가능성이 크다.

치매를 앓는 사람이 눈에 띄는 행동을 하면 보통 짜증스러운 시선이 쏠리고, 개별적인 사정이 어떻든 간에 제대로 관리되지 못해서 생긴 일로 여겨졌다. 별다른 구분 없이 그저 문제가 있는 사람, 문제를 일으키는 무리로 묶였고, 개인의 존재는 사라졌다.[14] 실제로 과거에 나이 들고 가난한 치매 환자들은 사지가 절단된 사람이나 홀로 아이를 키우는 여성들, 알코올 중독자들, 실직자들을 대상으로 마지못해 제공되는 치료를 함께 받았다. 미국이 치매 환자에 대처하기 위해 제일 처음 마련한 방안은 스스로를 돌보지 못하는 사람들과 한데 묶는 것이었다. 가족들이 집에서 돌보지 못하면 구빈원이나 교도소로 보내졌다.

치매 환자를 감방에서 지내게 하다니, 이상하다는 생각이 들 수 있다. 그러나 원치 않는 사회 구성원들을 한데 모아놓는 조치는 비일비재했다. 15세기 거대한 상업 제국이던 베네치아에는 전 세계 사

2장. 보이지 않는 병

람들이 몰려들었는데, 그곳에 게토(빈민가)가 생긴 것도 같은 이유다. 당시 빈민가에 살았던 사람들 중에는 법률에 따라 반드시 그곳에 머무르도록 규정된 유대인도 포함되었다. 이들은 엄격히 구획이 나뉜 도심 내 작은 구역에서 비좁게 살아야 했다. 베네치아로 온 유대인들은 스페인, 아프리카, 시칠리아, 콘스탄티노플 등 출신이 다양했고, 언어, 옷, 먹는 음식, 심지어 예배 방식도 서로 달랐다. 그러나 이런 차이는 전부 무시됐다. 이들은 유대인이라는 딱 한 가지 특징으로 묶였다. 다른 건 전혀 알 필요도 없다고 여겨졌다.[15] 베네치아의 게토는 그렇게 운영됐다. 게토는 장소인 동시에 개개인을 투명인간으로 만드는 하나의 방식이었다. 어떤 측면에서는 현대의 여러 요양원들이 기능하는 방식도 이와 다르지 않다.

구빈원은 게토의 초기 형태 중 하나였다. 1800년대에 가난은 나이 들거나 병드는 것, 장애가 생기는 것보다 더 심각한 문제였다. 구빈원은 사람들에게 최소한의 쉴 곳과 음식을 제공하는 기능을 거의 제대로 발휘하지 못했다. 구빈원에서 지내는 사람들에게 부가된 공통분모는 그저 몸에 이가 들끓는 사람들이 아닌 수치스러운 존재였다. 즉 고된 노동으로 구빈원 신세를 지지 않는 사람과 비교되며 빈곤은 겪을 만한 자들이 겪는 일로 여겨졌고, 심지어 그렇게 살도록 정해진 것이라거나 죄스러운 행동을 해서 대가를 치르는 것이라고 보는 사람들도 있었다. 이러한 시각은 태만, 도박, 술과 같은 죄를 짓고 구빈원에 머무는 사람에게 괜찮은 환경 혹은 깨끗하고 안전한 환경을 제공하는 건 그런 자들을 바로잡으려는 노력에 찬물을 끼얹는 것이라는 생각으로 이어졌다. 구빈원은 나이와 상관없이 육체적,

치매에 관한 새로운 생각

정신적으로 장애가 있는 사람들, 신체는 건강하지만 직업이 없는 사람들이 한꺼번에 모인 곳이 되었고, 안전 조치 대신 자선을 모방한 악의적인 손길이 뻗쳤다.

미국에 세워진 구빈원은 20세기에 접어들면서 점차 사라졌다. 치매를 앓는 가난한 노인들은 감방 신세를 질 수도 있었지만, 국가 형성 초기에 미국의 사법제도는 투옥에 크게 의존하지 않았다. 중범죄를 저지른 자들은 교도소 대신 곧장 교수대로 보내졌다. 죄의 무게가 덜한 범죄자들은 잔뜩 화가 난 주민들이 쫓아내거나 족쇄를 차고 지내도록 했다. 범죄자에게 공개적으로 썩은 채소를 집어던지는 식의 처벌은 일종의 재밋거리로 여겨져 더욱 늘어났다.[16] 미국의 여러 주는 정신이상자로 여겨지는 사람을 교도소에 보낼 수 있는 권한을 지역 당국에 부여했다. 형량에 제한도 없었다. 감방에 갇힌 환자들은 거의 모든 권리를 잃었고, 축축하고 어두운 감방 안에서 최소한의 음식과 의복, 온기만으로 살아야 했다.

미국 최초의 정신의학 병동은 주 의회에 "미치광이의 치유와 치료"가 필요하다는 청원이 접수된 것을 계기로 1750년대 펜실베이니아주에 설립됐다.[17] 환자 몸에 물집이 생기게 하거나 환자의 머리를 빡빡 미는 영국 베들레헴 병원의 방식이 횡행했다. 대장장이들은 국가기관의 의뢰로 "다리에 채우는 쇠사슬"을 제작했고, 지역 정부는 일반 시민들이 입장료를 내고 들어와 교도소에 갇힌 사람들을 구경할 수 있는 기회를 제공하며 재원을 늘렸다. 당시의 상황은 다음과 같은 기록으로도 생생하게 남아 있다.[18]

1758년 8월 28일, AD라는 포악한 자가 입원함.

1759년 1월 27일, 미치광이 존 존스가 탈출함. 밤중에 감방을 억지로 부수고 아무 통보 없이 달아남.

정신이상자 토머스 두건, 20일에 나체로 거리에서 발견됨. 뉴저지 동부에서 왔다고 이야기함.

뉴욕 병원은 1790년대에 일부 공간을 개조하여 정신질환자들이 머물 수 있는 곳으로 바뀌었으나 환자가 편안하게 지낼 만한 곳은 아니었다. 페인트칠도 거의 안 되어 있고 난방 시설도 갖추어지지 않은 지하 병실은 "오물로 가득해서 극히 역겨운 공간"이었다고 전해진다.[19] 어느 세심한 의학도가 자신의 일기장에 쓴 '우울한 견해'라는 글에는 "환자를 예고 없이 찬물에 빠뜨리는 것… 피를 흘리게 하고, 설사와 구토를 유발하고, 머리에 찬물을 붓고, 물집이 잡히게 하는 것"과 같은 치료가 대체 무슨 의미가 있는지 의문이라는 내용이 담겨 있다.[20]

미국 정신의학협회 로고에 옆모습이 담기기도 했던 벤저민 러시Benjamin Rush의 노력으로 정신질환 치료는 한 단계 발전했다. 러시는 펜실베이니아 대학교 교수로 재직 중이던 1812년에 발표한 논문 〈마음의 병에 관한 의학적인 탐구와 관찰〉[21]에서 광기를 간이나 비장, 소장에 생긴 병과 연결짓는 이론에 반박하며, 악마에 사로잡혔다는 개념에도 동의하지 않는다고 밝혔다. 정신질환은 뇌의 혈관에 생긴 병이라는 러시의 주장은 현대 연구에도 놀라운 영향력을 발휘했다. 과학적 탐구를 중시한 러시는 정신질환의 물리적 근원을 찾으

치매에 관한 새로운 생각

려고 했으나, 19세기 이후에 등장한 다른 수많은 학자와 마찬가지로 그 역시 도덕과 생물학을 명확히 분리하지는 못했다. 즉 정신이상에 윤리적 원인이 있다고 보았고 특히 자위행위와 관련이 있다고 언급했다.[22] 더불어 과도한 상상력은 정신이상을 유발할 수 있으며, 화학자나 수학자보다 시인, 음악가 중에 미친 사람이 더 많은 것도 그런 이유에서라고 설명했다. 그밖에도 러시는 기후가 좋지 않은 지역, 불륜, 무신론을 정신이상에 악영향을 주는 요소로 꼽았는데, 희한하게도 웃음도 그러한 요소에 포함시켰다. 그는 세상을 떠난 어느 익명의 교황을 언급하며, "사람 손에 길들여진 원숭이가 자신의 옷을 걸친 것을 보고" 웃음을 터뜨리는 바람에 생긴 "발작성 질환"이 사망 원인이었다고 평가했다.[23]

러시의 관찰 결과는 치매의 실제 특성에 근접하긴 했지만 제대로 포착했다고 볼 수는 없다. 그가 기억력 상실의 원인으로 꼽은 여러 문제 중에는 폭식과 폭음, "과도한 성적 쾌락(성욕)", 흥분도 포함되어 있다. 존 프링글John Pringle 경의 기억력이 악화되었다가 회복된 것도 코담배를 끊었기 때문이라고 보았다. 그런데 러시가 원인으로 간주한 그 수많은 요소 중에 노화는 없었다. 또한 그는 마음의 병은 "생각이 갑작스럽게 변하는" 것으로 정의된 "정신착란"과 "이해력과 기억력이 완전히 사라지고, … 침을 흘리고, 혀가 축 늘어지고, 머리와 팔다리가 우스꽝스럽게 움직이는 상태"라고 설명한 "우둔함"으로 나타난다고 설명했다.[24] 그러나 어느 쪽도 현재 우리가 치매로 인정하는 특징에 포함되지 않는다.

러시가 밝힌 내용 중 일부는 이후 오랫동안 전해졌다. 무분별한

2장. 보이지 않는 병

음주와 과식이 노년기에 기능 저하로 이어질 수 있다는 러시의 주장은 현대에 들어 근거 있는 상식이 되었다. 그러나 치매와 상당히 유사한 부분이 있기는 해도, 러시는 현대의 치매 개념과 일치하는 병을 발견하지는 못했다.

한편 영국에서는 개혁 의지가 강했던 퀘이커교도 에드워드 웨이크필드Edward Wakefield가 베들레헴 병원에서 그리스 의사 갈레노스Galenos가 주장한 4가지 체액설을 토대로 하는 치료가 이루어지고 있다는 사실을 발견했다.[25] 갈레노스는 모든 질병이 신체를 이룬 액체인 체액의 균형이 깨져서 발생한다고 보았고, 방혈과 굶기기, 관장, 구토 유발을 통해 체액의 "균형을 바로잡는" 치료를 했다. 그런데 웨이크필드의 조사를 통해 베들레헴 병원에서 이와 같은 고대의 치료 방식이 정신질환자를 대상으로 행해지고 있는 실태가 드러난 것이다. 환자를 묶어놓는 일, 특히 쇠사슬로 매놓는 일은 다반사였다. 한 여성 병동에서는 환자의 팔을 벽에 쇠사슬로 고정시키고 겨우 담요 한 장을 제공해 몸을 가릴 수 있게 했으며, 남성 병동에서는 환자의 팔은 물론 다리도 쇠사슬로 묶어놓았다.

웨이크필드가 작성한 보고서를 계기로, 의회는 정신이상자 치료 방식을 개선했다. 그의 조사는 개혁가이자 퀘이커교도였던 윌리엄 튜크William Tuke의 글에서 출발했다. 튜크는 다음과 같은 견해를 밝혔다. "친우회[퀘이커교]의 무저항 원칙은 정신이상자들에 대한 정부 정책의 변화에도 적용할 수 있다. 즉 공포에서 비롯된 정책을 자애심에서 비롯된 정책으로 바꿔야 한다."[26] 이러한 주장은 방혈과 쇠사슬을 없애고 연민을 우선시하는 '도덕적 치료'의 출발점이 되었

치매에 관한 새로운 생각

다. 도덕적 치료에서는 환자와 간병인의 관계 향상을 중시하는 한편, 차분하게 서로를 존중하는 이성적 태도를 모범적인 행동으로 보았다. 이러한 도덕적 치료의 관점에서 정신질환자는 "끔찍한 영향에 시달리는 사람. 위로와 연민, 친절함으로 대해야 하는 대상"으로 여겨졌다.[27] 그야말로 급진적인 변화였다. 관심과 연민을 중심에 둔 이러한 접근 방식이 당시에 표준으로 여겨지던 방식과 비교할 때 얼마나 엄청나게 다른지, 오늘날 우리로서는 제대로 가늠할 수도 없을 것이다.

1811년 뉴욕 병원은 정신건강 치료를 현대화하면서 도덕적 치료 방식을 채택하고 윌리엄 튜크의 손자 새뮤얼 튜크Samuel Tuke에게 조언을 구했다. 이에 따라 튜크는 해야 할 일과 하지 말아야 할 일을 각각 구분해서 제시했다. 환자에게 제공해야 하는 것을 정리한 목록에는 온수 목욕—특히 우울증 환자에게 반드시 필요하다는 의견이 덧붙여졌다—과 불면증 환자의 수면 촉진에 큰 도움이 되는 '자유로운 저녁식사'가 있었다.[28] 반면 하지 말아야 하는 일 목록에는 "구토를 유발하는 약"과 아편, 방혈, 관장 그리고 열량이나 단백질이 없는 "저열량 식단"이 포함되었다. 더불어 튜크는 "환자는 변함없이 친절한 태도로 치료해야 하며 절대 환자를 속이려고 하면 안 된다"고 주장했다. 또 시골길을 걸으면 불안한 마음이 평온해지며 "폐쇄된 곳에 가둬두는 조치는 가장 부적절하다"고 밝혔다. "보호시설에서는 어떠한 구실로도 쇠사슬을 사용하거나 신체에 벌을 가하는 행위가 용납되어서는 안 된다"고 강조하는 것도 잊지 않았다.

토머스 커크브라이드Thomas Kirkbride는 미국에서 튜크의 의견을 강력히 지지한 사람 중 하나였다. 윌리엄 튜크와 새뮤얼 튜크처럼 퀘이커교도였던 커크브라이드는 앞선 두 학자와 마찬가지로 정신질환 치료에 존중과 비폭력이 중시되어야 한다는 점을 밝힌 또 한 명의 중요한 연결고리가 되었다. 커크브라이드는 동료들이 "얼굴에 다정함과 따뜻한 마음이 그대로 드러나는 사람"이라고 이야기할 만큼 사람들이 두루 좋아했고, 행정 능력도 굉장히 뛰어났다.[29] 겨우 서른두 살의 나이에 펜실베이니아 병원의 임상 부문 총괄 자리에 오른 그는 대대적인 변화를 단행했다. 치료받은 환자 수와 결과를 통계적으로 정리한 연례 보고서를 작성하고, 투명성이야말로 기관의 원활한 운영과 윤리적 견실함을 뒷받침할 뿐만 아니라 정신병원의 "근거 없는 편견을 없애는" 바탕이 된다고 보았다. 그의 지휘에 따라 4체액설 대신 과학적이고 현대적인 치료 방식이 채택되었고, 방혈을 비롯해 몸에서 무언가를 "고갈시키는" 조치는 모두 금지됐다. 다른 병원들도 같은 방식을 택하도록 설득한 그의 노력은 미국 최초의 전국적 의학협회인 '미국 정신의학협회'가 탄생하는 기틀이 되었다. 병원 직원 수를 늘리고 취약한 환자가 공격성이 강한 다른 환자들이 휘두르는 폭력에 희생되지 않도록 환자를 세심하게 분리하는 데 필요한 자금을 넉넉하게 확보한 것도 그가 거둔 성과였다. 또한 커크브라이드는 직원들을 대상으로 폭넓은 교육을 실시했으며, 그러한 교육이 제공된 만큼 직원들의 수준이 향상되기를 기대했다. 자기 자신이나 진심으로 아끼는 사람이 병원에서 치료를 받는다면 어떤 대우를 받았으면 하는지 늘 생각하도록 했고, 바로 그 기대에 부합하는 친절함과 인내심을 발휘해야 한다고 강조했다.

치매에 관한 새로운 생각

도덕적 치료의 특징이 명확히 드러나는 커크브라이드의 정책에는 환자를 결박하는 도구의 사용을 엄격히 금하는 내용이 포함되어 있다. 펜실베이니아 정신이상자 병원이 마련한 "규칙과 규정" 초안에서 그는 다음과 같이 밝혔다. "신체를 결박하는 도구는 심각한 악영향을 다양하게 발생시킬 수 있고, 현재 제대로 운영되는 정신이상자 치료 기관에서는 그러한 도구의 사용이 거의 폐지된 상황이다. 본 병원에서는 소속 의사의 명백한 지시가 있는 경우를 제외하고 어떠한 상황에서도 그와 같은 도구가 허용되지 않는다."[30] 1848년도 연례 보고서에는 "238건의 환자 치료 가운데 결박 도구는 강제력이 약한 종류를 포함하여 단 한 번도 사용된 적이 없다"는 사실이 자랑스럽게 명시되어 있다.[31]

커크브라이드는 지금까지도 이어지고 있는 논쟁, 여전히 환자의 신체 결박을 금지시키려는 노력과 관련된 논란에서 가장 적극적인 노선을 취했다고 볼 수 있다. 실제로 19세기에 벌어진 논란을 찾아보면 괴로움이 몰려온다. 〈미국 정신의학회지American Journal of Insanity〉에는 치료시설의 한 관리자가 도덕적 치료를 두고 "미친 사람에게 지낼 장소를 주고 정신박약아들에게 번듯한 외관에 정원까지 누릴 수 있는 […] 안락한 쉴 곳을 제공하는 것도 모자라, 교육 수준이 높은 성인들만 골라 넉넉하게 채용해서 그런 자들의 동반자, 교사, 위안을 주는 사람 역할을 하도록 하는 것"이라며 있는 대로 비꼰 글이 실렸다.[32] 이 글의 작성자는 "우티카 침대"로 알려진 악명 높은 장비를 옹호했다. 정신질환자를 가두는 용도로 사용된 이 침대는 지붕이 있어 환자가 앉을 수도 없고 신체 움직임이 거의 불가능하다. 이 같은 논쟁이 결국 돈 문제로 귀결된 것은 충분히 예상 가능한 일이었는지도 모른다. 같은 학회지에서 메인주의 레이 박사는 환자를 묶어 놓지 않는 시설은 그만큼 간병인이 더 많이 필요하고 비용이 훨씬 더 많이 들 수밖에 없다고 주장했다.

　미국의 정신질환 관련 시설과 병원, 요양원에서 신체 결박을 제한하는 규정이 마련되기까지는 150여 년이 걸렸다. (영국에서는 이미 수세대 전부터 그러한 행위를 제한했다.) 변화가 더 빨리 이루어졌다면, 수천 명이 겪었을 드러나지 않은 고통과 결코 적지 않은 죽음을 막을 수 있었으리라. 불안정한 사람, 그리고 그런 환자를 보살피는 사람을 어떻게 보호하는 것이 적합한지에 대한 의문은 지금도 계속되고 있으며 여전히 논란이 되고 있다는 사실을 간과하는 것은 아니다. 수영하다 물에 빠진 사람이 구해주러 온 사람을 있는 힘껏 붙들고 늘어지는 것처럼, 잔뜩 겁에 질린 사람은 위험한 존재가 될 수 있다. 정신의학과 전문의로서 나 역시 그러한 위험을 누구보다 잘 알고 있다.

　수년 전에 의과대학을 막 졸업하고 인턴으로 일하던 시절, 나는 뉴욕주에서 운영하는 크리드무어 정신의학 센터에서 순환 근무를 한 적이 있다. 굉장히 넓은 부지에 대부분 텅 비어 있는 벽돌 건물들이 자리한 곳이었다. 환자를 시설이 아닌 외부 세상에서 지내도록 해야 한다는 움직임이 활발했던 때라, 최대한 많은 환자가 퇴원했고 병원에는 증상이 심한 환자들과 만성질환자들만 남아 있었다. 모두 오랜 세월 병원에서 살았고 달리 다른 방도가 없는 사람들이었다. 어느 날 저녁, 오후 4시부터 자정까지 교대 근무를 하다가 불안정한

치매에 관한 새로운 생각

환자가 있다는 호출을 받았다. 내가 도착했을 때 경비원과 수간호사 한 명이 잠긴 병동 출입구 앞에 서 있었다. 문 안쪽에서는 거대한 피스톤이 탑을 다 부술 기세로 내리치기라도 하듯 규칙적으로 쿵쿵 울리는 소리가 났다. 나는 문에 달린 작은 유리로 복도 안쪽을 들여다보았다. 텅 빈 공간에 몸집이 큰 남자 한 명만 보였다. 내 기억 속에 그날 본 남자는 팔뚝 하나가 내 몸만큼 굵직한 거인으로 남아 있다. 그는 묵직한 철문을 상당히 기술적으로 꽝꽝 내리치고 있었는데, 한 번 주먹이 닿은 곳마다 벗겨진 페인트 조각이 우수수 떨어졌다. 그 순간 엉뚱하게도 '어떻게 페인트가 다 벗겨질 정도로 문을 저렇게 세게 칠 수가 있지'라고 의아했던 기억이 난다. 그리고 이런 생각이 들었다. '저 남자가 나를 저 힘으로 내려찍으면 페인트를 새로 칠하는 것보다 더 큰 일이 벌어지겠네.' 경비원은 환자가 한참 전부터 저런 행동을 했고 그 바람에 간호사들이 대기 중이던 사무실에 갇혀 있다고 알려주었다. 복도 반대쪽 끝에 유리벽으로 둘러싸인 벙커가 보였다. 벽 뒤에서 침통한 표정을 한 두 간호사가 휘둥그레진 눈으로 우리를 보고 있었다.

"그렇군요. 제가 뭘 해야 할까요?" 나는 경비원에게 물었다.

"들어가서 환자를 말려주세요."

작고 땅딸막한 체격의 경비원은 두툼하게 솜이 덧대진 재킷에 헬멧을 썼다. 벨트에는 진압용 봉도 매달려 있었다. 나 혼자 들어가는 건 별로 좋은 방법이 아닌 것 같았다. 내가 불안정한 사람을 가라앉히는 방법으로 배운 거라곤 응급실에서 만난 한 친절한 간호사가 알려준 팁이 전부였다. 눕혀서 내 체중을 전부 다 실어서 어깨를 누르면 덩치가 나보다 더 큰 사람도 일어나지 못한다는 방법이었다. 유용한 정보였지만, 현실성은 없었다. 어쨌든 그 순간 내가 아는 유일한 기술이었다. 나는 경비원에게 우리 선에서 이 상황이 해결되지 않으면 어떻게 해야 하느냐고 물었다. 경찰을 불러야 하고, 팀 단위로 출동한 경찰이 어떤 식으로든 환자를 진압하면 의료진이 진정제를 투여할 수도 있다는 대답이 돌아왔다. 나는 문을 내리치고 있는 남자를 다시 한 번 살펴본 후, 수간호사가 입고 있던 가운을 빌렸다. 평소에는 내 권위를 과시하는 것을 싫어하지만 그 순간에는 도움이 될 만한 것은 뭐든 활용해야 했다. 경비원은 안으로 들어가고 싶지 않다고 했지만 결국에는 내 요청에 수긍하고 뒤따라왔다. 겁이 났지만 그런 티를 내고 싶지 않았던 나는 50킬로그램이 조금 넘는 몸 전체를 꼿꼿하게 세우고 빌려 입은 하얀 가운으로 위엄을 드러내려고 애썼다. 내 인생에서 가장 겁이 났던 순간이다.

우리는 끝나지 않을 것처럼 이어지는 복도를 따라 걸어갔다. 환자가 있는 병실에서 몇 미터 떨어진 곳, 그가 나를 충분히 볼 수 있는 위치에서 걸음을 멈추었다. 경비원은 나보다 한참 더 뒤에 멀찍이 떨어져 있었다. 남자는 문을 붙잡고 나를 쳐다보았다. "저기 간호사들이 갇혀 있어요. 지금은 퇴근해야 할 시간입니다. 어서 병실로 돌아가세요. 그래야 저분들이 집에 갈 수 있으니까요." 내가 이렇게 말하자, 남자는 유리 벙커 안에 갇힌 간호사들을 바라보았다. 내 말을 듣는 것이 다른 상황이 벌어지는 것보다, 즉 경찰이 오고, 체포되고, 몸이 결박된 다음 주사를 맞는 것보다 훨씬 더 낫다는 사실을 알아차린 것 같았다. 남자는 조용히 팔을 내리고 병실로 걸어갔다. 경

치매에 관한 새로운 생각

비원이 곧바로 뒤따라가서 병실 문을 닫고 잠갔다.

'미쳐서 날뛰는' 환자는 반드시 결박해야 한다는 생각이 들 때도 있다. 내가 이 글을 쓰는 중에도 며칠 전 뉴욕시의 어느 응급실에서 정신병 환자가 휘두른 주먹에 젊은 의사가 얼굴을 강타당하는 일이 발생했다. 하지만 훈련을 강화하고 의료진의 수를 늘리면 몸을 구속하는 도구를 제한하고 남용을 막는 데 도움이 될 것이다. 도덕적 치료를 지지하는 사람들도 같은 주장을 펼친다. 정신질환자를 대상으로 효과적인 치료가 이뤄지면 몸을 결박할 필요성은 거의 사라진다는 것이 그들의 생각이다. 그러나 커크브라이드의 완곡한 설득은 끝내 성공하지 못했고, 환자를 결박하는 방식은 굳건히 유지됐다.

그렇다고 도덕적 치료가 흔적도 없이 사라진 것은 아니다. 오늘날 치매의 가장 좋은 치료법으로 여겨지는 방법들을 살펴보면, 그러한 접근 방식이 이어지고 있음을 알 수 있다. 과거에 열성적으로 개혁을 지지한 사람들은 연민을 바탕으로 한 치료의 이점에 관해 글을 쓰고 이야기하는 것에 머물지 않고, 자신들이 생각한 이상이 구체적으로 실현될 수 있도록 미국 전역에 정신병원을 지었다. 우리가 계속해서 살펴봐야 할 곳도 바로 이런 시설이다.

2장. 보이지 않는 병

3장 🌱

'큰집'의 흥망성쇠

Dementia
Reimagined

1843년 개혁가이자 사회운동가인 도로시아 딕스Dorothea Dix는 매사추세츠주 의회에 출석해서 자신을 대신하여 누군가 큰 소리로 읽어달라며 종이를 한 장 건넸다. 당시에 여성은 투표권도 없고 의회에서 연설을 할 수도 없었기 때문이다. 딕스의 글은 지금부터 솔직하고 여성답지 않은 이야기를 하려고 한다는 얌전한 사과로 시작했다. 그런 다음 매사추세츠 전역에서 벌어지는 끔찍한 일들을 폭로했다. 다음은 치매를 앓은 것으로 추정되는 한 나이 든 여성의 상태에 관한 딕스의 보고 내용을 그대로 가져온 것이다. 글의 내용만 봐도 노인이 얼마나 처참하게 고통받았는지 여실히 알 수 있다.

1842년 12월 말, 영상 4도의 날씨에 저는 빈민 구호소를 방문했습니다. (…) 제가 만나려는 분이 "밖에 나가 있다"기에 어디로 가야 볼 수 있느냐고 물어보았고, 그 집 여주인을 따라 깊이 쌓인 눈 속을 걸어 갔습니다. 살을 에는 추위에 온몸을 덜덜 떨며 모든 감각이 마비된 것 같은 기분으로 수백 미터를 걸어 작은 건물에 딸린 헛간 뒤쪽으로 갔습니다. (…) 그곳에는 불도 피워져 있지 않았고, 잔뜩 녹슨 파이프가 심하게 망가져 위험해 보였습니다. 가까이 다가갈수록 자욱한 연기가 느껴져 거기 있다가는 연기에 질식하든가, 그 건물에 불이라도 나면 안에 갇혀 있는 불쌍한 정신이상자들이 전부 잔해에 깔리겠구

3장. '큰집'의 흥망성쇠

나 하는 생각이 들었습니다. (…) "오, 너무 추워요, 너무 추워." 창살 뒤에서 애처로운 여자 목소리가 들렸습니다. 그곳으로 가는 길에 튼튼하고 단단한 몸을 가진 한 남성이 저를 썰매에 태워줬는데, 그분이 이렇게 알려주더군요. '이런 바람과 눈이라면 남자들도 서 있는 것조차 힘듭니다. 그런데 여자 한 분이 창살에 갇혀 있고, 불도 안 피워주고 옷도 없이 그렇게 발이 묶여 있어요. 옷이 하나도 없는 건 아니지만 얇은 면으로 된 옷 한 벌이 몸 일부만 겨우 가리고 있는 데다 담요가 어깨에 덮여 있을 뿐이에요.' 그래서 제가 직접 가보니, 우울하기 짝이 없는 그곳에서 실제로 한 여자가 그렇게 몸을 떨며 서 있었습니다. 희끄무레한 머리칼이 헝클어져 얼굴을 아무렇게나 덮고 있어서 핼쑥한 모습에 거친 인상으로, 돌보는 이도 챙겨주는 이도 하나 없이 그렇게 말입니다. 아무리 고함쳐도 그 소리는 누구의 귀에도 닿지 않을 것 같았습니다. 그대로 죽더라도, 눈을 감겨줄 사람 하나 없을 겁니다. 하지만 그곳에서는 죽음이 오히려 축복인지도 모릅니다.[1]

딕스는 눈을 크게 뜨고 사람들을 똑바로 바라보았지만 의회에 모인 사람들은 모른 척했다. 가난에 병까지 덮친 사람들을 목격한 딕스는 구빈원을 마련하는 것 외에 다른 대책이 필요하다고 촉구했다. 뉴잉글랜드 출신인 딕스는 미국인들이 "정신 나간 극빈자"를 대하는 방식을 변화시켰다. 1887년 딕스가 숨을 거둔 해 즈음에는 정신질환자들이 당시 막 자리 잡기 시작한 정신병원으로 보내지는 경우가 점점 늘어났다. 온정 어린 관리에 병원이 적소라는 딕스의 믿음이 실현된 것이다. 정신질환자들이 병원으로 보내지면서 치매 환

치매에 관한 새로운 생각

자들에게도 동일한 변화가 일어났다. 우리가 병원을 살펴봐야 하는 것도 바로 이 때문이다.

가난한 정신질환자를 친절하게 대하고 치료해야 한다는 딕스의 견해는 논란을 일으켰고, 급진적인 생각으로 여겨졌다. 인지기능에 문제가 생긴 가난한 사람들, 그리고 그런 사람들 중에서도 고령자에게 세상이 어떻게 반응했는지 역사를 되짚어보면, 딕스의 노력이 중요한 전환점이 되었음을 알 수 있다. 딕스는 정신질환자들에게 찍은 낙인을 직접적으로 비판했고 이를 통해 가난한 사람들을 바라보는 미국인들의 관점을 일부나마 바꿔놓았다. 가난은 개인의 선택이라는 생각이 정신질환이 있는 경우엔 해당될 수 없음을 입증해 보임으로써 그러한 주장의 근거를 흔들어놓았다. 또한 딕스는 미국 전역에 있는 정신질환자들을 직접 찾아가서 그들이 어떤 환경에서 살고 있는지 확인했다.

딕스가 개혁에 온 마음을 쏟게 된 바탕에는 어린 시절의 기억이 있었다. 딕스는 1802년 메인주의 오지 마을에서 태어났다. 아버지는 전도를 하느라 늘 여기저기 돌아다녔고, 마흔두 살에 딕스를 낳은 어머니는 병약해서 아이에게 그리 좋은 부모가 되어주지 못한 것으로 보인다. 딕스는 "나에게는 어린 시절의 기억이 전혀 없다."면서 그 쓸쓸했던 시기에 관해서는 언급을 피했다.[2] 열두 살에 집을 나와 보스턴에서 할머니와 함께 살기 시작하며 그제야 물질적으로 안정된 생활이 가능해졌고, 사회적 지위도 생겼지만 심적으로 따스한 온기는 별로 얻지 못했다.[3]

딕스의 할머니가 어울리던 무리에는 랄프 왈도 에머슨Ralph Waldo

Emerson을 비롯해 "유니테리언파의 아버지"라 불리는 윌리엄 엘러리 채닝William Ellery Channing 등 보스턴의 유명한 권위자들이 있었다. 젊은 시절 딕스도 자연스레 이들과 어울렸다. 빡빡한 일정으로 일하고 가르치는 일에 매진하던 딕스는 평생 결핵과 싸워야 했고 수시로 고개를 드는 우울증에도 맞서야 했다. 1836년, 딕스는 휴식을 취할 겸 유럽으로 1년간 여행을 떠났다가 새뮤얼 튜크Samuel Tuke를 만났고, 그를 통해 정신질환자 관리에 관한 아주 인상적인 견해를 접하게 되었다. 여행을 마치고 새로운 의욕으로 가득해진 딕스는 케임브리지 동부의 교도소로 가서 여성 수감자들을 대상으로 성경 수업을 했다. 그곳에서 정신질환을 앓는 수감자들이 난방도 되지 않는 감방에서 지낸다는 사실을 알게 되었고, 수감 환경이 얼마나 열악한지도 깨달았다. 큰 충격을 받은 딕스는 정신질환자들이 인도적 처우를 받을 수 있는 방법을 찾기로 결심했다. 그러나 1840년대에 여성이 정치적 운동을 벌이기란 결코 쉬운 일이 아니었다. 사무실을 운영할 수도 없고, 투표권도 없었다. 국회의원들 앞에서 의견을 발표할 기회조차 주어지지 않았다.

그때도 지금처럼 힘없는 사람들은 다른 이들이 정해놓은 대로 추락을 거듭해야 했다. 딕스는 사비를 털어 매사추세츠주에 있는 "빈민구호소와 구빈원, 감옥"을 전부 찾아다니며 18개월에 걸쳐 정신질환을 앓는 빈민층의 실태를 조사했다.[4] 당시 딕스와 같은 사회적 지위를 가진 여성은 안전하게 보호받는 생활을 누렸다. 충격적인 광경이나 냄새, 생각은 일체 차단된 삶을 살았다. 그러나 딕스는 오물이 가득한 열악한 환경을 스스로 찾아다녔고 엄청난 양의 기록을 남겼다. 남자고 여자고 가릴 것 없이 벌거벗은 채로 자신의 배설물 속에서 살아가는 광경을 목격했고, 그들이 쏟아내는 상상조차 해본 적 없는 거친 저주를 들었다. 그들의 몸에 묶인 쇠사슬을 보았고, 울부짖는 소리를 들었다. 딕스는 매사추세츠의 모든 시민이 그런 상황을 직시할 수 있는 거울이 되리라는 일념으로 자신이 겪은 일들을 진술했다.

딕스를 비롯해 당시 정신질환자들이 병원에서 치료를 받을 수 있도록 싸운 사람들은 그 치열한 전투에서 큰 성공을 거두었다. 미국 전역에 세워진 정신병원 중 딕스가 관여한 데만 서른 곳이 넘는다. 게다가 많은 병원이 도덕적 치료 원칙을 채택했다. 1821년 뉴욕병원이 만든 정신의학 시설도 튜크 박사의 조언에 따라 위치와 형태가 정해졌다. 블루밍데일 정신병원은 "허드슨강과 이스트강 그리고 뉴욕의 만과 항구가 한눈에 들어오는 멋진 경관이 일품인" 높은 곳에 자리 잡았다.[5] 당시 지어진 병원 건물 중 부유한 남성 수감자들이 머물던 곳은 지금까지 남아 컬럼비아 대학교의 부엘홀이 되었다. "[환자들이] 교도소나 벌을 받는 장소"라고 생각하지 않도록 세심하게 신경 쓴 우아한 설계가 돋보이는 건물이다.[6] 이처럼 새로 지어진 정신병원들은 이용자들이 고요한 환경 속에서 기분 좋은 경치를 즐기고 자연을 만끽할 수 있도록 도심과 떨어진 곳에 마련되었다. 치료 프로그램은 대체로 명확한 규칙과 체계적인 활동으로 이루어졌고, 환자들이 아침 일찍부터 규칙적으로 생활하도록 구성되었다.[7] 환자들은 간소하지만 건강에 좋은 식사를 제공받았고 몸을 쓰는 가벼운 노동에도 참여했다. 남성들이 농장에서 일하거나 소젖을 짜고

3장. '큰집'의 흥망성쇠

채소를 기르는 동안, 여성들은 바구니를 직접 만드는 등 좀 더 가벼운 일을 했다. 모두 단순함과 노동, 자연에 치유력이 있다는 믿음에서 마련된 활동이었다.[8]

19세기 초반 수십 년 동안, 가득 부풀어 오른 낙관주의는 정신질환에 대한 전문가들의 우려를 꺾어놓았다. 정신질환자가 교도소로 보내져서 감방에서 지내는 일은 더는 없었다. 그 대신 새롭게 등장한 도덕적 치료법에 따라 치료받았고, 그러한 원칙을 수용한 멋진 시설에서 지냈다. 1832년 아직 완공되지 않은 우스터 정신병원의 건립비용을 요청하기 위해 호러스 맨Horace Mann이 매사추세츠주 의회에 제출한 보고서에도 이러한 내용이 담겨 있다. 민간 시설인 블루밍데일 정신병원과 달리, 우스터 정신병원은 가난한 환자들을 수용하는 공공시설이 될 예정이었고, 커다란 창문과 높은 천장이 갖추어진 환경에서 환자들이 "가볍고 신선한 공기"를 쐬며 회복할 수 있도록 설계됐다. 맨은 개인 간병인이 "항상 곁에 지내면서 환자의 관심을 유쾌한 곳으로 돌리고" 함께 산책하며 "탁 트인 환경에서 평원과 숲을 거닐 수 있으므로 자연의 치유력이 환자의 마음에 울림을 줄 것"이라고 설명했다.[9] 맨은 필요한 자금을 확보해야 하는 이유를 계속해서 밝혔다. 먼저 과거에 사용되던 채찍과 쇠사슬을 버리고 환자들에게 인도적이고 과학적인 치료를 제공하는 것이 옳다고 밝혔다. 끔찍한 질병이 사라지면 정부가 '돈을 아낄 수 있다'고도 주장했다. 정신질환자를 교도소로 보내면 절대로 병이 나을 수가 없고 어마어마한 비용이 들어가는 반면, 정신질환을 조기에 제대로 치료하면 치유가 가능하다는 설명도 덧붙였다. "금전적으로 이득이 되는

치매에 관한 새로운 생각

방식이자 의무를 다하는 방법"이라는 것이 맨의 주장이었다.[10] 경제적인 측면에 관한 맨의 주장은 설득력이 있었고, 오늘날까지도 치매 환자를 치료하는 것이 경제적으로 더 이득이라는 주장은 이어지고 있다. (하지만 큰 호응을 얻지 못하는 것은 당시나 지금이나 마찬가지다.)

19세기 정신의학계의 치료법은 이처럼 훌륭한 윈-윈 비전에 부응하지 못했다. 우스터 정신병원은 완공됐다. 총 120명의 환자를 수용할 수 있는 시설로 설계되었으나, 딕스가 의회에서 진술한 후 255명이 머물 수 있는 규모로 확장되었고 1843년에는 수용인원을 400명까지 늘리는 목표가 수립되었다. 우스터 정신병원의 확장은 비슷한 시설들이 연이어 설립되는 출발점이 되었다. 미국 전역의 공공 정신의학 시설은 수요를 다 채우지 못하는 수준이었으나 점차 늘어나 1870년과 1890년 사이에만 두 배로 증가했다.[11] 수용인원도 대폭 늘어나 100명이 지낼 수 있도록 지어진 시설에 800~1,000명의 환자가 들어왔다. 입법기관의 강력한 지지로 이와 같은 성장이 가능했으나, 계속해서 정신병원에 많은 돈이 흘러가자 정치인들의 불만이 커지기 시작했다. 이런 시설이 이렇게까지 필요하리라곤 이전까지 누구도 생각지 못했다. 대체 이 많은 환자가 다 어디서 왔단 말인가?

우리가 조사하려는 내용에 한 발 더 가까이 다가가보면, 이 의문은 '이 많은 환자 가운데 치매 환자는 얼마나 될까?'로 좁힐 수 있다. 답을 찾기란 쉽지 않다. 우스터 정신병원의 경우, 진단 항목에 "치매"가 마련되어 있긴 했지만 이는 지금 우리가 생각하는 치매와 같지 않다. 해당 병원의 원장은 이렇게 언급했다. "치매는 금세 낫는

3장. '큰집'의 흥망성쇠

경우가 많고 거의 대부분 회복된다. 치매 환자는 굉장히 무기력한 상태로 지내며, 대부분 지나간 일을 전부 잊어버린다."**12** 이러한 설명은 의식이 일시적으로 흐릿해지는 섬망에 더 가깝다.

1880년 인구통계에 따르면 65세 이상 인구는 전체의 3.4퍼센트에 불과하며, 그중 정신병원에 머문 사람은 17퍼센트다. 여기에 해당하는 노인 환자 중 다수가 치매를 앓았을 가능성이 높지만, 치매의 정의와 진단 방식이 바뀌었으니 실제로 치매 환자였는지 여부를 판단하기는 힘들다. 어느 아들이 남긴 어머니에 관한 기록을 통해 당시 어떤 경우에 정신병원에 들어가게 되었는지를 엿볼 수 있다. "어머니의 몸 상태가 점점 악화되어 가족 중 여자들이 하루 종일 어머니와 함께 지내는 것이 안전하지 않다고 판단됐다. 특히 집에 계속 있어야 하는 두 살짜리 아기의 안전을 생각해야 했다. 한밤중에 어머니가 자신이나 아기 둘 중 하나가 희생되어야만 한다는 말을 몇 번이나 했기 때문이다."**13**

지금도 그렇지만, 당시에도 재력과 가족의 지원 수준에 따라 결과는 천차만별이었다. 그 즈음에는 랄프 왈도 에머슨도 치매에 걸려 글 쓰는 능력과 기억력, 이해력이 점차 떨어졌고, 나중에는 말도 몇 마디 외에는 하지 못하는 상태가 되었다. 그러나 그는 가족들과 무수한 친구들의 존경을 받은 인물인 만큼 집에서 지낼 수 있었다. 딸 엘렌이 헌신적으로 그를 보살피고 함께 외출했으며, 부끄러운 일이 생기지 않도록 최선을 다했다. (그 시절의 간호비용은 지금과는 다르게 인식되었다. 성인이었던 엘렌은 아버지를 보살피는 것 외에 다른 취업 기회가 없었다.) 에머슨은 미국 사회에서 위상이 높아 지속적으로 강의 기회를

치매에 관한 새로운 생각

얻었으나 치매가 악화되면서 그 기회도 점차 줄어들었다. 시간이 갈수록 그는 자신이 쓴 연구 결과도 제대로 읽을 수 없는 지경에 이르렀다.[14]

　유명인인지 여부와 상관없이 나이 든 치매 환자는 당시 의학계 논문에서 거의 다루어지지 않았는데, 일부 환자들에게는 큰 관심이 쏠렸다. 전신마비가 나타나는 치매 환자가 그 대상으로, 그 증상은 노인이 아닌 젊은이들 사이에서, 여성보다 남성에게 더 많이 발생했다. 실제로 1850년대부터 1890년대까지 전신마비를 다룬 의학 논문은 수십 편에 이른다. 한 논문에는 "마비의 경우 해부학적 변화가 발생하므로 단순한 정신이상과 다르다"고 언급되어 있다.[15] 19세기의 의사들은 우울증이나 정신질환을 앓는 환자의 뇌에서 일어나는 병리학적 특징을 알지 못했지만, 전신마비성 치매 환자는 피질의 주름이 감소한다는 사실은 발견했다. 이와 같은 특징으로 인해 전신마비는 정신질환이 뇌의 실질적 변화에서 비롯되는가를 두고 수십 년간 이어진 뜨거운 논란의 불씨가 되었다.

　수많은 의사가 그 답을 찾기 위한 연구에 뛰어들었다. 1863년, 스웨덴의 한 학자는 걸음걸이에 비정상적 특징이 나타나는 것으로 시작해 대소변을 못 가리는 증상에 이르는 치매의 진행 과정을 동료들에게 설명했다. 이 학자는 환자가 주로 25세에서 40세 사이 남성이며, 성생활에 "악성 습관"이 발견되는 경우가 많다고 밝혔다. 남성 간의 섹스를 암호처럼 이렇게 표현한 것이다. 여성 환자의 경우에는 매춘부 비율이 높다고 밝혔다.[16] 이어 증상이 최종 단계에 이르러 생명이 위태로운 상태가 되면 환자는 온종일 침대 신세를 지고 말이 없어진다고 설명했다. "살아 있는 와중에 숨을 거두는데, 이때 환자는 그저 숨을 쉬고 먹은 것을 소화하는 동물일 뿐이다. (…) 커다란 짐, 악취를 풍기는 거대한 덩어리에 불과하다."[17] 정신병원마다 환자가 넘쳐나 심각한 문제로 인식되던 1870년대에는 입원 환자 중 전신마비 진단을 받은 사람의 비율이 10퍼센트 이상이었다.[18] 19세기 후반에 이르자 일부 의사들은 시설에 수용된 환자의 절반가량이 전신마비성 치매라고 추정했다.[19]

1877년, 뉴욕시 정신병원의 관리자 알렉산더 E. 맥도널드[Alexander E. Macdonald]는 전신마비 환자를 과학적으로 관찰하고 그 결과를 발표했다.[20] 그는 전체 인구 중 전신마비 환자의 분포 패턴을 꼼꼼히 조사했는데, 한 지역의 남성들에서 시작되어 다른 남성들로 점차 번졌고, 이후 여성 환자도 발생한 것으로 나타났다. 맥도널드는 전신마비가 1870년대까지 동부 해안부터 남부 그리고 서부 지역으로 확산됐다고 밝혔다. 그는 확산 패턴을 이처럼 정확하게 파악해놓고도, 전신마비가 감염 질환이며 더 구체적으로는 성병이라는 사실은 시대 특성상 알아채지 못했다. 맥도널드는 환자 중에 매춘부가 포함된 것은 이 병이 유전성 질환임을 의미한다고 주장했다. 태어날 때부터 망가진 유전자를 갖고 태어났다는 것이 그의 설명이었다. 바서만 반응(매독의 혈청학적 진단에 사용하는 검사법-역주)이 개발되고 매독 균인 트레포네마가 발견되는 등 과학적 발전이 이루어지기 전까지 남은 세기 동안 논쟁은 계속되었고, 전신마비가 매독 후기에 나타나는 증상이라는 사실을 대체로 받아들이지 않았다.

왜 정신의학계는 전신마비와 성병이 연관되어 있다는 견해에 강

치매에 관한 새로운 생각

력히 반대했을까? 그 두 가지 문제가 서로 관련이 있다는 징후는 사실 처음부터 분명하게 드러났다. 그러나 일부러 눈을 질끈 감아버렸고, 그 사실을 인정하지 않았다. 정신적 증상 그리고 이와 관련된 뇌의 병리학적 변화가 확인된 질병이 발견됐다는 사실에 많은 정신의학 전문가가 기뻐했다. 이들은 추정해온 대로 그 두 가지가 서로 관련이 있다는 증거가 밝혀졌다고 생각했다. 무엇보다 중요한 것은 전신마비의 경우 만성 정신질환과 달리 치유가 가능하다는 점이었다. 정신의학 전문가들은 정신병원을 꽉 채운 늙고 치유될 가망성도 없는 환자들 대신 젊은이들의 생명을 극적으로 구하는 일을 하고 싶었다. 이는 자존심도 세우고 돈도 벌 수 있는 길이었다. 당시에는 지역 공동체 단위로 구빈원이나 교도소에서 지내는 정신이상자들을 번듯한 정신병원으로 보내야 한다는 취지로 모금이 이루어지는 경우가 많았다. 물론 그러한 분위기 속에서도 "가난한 미치광이"들을 위해 공적 비용을 그만큼 들이는 것이 정말로 가치 있는 일인가 하는 의문은 여전했다. 그러니 정신질환이 타락한 행위와 연관되어 있다고 해버리면, 정신의학계가 기대한 변화는 물거품이 될 터였다. 이런 이유로 정신의학계와 정신질환자를 바라보는 대중의 시각은 전신마비와 성병의 연관성을 무시하는 쪽을 택했을 것이다.

미국의 정신의학계에서는 전신마비의 원인을 둘러싼 갈등이 더욱 가열됐다. 수십 년에 걸쳐 입원 환자가 계속 늘어났고 한 번 입원하면 장기간 머물러 병원이 가득 찼다. 정신의학 전문가들, 개혁에 앞장선 사람들은 정신질환도 초기에 치료하면 치유될 수 있다고 장담했지만 불가능한 약속이었음이 명확해졌다. 1882년에 이르자 정신병원에 들어가는 거대한 지출 규모와 계속해서 더 많은 병실이 필요한 암담한 현실을 더 이상 부정할 수 없는 상태가 되었다. 화가 머리끝까지 난 어느 정신병원 관리자는 "정신이상은 범죄, 술에 취하는 행위, 간질, 선천성 결함과 연관성이 있다"는 주장까지 펼쳤다.[21] 치료를 받으면 병이 나을 수 있는 환자들을 위한 공간을 마련하려면, 병원이 원치 않는 환자들을 내보내는 것 외에 다른 방도가 없었다.

나이가 많고, 가난하고, 치매 징후가 나타나는 사람들은 꾸준히 늘어났다. 당시에 빈민 구호소는 대부분 지역사회가 비용을 지원했고, 정신병원은 국가 기관이 지원했다. 돈에 쪼들리던 지역 정부들은 갑자기 구빈원에 머무는 사람들이 고통받는 주된 원인은 가난이 아니라 정신질환이라고 주장하기 시작했다. 국가 기관이 지원하는 정신병원으로 보내야 한다는 의미였다. 정신질환자에게도 온정이 필요하다는 커크브라이드와 딕스 같은 개혁가들의 메시지에 이미 깊은 인상을 받은 국가 기관의 공무원들은 그러한 사람들을 국가가 지원하는 정신병원으로 보내면 지방 정부의 재원 부담을 덜 수 있다는 사실을 분명하게 인지했다. 이것이 자금 원천에 따라 진단 결과가 바뀌고 취약계층이 지낼 장소가 바뀐 시초가 되었다. 그리고 이러한 변화는 한 번으로 끝나지 않았다.[22]

1890년에 제정된 '뉴욕주 건강관리법'과 같은 법률을 토대로 빈민 구호소에 있던 사람들을 공립 정신병원으로 보내는 과정은 더욱 촉진됐다. 이러한 법률에는 카운티 관리 기관이 정신질환자를 최대한 빨리 공립 병원으로 보내야 한다는 내용이 명시되었다. 법률을

치매에 관한 새로운 생각

만든 사람들은 규모가 더 큰 시설에서 보다 경제적이고 일관성 있는 치료가 이뤄지고, 더 신속한 관리가 가능해지기를 바랐다.[23] 매사추세츠를 비롯한 다른 주에서도 비슷한 개혁이 이루어졌고, 그 결과 상당한 수의 사람이 공립 시설로 옮겨졌다.

그러나 이와 같은 법률이 적용되는 대상에 치매 환자가 특별히 언급되지는 않았다. 그럼에도 치매에 걸린 노인들은 이후 50년간 막대한 영향을 끼쳤다. 어림잡아 1890년대부터 제2차 세계대전이 끝날 때까지 공립 정신병원의 환자 수는 우후죽순으로 늘어났고, 특히 노인 수용자의 수가 대폭 증가했다. 매사추세츠주의 경우 최초 입원자 중 60세 이상 노인의 수가 4배로 늘었다. 다른 연령층의 입원 비율은 거의 제자리걸음 수준을 유지했다. 충격적인 변화였다. 주요 정신질환이 노년기에 발생하는 경우는 매우 드물다. 조현병, 양극성 장애는 20대의 발병 비율이 훨씬 높다. 이러한 규칙에서 제외되는 주된 질병이 바로 60세 이상에서 최초로 나타날 가능성이 가장 높은 치매다. 뉴욕에서는 20세기 중반까지 정신병원에 처음 입원한 환자의 40퍼센트가 60세 이상으로 집계됐다.[24] 이러한 추세가 최고조에 이른 1955년에는 국립 정신병원에 머무는 미국인 수가 무려 50만 명을 넘어섰다.

국가가 운영하는 정신병원을 지어야 한다는 움직임은 도로시아 딕스와 같은 개혁 운동가들의 열정에서 시작됐다. 그러나 영원히 지속되는 아름다움은 없듯, 개혁운동가들이 제시한 이상적인 비전은 골치 아픈 일이 훨씬 많은 현실 속에서 변질됐다. 풍족한 자금이 지원되고 인력도 충분히 갖추어진 병원, 환자를 결박하는 도구가 사용되지 않는 병원이 필요하다는 커크브라이드 박사의 원칙도 점차 흔들렸다. 1900년이 되자 국립 정신병원은 몇 세기 전 교도소나 구빈원만큼 수용인원이 넘쳐나는 바람에 앞서 계획했던 고매한 목표나 혁신적인 프로그램을 감당한 여력이 없었다. 환자가 소젖을 짜고 바구니를 직접 만들던 시절은 지나갔다. 제대로 교육받지 않고 수적으로도 부족한 병원 직원들은 도덕적 치료에서 강조하는 부드러운 설득으로 불안정한 환자를 진정시킬 수가 없었다. 결국 다루기 힘든 환자들을 침대에 묶고 구속복을 입혔다.[25] 그럼에도 정신병원은 살아남았다. 정신질환을 치료하지는 못했지만 스스로 돌볼 수 없는 사람들, 기꺼이 돌보려는 가족이 없거나 가족이 있어도 그럴 수 없는 사람들을 한곳에 모아둘 수 있는 유용한 장소였기 때문이다.

가족과 지역 공동체가 힘없는 노인들을 성심성의껏 돌보던 시절도 있었을 거라고 생각하고 싶지만, 사실 훨씬 오래전부터 병든 노인을 돌보는 일은 정부의 몫이었다. 그리고 그만큼 오랫동안 정부는 그러한 노인들을 보살피는 데 드는 비용에 불만을 드러냈다. 미국은 오랫동안 두 가지 대응 방식 사이에서 갈등을 겪었다. 하나는 잔인할 정도로 실용성을 앞세운 방식으로, 다른 사람들에게 방해가 되지 않도록 쓸모없는 사람들을 분리할 수 있는 가장 저렴하고 손쉬운 방법을 찾는 것이다. 처벌, 굶주림, 수치심을 안겨주는 방법까지, 비용만 낮출 수 있다면 모두 용인된다. 또 다른 방식은 넘치는 이상주의로, 도움이 필요한 사람들의 문제를 해결하거나 최소한 이들이 편안하게 지낼 수 있는 방법을 찾는 것이다. 도덕적 치료의 등장 이후

치매에 관한 새로운 생각

환자를 돌보는 기술은 정신질환 치료에서 중요한 요소로 격상됐다. 존중받는 환경 속에서 사람들이 더 잘 지낸다는 임상학적 관찰 결과가 충분한 근거로 뒷받침되었다. 이는 과학적이고 현대적인 남성 중심의 의학에 보통 간호사가 할 일로 여겨지거나 여성적이라고 치부되던 연민과 세심한 관리를 보강하려는 시도로도 볼 수 있다. 환자를 돌보는 것보다 치료하는 쪽을 택해야 한다는 생각은 오늘날에도 계속해서 우리의 뇌리에 남아 있다. 그러나 치매 환자들을 위한 치료법은 여전히 존재하지 않고, 환자 관리의 필요성은 과거보다 훨씬 커진 상황이다.

토머스 커크브라이드가 제시한 원칙에 따라 설립된 정신병원은 지금도 오하이오, 조지아, 뉴욕 북부 등 미국 곳곳의 풍경 속에 남아 있다. 모두 문을 닫아 유령이라도 나올 듯한 으스스한 분위기를 풍기고 있다. 유리는 다 깨지고 커다란 창틀만 남은 곳도 많다. 이러한 시설에서 구현된 도덕적 치료는 이후 여러 세대에 걸쳐 집중 포화를 받았다. 몸에 좋은 음식과 환자를 존중하는 관리 방식, 편안한 주변 환경이 갖추어져도 정신질환이 치료되지는 않았다. 중증 정신질환자의 수는 줄지 않고 제자리걸음에 머물렀다. 새로운 방식을 비난하던 사람들의 말이 옳았는지도 모른다. 친절함이 암이나 심장질환을 고치지 못하는 것처럼, 친절히 대한다고 해서 정신질환자가 치유되지는 않는다. 연민, 존중, 음식, 신체의 자유는 치료법이 아니다. 인간이 잘 살아가려면, 누구에게나 반드시 필요한 조건일 뿐이다. 그러니 이러한 인도적 환경이 갖추어지지 않으면 어떠한 치료도 효과를 발휘할 수 없다. 하지만 후손들은 도덕적 치료를 거부했고, 가장

3장. '큰집'의 흥망성쇠

뛰어난 효과를 얻을 수 있는 오랜 지혜를 보존하지 못했다. 커크브라이드 박사의 정신은 버려진 건물들처럼 스러져갔다.

4장

엑시투스 레탈리스(Exitus Letalis), 죽음

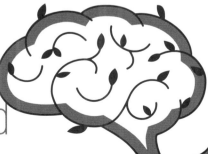

Dementia
Reimagined

| Exitus Letalis |

19세기가 끝나고 20세기가 막 시작되던 시기에, 치매는 —잠시뿐이긴 했지만— 그늘에서 벗어나 밝은 곳으로 나왔다. 늘 존재했지만 가려져 눈에 띄지 않았던 치매가 마침내 과학자들의 시선을 받게 된 것이다. 그러다 곧 다시 그늘 속으로 들어갔고, 누군가 다시 알아봐줄 순간을 기다렸다.

치매가 눈으로 확인할 수 없는 질병이라는 의미가 아니다. 사람들은 가족 중에 누군가 나이가 들고 인지기능이 떨어지면 성심껏 돌봤다. 그러한 변화는 때로는 느리게 진행되고 때로는 전면적으로 급속히 진행됐다. 의사나 과학자들이 사실상 전혀 관심을 기울이지 않을 때 가족들은 할 수 있는 선에서 최선을 다했다. 노인들이 겪는 치매는 연구할 만한 주제로 여겨지지 않았다. 그저 나이가 들면 생기는 변화 중 하나로, 되돌릴 수 없고 치료도 불가능한 흥미 없는 일일 뿐이었다. 그러다 무언가가 바뀌기 시작했다. 노인이 늘어나고, 치매에 걸린 노인도 늘어났다. 그중에는 가족이 없는 경우도 있고, 가족이 있어도 집에서 돌보기 힘든 경우도 있었다. 20세기가 시작될 무렵, 광범위하게 형성된 정신의학 시설에 들어오는 나이 든 치매 환자가 점점 늘어났고, 대부분 숨을 거둘 때까지 그곳을 떠나지 않았다.

당시에 정신질환 분야 최고의 학술지였던 〈미국 정신의학회지〉를 보면 치매에 관한 학계의 흥미가 어느 정도였는지 대략적으로

4장. 엑시투스 레탈리스(Exitus Letalis), 죽음

알 수 있다. (해당 학회는 1921년에 '미국 정신이상질환 학회지American Journal of Insanity'에서 현재의 이름으로 공식 변경되었으며, 지금도 정신의학계 연구 성과를 확인할 수 있는 최고의 정보원으로 여겨진다.) 자세히 살펴보면 이 학회지가 발행된 1844년 이래로 치매에 관한 내용은 한 건도 없다가 1897년에 이르러서야 간단한 사례 연구가 한 건 실린 것을 알 수 있다.[1] 몇 년이 더 흘러 1902년에 뉴욕 월러드 주립병원의 윌리엄 러셀William Russell이 〈미국 정신의학회지〉에 노년기 치매에 관한 논문 한 편을 최초로 게재했다.[2] 이 논문에서 러셀은 자신이 일하는 병원을 가득 채운 노인들에 관한 우려를 명확히 밝혔다. 지난 10년간 입원한 환자를 집계해보니 4분의 1이 60대 이상이었다는 내용도 담겨 있다. 러셀은 노화에 따른 일반적인 인지기능 저하와 치매의 차이가 무엇인지 분석을 시도했다. 치매에 걸린 노인들이 정신병원에 입원해서 장기간 머무는 상황은 그에게 골칫거리였고 달갑지 않은 일이었다.

러셀의 논문은 치매를 앓는 노인 환자가 치료시설에 머물면서 발생하는 각종 문제로 불안감이 점차 높아지던 때에 그 문제에 초점을 맞춘 첫 번째 자료였다. 대공황이 덮치자, 그와 같은 불만의 목소리는 웅성대는 수준에서 초창기 복엽 비행기만큼 귀를 때리는 고함 소리로 바뀌었다. 미국 정신의학회 회장인 리처드 허칭스Richard Hutchings는 1939년 연설에서 뉴욕주의 정신질환 치료시설에 치매를 앓는 노인 환자의 수가 5배 늘어났다고 한탄했다. "노인들, 돌봐줄 사람이 없는 이들로 인한 부담과 비용을 지역사회가 떠안고 있으며 (…) 이로 인해 주립병원들이 노망난 사람들을 위한 거대한 병원으로 전환될 위기에 처했다."[3]

치매에 관한 새로운 생각

정신병원을 차지한 노인 환자의 수가 압도적으로 늘어난 상황이, 과학계가 치매에 처음으로 시선을 준 계기가 되었다.

뮌헨에서 연구 중이던 알로이스 알츠하이머^{Alois Alzheimer}는 1903년 함께 일할 동료를 구하고 있었다. 이는 세계에서 가장 명망 있는 연구소에서 의과학자로 훈련받을 수 있는 기회였다. 그해에 알츠하이머가 선발한 다섯 명의 인턴 중 미국인은 단 한 명이었다. 흑인인 솔로몬 카터 풀러^{Solomon Carter Fuller}가 그 주인공이다. 이 청년은 어떻게 독일까지 가게 됐을까? 그리고 그곳에서 쌓은 지식을 미국에서 어떻게 활용했을까?

풀러는 알츠하이머의 최첨단 연구소에 들어가기까지 길고 긴 여정을 거쳤다. 미국에서 노예로 살던 풀러의 친조부는 돈으로 자유롭게 살 권리를 얻은 후 1852년 버지니아를 떠나 라이베리아로 이주했다. 그리고 자유를 얻은 다른 흑인들과 함께 그곳에 나라를 세우려는 운동에 동참했다. 그의 아들은 라이베리아에 커피 농장을 세웠고 1872년에 솔로몬 카터 풀러를 낳았다. 외조부모가 의료 선교활동을 해 풀러는 두 분을 보며 의학에 흥미를 갖기 시작했다. 그가 10대 청소년이 되었을 때, 미국은 그의 조부가 떠나왔을 때와는 전혀 다른 곳이 되었다. 노예 제도의 흔적은 남아 있었지만 이제는 모두 과거의 일이었다.

열일곱 살이 된 솔로몬 풀러는 배를 타고 미국으로 유학을 떠났다. 노스캐롤라이나에 도착한 그는 설립 초기에 흑인들을 위한 유서 깊은 교육 기관으로 인정받았던 리빙스톤 칼리지에서 4년 과정을

4장. 엑시투스 레탈리스(Exitus Letalis), 죽음

마치고 롱아일랜드 의과대학에 진학했다. 이어 보스턴 대학교로 가서 1897년에 의학 학위를 받았다.[4] 그 후 웨스트버러 주립 정신병원에서 2년간 인턴으로 일했다. 풀러는 정신의학과 더불어 뇌 병리학에도 관심이 많았으나, 당시 정신의학계에서 병리학의 가치는 널리 인정받지 못했다. 뇌에 발생한 이상 변화와 정신질환의 상관관계에 관한 연구도 막 걸음을 뗀 시기였고, 실제로 연결고리가 존재하는지 의구심을 갖는 사람도 많았다. 회의적인 태도는 이후 수세대가 지나도록 이어졌다. 지적 호기심이 왕성하고 야망도 컸던 풀러는 웨스트버러 정신병원에서 사망한 환자들의 부검을 맡았다. 다른 동료들은 피했던 일인데, 그 일로 쌓은 지식과 경험은 오히려 풀러가 또래들보다 앞서나가는 발판이 되었다. 그는 다른 사람들이 굳이 조사하려고도 하지 않는 현상을 꼼꼼하고 정확하게 관찰할 줄 아는 특별한 능력이 있었다. 그렇게 그는 남들이 무시하는 일에서 가치와 기회를 직접 만들어냈다. 십 대에 미국에 온 아프리카 이민자가 교육과 직업, 최상급 훈련의 기회를 모두 확보한 것이다.

인턴 과정을 마친 풀러는 웨스트버러 정신병원의 병리학자로 임명됐다. 이 자리 덕분에 보스턴 의과대학에서 병리학을 가르치는 강사 자리를 얻어 학계에도 입성할 수 있었다. 이후 3년간 풀러는 부검 연구 결과를 슬라이드로 제작하고 임상 병력을 기록하며 기술을 더욱 갈고닦았다. 하지만 그때까지 배운 것에 도저히 만족할 수가 없었다.

저명한 병리학자 에드워드 K. 던햄Edward K. Dunham에게 연락을 취한 풀러는 그가 있는 뉴욕 밸뷰의 거대한 시체 안치소에서 부검을

치매에 관한 새로운 생각

하며 기술을 더욱 발전시켰다. 풀러의 능력에 깊은 인상을 받은 던햄은 자신을 비롯해 미국의 뛰어난 의사들이 유럽에서 공부했다는 사실을 알려주었다. 독일, 영국, 프랑스의 학계 중심지에서 이뤄지는 교육은 미국과 비교가 안 되었다. 최고의 실력자들이 유럽에서 공부를 했으니, 풀러도 그런 기회를 노려볼 만했다. 그는 경쟁이 치열하기로 유명한 알츠하이머 연구소에 지원서를 냈고, 합격했다.

알츠하이머의 인맥은 가히 독일 과학계의 명사 인명록이라고 해도 과언이 아니었다. 그가 높은 명성을 얻게 된 건 프랑크푸르트에 자리한 시립 정신질환자·간질환자 병원의 의사이자 그의 지도교수였던 프란츠 니슬Franz Nissl이 선도한 세포 염색 기술을 발전시킨 성과 덕분이었고,[5] 정신의학계에서 위대한 인물로 인정받은 학자이자 해당 분야의 교과서도 쓴 에밀 크레펠린Emil Kraepelin은 알츠하이머의 멘토였다. 알츠하이머는 환자에게서 나타나는 임상 증상을 조사하고 그 증상이 뇌의 특정 병리학적 변화와 어떤 관계가 있는지 찾아내려 노력했는데, 이는 임상 연구의 주된 방식이다.

풀러는 1903년부터 1905년까지 뮌헨에서 알츠하이머와 함께 일했다. 독일어가 연구실에서 쓰는 언어이기도 하고 당시 과학계의 대표적 언어이기도 했으므로, 풀러는 독일어 공부도 병행하면서 뇌 조직을 조사하는 가장 발전되고 새로운 기술을 습득했다. 놀랍도록 풍요로운 분위기 속에서 모든 지식을 흡수했고, 알츠하이머를 멘토로 삼아 과학의 핵심부에서 연구를 이어갔다. 1905년에 웨스트버러로 돌아온 풀러는 유럽에서 수학한 몇 안 되는 엘리트 의사 중 한 명이 되었다. 그는 당시 미국 최고의 학자들과 실력을 겨룰 만한 뇌 병

4장. 엑시투스 레탈리스(Exitus Letalis), 죽음

리학 분야의 기술과 지식이 있었다. 풀러는 알츠하이머의 정신을 이어받아 병리학 연구를 지속하는 한편, 뇌 병변과 증상의 상관관계를 연구하기에 더 적합한 임상 정신의학 분야의 토대를 만들어나갔다.

풀러는 1907년 4월에 발표한 학술 논문으로 세상에 모습을 드러냈다. 지금부터는 그가 치매에 관한 과학적 연구에 어떤 영향을 일으켰는지 살펴보자. 충분히 가치가 있는 여정이 될 것이다. 먼저 풀러는 신경세포에서 발견되는 가느다란 실 같은 구조물인 신경원섬유를 면밀히 연구했다.[6] 그가 발표한 논문은 엄청난 돌풍을 일으켰다. 수십 년 전은 물론 그 이후까지 통틀어서 발표된 대부분의 논문과는 차원이 다른, 전문적 지식이 담긴 역작이었다. 과학적 근거와 추론에 관한 풀러의 기준은 흠 잡을 데가 없었다. 이는 당시에 발표된 수많은 논문과 확연히 다른 중요한 차이였다. 논문에서 다루는 내용이 포괄적인 것도 중요한 특징이었다. 〈미국 정신의학회지〉에 실린 대부분의 논문은 분량이 채 10쪽도 안 되었으나 풀러의 논문은 총 67쪽이었고, 뇌세포를 현미경으로 연구한 결과를 나타낸 독보적인 그림과 사진도 줄줄이 이어졌다. 연구 논문이라기보다 학위 논문 수준인 그 자료에는 알츠하이머의 연구소에서 완벽히 습득한 최신 기술을 웨스트버러 정신병원의 환자들에게 적용한 연구 결과가 담겨 있었다.

풀러는 1838년에 신경원섬유를 처음 발견하고 보고한 논문을 시작으로 이후 70년간 발표된 신경원섬유 관련 문헌을 상세히 검토했다.[7] 그가 특히 우려한 문제는 신경원섬유의 퇴화로, 직접 검사한 여러 환자의 뇌에서 "파편화되거나, 접합되거나, 부풀어 오르는" 변화

치매에 관한 새로운 생각

가 관찰되었다고 구체적으로 설명했다. 이와 함께 풀러는 하버드를 졸업한 노인이 "몸을 대충 가리는 정도의 옷차림으로 거리를 달리는" 수수께끼 같은 행동을 했다고 밝히는 등 풍부한 임상 사례도 자세히 보고했다. 신경원섬유의 변화가 뇌에서 발생하는 각기 다른 질환과 어떻게 연관되는지도 설명했다. 우리도 아는 병명 중 노인성 치매와 만발성 매독도 그러한 질병에 포함되었다. 풀러는 얼마 후 알츠하이머가 발표해서 명성을 떨치게 된 연구 결과를 미리 언급할 수 있는 권한이 있었지만, 알츠하이머의 결론을 그대로 가져다 쓰지는 않았다. 그의 논문은 자잘한 묘목들 사이에 우뚝 선 세쿼이아와도 같았다. 당시 치매를 비롯해 다양한 질병에서 나타난 알쏭달쏭한 임상 증상에 가장 우수한 분석 과학을 끈질기게 적용하여 밝혀낸, 영민한 두뇌로 일군 연구 결과였다. 풀러의 철두철미함과 객관적 증거를 추구하는 태도, 도출된 데이터를 토대로 알 수 있는 것과 알 수 없는 것을 평가하는 방식에는 당대 다른 연구자들을 월등히 뛰어넘는 과학적인 기술이 담겨 있었다.

그러나 세상에 널리 알려진 것은 알츠하이머가 쓴, 신경원섬유에 관한 다른 논문이었다. 풀러가 독일로 가기 몇 년 전인 1901년 11월에 알츠하이머는 의학사에 길이 남게 된 아우구스테 D[Auguste D]라는 환자를 연구했다. 이 여성 환자와 다른 몇몇 환자들이 앓던 질환에 관해 기술한 알츠하이머의 논문은 '알츠하이머병'으로 이름 붙여진 질병에 관한 초창기 자료가 되었다. 아우구스테 D는 병원에 처음 입원했을 당시 쉰한 살이었다. 자녀 한 명을 낳고 행복한 결혼 생활을 이어오던 아우구스테는 1901년 3월까지만 해도 건강에 이상이

4장. 엑시투스 레탈리스(Exitus Letalis), 죽음

없었으나, 난데없이 남편이 이웃집 여자와 산책을 했고 부적절한 행동을 했다며 비난했다. 기억력도 나빠지기 시작했다. 두 달 후에는 "식사 준비를 하면서 실수를 하고 집 안에서 아무 이유 없이 불안에 떨며 서성댔으며 생활비를 부주의하게 써댔다."[8] 동네에서 장사하는 사람들, 죽어가는 사람들만 보면 겁을 집어먹기도 했다. 11월이 되자 집 주소와 남편의 이름도 기억하지 못했고, 자신의 이름도 못 쓰는 지경에 이르렀다. 상태가 그저 안 좋은 수준에서 심각한 상태로 악화되자 하루 종일 침대에서 지내다 욕창이 생겼고, 상처 부위에 감염이 생겨 폐렴으로 이어졌다. 결국 아우구스테 D는 1906년에 치매에 따른 합병증으로 사망했다.

그 시기에 이미 프랑크푸르트를 떠난 알츠하이머는 그녀의 기록과 뇌를 조사할 수 있도록 뮌헨에 있는 자신의 연구소로 보내달라고 요청했다. 그는 아우구스테 D의 사례를 1906년 정신의학 학회에서 발표했고, 1907년에 의견을 정리하여 논문으로 공개했다.[9] 알츠하이머는 아우구스테 D의 뉴런 중 일부분을 "뭉텅이로 뒤엉킨 섬유"가 차지하고 있었고 피질 전반에 퇴적물이 분산되어 있었다고 설명했다. 그는 당시에 가장 발전된 기술을 활용하여 연구했다. 그가 플라크와 신경원섬유를 최초로 기술한 건 아니지만, 엉킨 신경원섬유를 현재 그의 이름을 딴 질병과 연결지은 당사자였다. 그가 설명한 플라크와 엉킨 섬유질은 지금까지도 치매에 관한 기본적인 과학 연구의 핵심이다.

아우구스테 D의 사례가 흥미로운 이유는 나이가 그리 많지 않은 환자였다는 점이다. 조기에 발병한 치매 증상과 신경 병리학적 연구

치매에 관한 새로운 생각

에서 밝혀진 이와 같은 특이한 결과는 한데 묶여 알츠하이머병으로 불리게 되었다. 알츠하이머가 직접 이름을 붙인 것은 아니고, 그의 멘토였던 크레펠린이 1910년에 쓴 교과서에 ―관찰된 사례가 소수였음에도― 그와 같은 증후군을 새로운 질병으로 소개했다.[10]

알츠하이머의 연구 성과는 미국에도 알려졌다. 의학계 간행물에는 치매를 비롯해 다른 질환의 뇌 병리학적 연구에 관한 내용도 실리기 시작했다. 1908년에 C. M. 캠벨C. M. Campbell은 노화로 발생하는 치매와 혈관에 생긴 변화로 인한 치매를 구분하면서 알츠하이머의 연구를 인용했다.[11] 1910년에는 E. E. 사우사드E. E. Southard가 노인성 치매의 해부학적 특징을 분석한 논문을 발표했는데, 탄탄한 임상 관찰 내용과 상식이 생생하게 담겨 있다.[12] 그는 "N. S. 번스N. S. Burns"라는 젊은 하버드 의과 대학생과 함께 노인성 치매 환자 23명의 병력과 병리학적 특징을 조사한 뒤, 통찰력 있는 견해를 밝혔다. 치매 환자가 정신병원에서 지내야 하는 이유를 찾을 수 없다고 이야기한 것이다. 허약하고, 눈이 보이지 않거나 귀가 들리지 않는 환자가 많긴 해도, 그런 문제는 정신병원이 아닌 다른 곳에서 얼마든지 더 원활하게 해결할 수 있었다.

미국으로 돌아온 풀러도 치매 연구를 이어갔다. 그의 논문은 그의 대표적 장점인 명료한 사고와 정직한 지식이 단연 돋보인다. (흥미롭게도 그가 내린 결론은 당시에는 논란이 되었지만, 수십 년 후 학계에서 검증되었다.) 그만한 분석을 하려면 엄청난 노력이 필요하다. 풀러의 논문은 그 시기에 발표된 일반적인 논문들과 비교할 때 밀도 높은 작은 책이라 하는 편이 맞다. 동시에 읽는 사람의 관심도 잡아끈다. 라틴

4장. 엑시투스 레탈리스(Exitus Letalis), 죽음

어로 된 용어와 의학적 데이터, 의사와 환자 사이에 오간 인상적인 대화가 절묘하게 섞여 있다. 예를 들면 다음과 같은 대화가 나온다. "질문: 집이 어디시죠? 답: 저는 집이 없어요. 근데 항상 깡충깡충 뛰어서 집에 간답니다." 논문에 요약되어 소개된 사례 중에는 궁극적 종점인 '엑시투스 레탈리스' 즉 죽음에 이른 경우가 많다.[13] 지금도 그렇지만 그때도 치매는 사람의 목숨을 앗아갔다.

동료인 헨리 클로프Henry Klopp와 공저자로 쓴 다른 논문에서 풀러는 알츠하이머병을 노인 치매의 임상적, 병리학적 특징이 모두 나타나지만 나이가 더 어린 사람들에게서 발생하는 증후군으로 정의하고 별개의 질환으로 보는 것이 맞는지 의문을 제기했다.[14] 미국 의사들 중에 알츠하이머의 연구 결과를 이해하고 평가하는 일에 있어서 독보적인 지위를 차지한 사람으로서, 풀러는 그와 같은 의구심을 떨칠 수 없었다. 이와 관련하여 그는 50대에 치매로 사망한 한 여성의 사례를 제시했다. 이 환자의 뇌에서는 뒤엉킨 신경원섬유가 전혀 발견되지 않았다. 플라크는 있었지만 크기가 크지 않고 수도 많지 않았다. (이 환자는 오늘날 전두측두엽 치매라 불리는 유형에 해당하는 것으로 보인다.) 풀러는 치매를 앓는 다른 젊은 환자들에게서도 특별히 다른 병리학적 특징은 찾지 못했다. "해부학 또는 정신의학의 관점에서 고령자의 특징에 관해 우리는 어디까지 알고 있는가? 해부학적으로 아직 우리는 소위 정상적이라 불리는 노인의 뇌와 노인성 치매 환자의 뇌를 정확히 구분할 수 없다."[15] 풀러는 이러한 견해를 밝히며, "노인성 치매의 특징을 플라크로 집약"할 수 있는지 주저된다고 설명했다. 오랜 멘토에 대한 예의를 각듯하게 지키면서도, 조기 발병

치매에 관한 새로운 생각

치매에 알츠하이머라는 명칭을 따로 붙일 만한 정당한 근거가 불충분하다고 분명하게 밝힌 것이다. 즉, 노년기에 발생하는 치매와 그보다 어린 나이에 발생하는 치매를 구분할 수 있는 병리학적 차이가 충분히 확인되지 않았다는 것이 풀러의 결론이었다.

그는 선견지명이 있었다. 풀러의 관찰 결과는 대체로 잊혔지만, 1970년대에 신경과학계는 마침내 치매의 두 가지 유형을 단순히 나이로 구분할 수 없다는 합의에 도달했다.[16] 풀러의 시대로부터 60년이 지난 후에야 알츠하이머병으로 분류되는 범위가 확장되어 나이에 상관없이 병리학적으로 플라크와 엉킨 섬유가 나타나는 치매까지 포괄되었다.

이와 함께 풀러는 노년기에 뇌에서 발견되는 "좁쌀 형태의 플라크"가 어떤 기능을 하는지 연구하고 결과를 논문으로 발표했다. 풀러는 치매에 관한 연구가 충분하지 않다는 점을 지적하면서, "이미 일생의 막바지에 이른 사람이 정신질환에 걸리면 대체로 치명적인 결과가 따를 것으로 예상하는 경우가 많기 때문"이라고 의견을 밝혔다.[17] 과학적 기록 측면에서 이러한 빈틈을 메우기 위한 시도의 일환으로, 풀러는 당시 뇌의 플라크로 알려진 물질에 관한 전면적인 조사를 실시했다. 자신의 생각을 뒷받침하는 근거를 찾는 그의 세심함은 다리를 건설하면서 지지대를 어떻게 만들어야 하는지 계산하는 공학자에 비견할 만한 수준이었다. 먼저 풀러는 플라크와 치매, 고령의 관계를 정확히 평가할 수 있는 연구를 설계했다. 그가 택한 방법은 "정신이상으로" 사망한 33명의 노인 환자와 정신질환으로 사망한 50명의 젊은 환자, 그리고 정신질환에 시달리지 않고 사망한

4장. 엑시투스 레탈리스(Exitus Letalis), 죽음

노인 환자 6명의 뇌를 비교하는 것이었다. 그는 자신이 도달한 결론과 그 결론을 뒷받침하는 근거를 독자가 직접 평가할 수 있도록 논문에 자세한 임상 정보를 대거 제시했다. 예를 들어 풀러는 53세까지 건강했던 한 남성이 기억력을 잃고 집에서 나와 "목적지도 없이 황망한 상태로" 돌아다닌 사례를 소개하며 그가 "나이 든 아내의 목을 졸라 아내가 죽기 일보직전 상태가 된 적도 있었다"고 설명했다. 그밖에 "정신병이 없는 80세 남성의 뇌에서 플라크가 다량으로 발견된" 사례도 소개했다.[18] 더불어 다른 학자들의 연구에서 치매 증상이 나타나 사망에 이른 노인 환자들 가운데 뇌에서 플라크가 발견된 사례는 절반에 그쳤다는 사실을 인용하며, 플라크는 당시에 보편적으로 인정되던 생각과 달리 동맥경화증으로 생기는 것이 아니라고 결론 내렸다. 풀러는 노인성 치매 환자의 뇌에서 플라크가 흔히 발견되는 것은 사실이나 플라크 자체를 "특정 정신질환에서 나타나는 특징으로 간주할 수 없다"고 밝혔다. 플라크는 정신질환이 없는 고령자의 뇌에서도 발견되었고, 매독을 포함하여 여러 질환을 앓는 젊은 사람의 뇌에서도 발견됐다.[19] 또 노인성 치매 증상을 보이는 사람들 중에 플라크가 없는 경우도 있었다. 노인성 치매 환자와 일반 고령자는 뇌에 발생하는 병리학적 문제가 다른 게 아니라 문제가 얼마나 더 심하게 나타나느냐 하는 차이가 있을 뿐이라는 것이 풀러의 결론이었다.

대단히 놀라운 사실은 플라크가 있어야 노년기에 치매가 발생하는 것도 아니고, 플라크만으로는 노인성 치매로 이어지지 않는다는 사실을 그가 알아냈다는 점이다. 이를 처음 깨달았을 때, 나는 잠시

치매에 관한 새로운 생각

숨이 멎는 기분이었다. 학계에서 흔히 일어나는 일이긴 하지만, 100여 년간 경시된 풀러의 결론은, 수많은 신경병리학자가 수십 년에 걸쳐 치열하고 신랄한 논쟁을 벌인 끝에 오늘날에 이르러서야 도출한 결론과 일치한다. 2000년 즈음부터 시작해서 수년 동안 진행된 연구를 종합한 결과가 여러 편의 논문으로 발표되면서 큰 화제가 된 장기 연구 프로젝트 '수녀 연구'(1986년 미국 미네소타 대학교 스노든 교수가 75세 이상의 수녀 678명을 대상으로 한 연구로, 이들 모두 사후에 뇌 기증을 했다-역주)를 떠올려보라. 해당 연구에서도 알츠하이머병 환자에게서 나타나는 것과 유사한 플라크나 엉킨 신경 다발이 치매 증상과 반드시 상관관계가 있는 것은 아니라는 사실이 확인됐다.[20] 2014년에 실시된 대규모 임상시험에서도 전문가가 알츠하이머성 치매로 추정한 환자들 가운데 3분의 1은 플라크가 알츠하이머성 치매로 진단할 만한 수준으로 형성되지 않았다는 사실이 밝혀졌다.[21] 풀러는 '실제로' 이러한 결과를 예측했으니, 이런 대형 연구에서 어떤 결과가 나올지도 미리 내다봤으리라. 하지만 연구를 진행한 똑똑한 과학자들은 단체로 기억력을 잃기라도 한 모양이다.

풀러가 살아 있을 때나 세상을 떠난 후에도 더 많이 인정받지 못한 이유를 정확히 알아내기는 힘들다. 인종차별이 큰 몫을 한 것도 분명하다. 그와 비슷한 수준의 전문적 자질을 갖춘 사람들은 풀러에게 허락되지 않았던 리더의 자리에 올랐고, 과학계에 자신들의 연구 성과나 이론을 드러낼 기회도 훨씬 더 많이 누렸다. 회의적인 태도를 있는 그대로 드러내는 풀러의 방식을 사람들이 불편하게 느낀 것도 원인으로 작용했다. 그의 연구 결과가 당시 새로운 세대를 형

4장. 엑시투스 레탈리스(Exitus Letalis), 죽음

성한 연구자들이 밝힌 결과와 일치했다면, 플라크와 엉킨 신경섬유, 치매가 선형 관계라고 주장했다면, 풀러도 더 큰 명성을 누렸을지도 모른다. 그가 밝혀낸 사실을 잘 활용했다면 이미 풀러가 비슷한 의문을 던졌던 관계를 새로 밝혀내느라 해결해야 했던 복잡한 문제들도 덜 수 있었을 것이다. 풀러의 업적이 처음부터, 그리고 이후로도 계속해서 그 가치에 맞는 주목을 받았다면, 오늘날 우리는 치매를 이해하고 치료하는 길에 더 가까이 다가갔을 것이다.

갑작스레 치매에 쏟아진 관심은 대략 10년 정도 지속됐다. 하지만 그 이후 다시 사그라졌다. 그리고 수십 년간 사람들에게 잊힌 연구 주제로 머물렀다. 몇 건 정도 연구가 진행되긴 했으나 거의 주목받지 못했다. 정신의학자들은 뇌의 해부학적 연구를 대부분 중단했다. 1928년에 미국 정신의학회 연설에 나선 학회장 아돌프 마이어Adolf Meyer는 과거 자신이 진행한 병리학 연구를 두고 "의학계가 시체 안치소에서 진짜 과학을 찾고 현미경을 쓰던 시절"의 일이라며 비하했다.**22** 치매에 관한 과학적 연구는 1970년대가 되어서야 되살아났다. 풀러가 활동하던 시대에 태어난 아이들이 자라서 나이가 들고 치매가 발생하기 시작한 시기였다.

솔로몬 풀러는 치매에 대한 과학계의 관심이 부활한 것을 직접 보지 못했다. 그가 활동했던 시대에도 일부 학자들은 가치를 발견하고 인정했다. 그의 연구 결과는 워낙 뛰어났고 유럽의 저명한 학자들과 친분도 있었던 터라, 풀러는 1909년 프로이트가 미국 클라크 대학교에 초청 강연을 왔을 때도 초대를 받았다. 지금도 전해지는

치매에 관한 새로운 생각

행사 사진에서 풀러는 맨 뒷줄 끄트머리에 서 있어서 알아보기가 힘들다. 그는 분명 신경과학의 역사에서 더 큰 주목을 받을 자격이 있는 인물이다.

전문가 영역에서는 마땅한 인정을 받지 못했지만, 풀러의 가정 생활은 즐거움이 넘쳤다. 1906년에 그는 조각가이자 시인인 메타 워릭Meta Warrick을 만났다. '할렘 르네상스'(1920년대에 미국 뉴욕의 흑인 지구 할렘에서 일어난 민족적 각성과 흑인 예술 문화의 부흥을 이르는 말-역주)의 대표적 예술가인 워릭은 로브스터 요리를 기가 막히게 만들어 분홍색과 녹색 리본, 꽃, 양치식물로 장식한 후 와인과 함께 근사한 저녁을 차려내는 사람이었다. 풀러는 그런 그녀에게 푹 빠졌다.[23] 두 사람은 1909년에 결혼식을 올리고 매사추세츠주 프레이밍햄에서 살았다. 이웃들의 반대에도 풀러가 지은 고급스러운 집으로 거처를 옮긴 두 사람은 세 아들을 낳고 기르면서 수십 년을 그 집에서 살았다.[24] 풀러가 쓴 편지를 보면, 아내를 "작고 귀여운 내 사랑"이라 칭하고 "내 모든 사랑을 당신과 아이들에게 보낸다"고 전하는 등 애정이 듬뿍 묻어난다.[25] 그가 정원 손질에도 열정을 쏟았다는 사실은 1930년대에 백인 이웃이 쓴 글에도 상세히 나와 있다. "그 집의 아름다운 꽃밭은 우리 마을에서 가장 흥미로운 인물이 즐기는 여가활동 중 하나다. 자그마한 키에 과묵하고 겸손하며 다정하면서도 날카로운 판단력을 가진 이 신사는 모든 면에서 우리의 존경을 받는 유색인 의사다."[26]

풀러는 1919년에 20년 가까이 일한 웨스트버러 병원을 떠나 보

4장. 엑시투스 레탈리스(Exitus Letalis), 죽음

스턴 대학교로 갔다. 새로 옮긴 학교에서 풀러는 유일한 흑인 교수였고, 병리학을 가르치며 얼마 안 되는 급여를 받았다. 하지만 급여 대상자 명단에 공식적으로 그의 이름이 명시된 적은 한 번도 없었다.[27] 그는 앨라배마주 터스키기의 재향군인 병원에서 흑인 정신의학자 양성 과정에 참여하는 등 다른 기관에서도 강의를 했다. 보스턴 대학교 신경학과에서 5년간 대표직을 맡았지만, 업신여기는 분위기는 피할 수 없었다. 그가 일하는 것은 환영하면서도, 공식적으로 학과장 직함을 내어주진 않은 것이다. 젊은 백인 의사가 학과장에 오르자, 풀러는 교수직을 그만두기로 결심했다.

신경병리학이든 자신을 향한 인종차별이든, 풀러는 어떤 시각을 갖고 무엇을 보아야 하는지 간파한 명민한 병리학자였다. 또한 그는

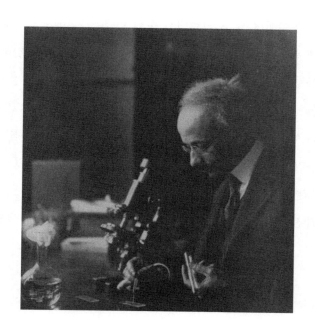

치매에 관한 새로운 생각

조용한 혁명가였다. 해야 할 일을 해냈고, 자신이 하는 일에서 뛰어난 실력을 발휘했다. 인정받으면 감사했지만 누가 인정해주기를 기대하지는 않은 것 같다. 그의 견해와 지위를 잠식하려는 시스템 속에서도 자신만의 결론을 내놓을 줄 아는 사람이었다. 100여 년이 지난 지금 되짚어보면 그런 사실들이 너무나 뚜렷하게 드러난다. 풀러의 시각은 놀라울 만큼 명확했다. 사람들이 조금만 더 관심을 기울였다면 얼마나 좋았을까.

4장. 엑시투스 레탈리스(Exitus Letalis), 죽음

5장

어둠을 벗어나
빛이 있는 곳으로

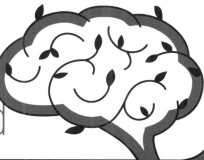

Dementia
Reimagined

| Darkness into Light |

1970년대에는 정치와 돈, 과학이 한 덩어리가 되어, 정치적인 문제인 동시에 임상에서 일어나는 일, 그리고 연구 주제인 치매를 그늘 밖으로 끌어냈다. 치매가 어둠을 벗어나 빛이 있는 곳으로 나오게 된 이 변화는 어떻게 일어났을까?

이 대대적인 변화를 이해하려면 의학에서 수많은 발견이 이루어졌음에도 암흑기였던 20세기 첫 절반부터 살펴봐야 한다. 이 시기에 의학은 오래전부터 지켜지던 원칙을 접기 시작했다. 첫 번째는 해치지 말라는 원칙이었다. 의과학자들은 점점 대담해지고 급진적인 실험적 치료도 마다하지 않았다. 의학계 전 영역에서 중증 질환을 향한 강력한 공격이 실시됐다. 극단적인 암 수술과 화학요법, 공격적인 치료법이 질병에 맞서는 새로운 전쟁의 시대가 열린 것이다.[1] 전쟁이라는 비유가 걸맞은 변화였다. 예를 들어 유방암과의 전투로 많은 여성의 몸에 큰 흉터가 남았고, 그러한 방식이 환자의 건강에 반드시 긍정적인 영향만 준 것도 아니었다.[2] 실험적 시도로 치료에 성공하는 사례도 일부 있었지만, 대부분은 그렇지 않았다. 치료할 수 있는 병이 늘어난 것은 중요한 성과지만, 다치고 목숨을 잃는 사람도 너무 많았다. 실험 과정에서 환자가 숨을 거두었고, 그중에는 끔찍한 고통까지 겪다가 세상을 떠난 사람들도 있었다. 하지만 의사들은 침습적인 실험 치료를 영웅처럼 여겼다. 대체 누가 영웅이란 말인가? 이 시기에 의사들은 말에 올라 곳에서 발아래 펼쳐진 땅을 둘

5장. 어둠을 벗어나 빛이 있는 곳으로

러보는 장군들 같았다. 전쟁에서 보병들이 그러하듯, 결국 희생당하는 사람은 환자였다. 의사들은 얻는 게 있다면 위험도 감수할 만하다고 생각했지만, 과연 환자들의 생각은 어떠했을까. 당시에는 치료 동의 절차에 적용되는 기준이 걸음마 단계였고, 치료법의 요건도 사람에게 적용하기 전에 안전하고 효능이 있다는 사실을 입증해야 한다는 정도에 그쳤다.

정신과 의사들은 병원에 환자는 넘쳐나는데 중증 정신질환을 치료할 수 있는 효과적인 방법은 없는 현실에 좌절감을 느꼈다. 정신병원에 자리를 마련하기 위한 목적으로 공격적 방법이 동원됐고, 인종차별과 이민자를 배척하는 분위기도 급물살을 탔다. 이민자와 소수민족은 정신질환을 옮기는 매개체로 지목됐다. 당시에 나온 논문에서 흔히 볼 수 있는 주장 중에는 "히브리인" 중에 정신병 환자가 많고 "태평한 검둥이들"은 불안증에 시달리는 비율이 낮다는 내용도 있다.[3] 사람들은 이런 특징을 유전적 요인이라 결론을 내렸고, 정신병이 있는 사람은 아이를 갖지 못하도록 하는 것이 정신질환을 막는 효과적인 대책이라고 판단했다. 1908년 미국 의학심리학회의 학회장은 연설 중에 "우리 사회가 정신박약인 사람들의 결혼을 막아야 한다"고 촉구하기도 했다.[4] 실제로 1900년부터 1950년까지 정신질환을 해결하는 주된 무기로 불임 시술 프로그램이 시행됐다. 미국 전역의 여러 주정부가 "정신적으로 결함이 있는 자"를 대상으로 불임 시술을 허용하는 법을 제정했다. 이러한 법률은 캘리포니아주, 버지니아주에서 특히 큰 효력을 발휘했다. 환자의 거부에도 수천 건의 불임 시술이 허용됐으며, 일부 의사들은 "시술을 받아야

치매에 관한 새로운 생각

하는 사람이 상당수 남아 있다"며 더욱 확대해서 적용해야 한다고 주장했다.**5**

불임 시술로 "결함이 있는" 미래 세대를 쓸어낼 수는 있었지만, 정신병원에서 지내는 노인 환자들을 없애지는 못했다. 고심하던 일부 지역 정부는 "얌전한 치매 환자"를 선별하여 이들을 기꺼이 돌보겠다고 나선 지역 내 가정으로 보냈다. (환자를 "시설 밖에서 지내도록" 하는 것을 옹호하는 사람들은 벨기에의 작은 도시 헤일을 성공적 사례로 자주 인용했다. 심지어 오늘날에도 그러한데, 헤일의 오랜 역사를 살펴보면 이곳에서 환자를 대상으로 한 학대가 때때로 일어났다는 사실을 확인할 수 있다.**6**) 노인들이 한 가정의 일원으로 잘 흡수되어 식구들과 따뜻한 관계를 형성한 경우도 있었다. 반면 노인을 돌보면 지급되는 약소한 급여에 더 관심이 많은 사람들도 있었는데, 이 경우 힘없는 노인들은 음식과 의복, 쉴 곳을 제대로 제공받지 못했다. 과거 도로시아 딕스가 정신질환자를 대상으로 한 치료가 형편없는 수준이라고 비난했던 때와 크게 다르지 않은 상황이 된 것이다.

치매에 관한 연구는 20세기에 접어들어 10여 년간 알츠하이머, 풀러를 비롯한 여러 학자들이 노력한 것 외에 별 진전이 없었다. 대신 정신의학계는 다른 질병을 열성적으로 탐구했다. 이 시기에는 도덕적 치료를 강조하면서 환자를 때리거나 쇠사슬에 묶고 굶기는 방식으로부터 보호하고 연민과 존중의 태도로 대해야 한다고 주장한 커크브라이드 박사와 같은 초기 학자들의 노력을 비웃는 정신과 의사들이 많았다. 도덕적 치료가 치매나 광기, 정신병을 치료하지 못한 건 사실이다. 그러나 이 방식 덕분에 정신질환자들이 해로운 치료법에서 벗어날 수 있었던 것도 분명한 사실이다.

새롭게 등장한 과학적 접근 방식은 그와 같은 효과를 발휘하지 못했다. 1920년대부터 1960년대까지 정신과 환자들은 침습적인 실험 치료의 대상이 되었고 대부분 거부할 권리도 주어지지 않았다. 1927년 노벨상 수상자인 율리우스 바그너 야우레크Julius Wagner Jauregg 는 전신마비 환자가 고열에 짧게 시달린 후 상태가 나아지는 것을 관찰하고,[7] "열 치료" 연구의 일환으로 정신병 환자를 일부러 감염시키는 방식을 떠올렸다. 그는 감염원으로 처음에는 패혈성 인후염과 결핵을 일으키는 치명적인 균을 살펴보다가 결국엔 말라리아균을 선택했다. 이 치료를 받은 환자들 가운데 무려 15퍼센트가 목숨을 잃었지만 정신병 증상은 단기간에 그칠지언정 실제로 사라졌고, 그 중에는 개선된 상태로 생을 이어간 사람들도 있었다. 치료와 관리가 연속적으로 이루어져야 한다는 기준이 극히 열악했던 시대였고, 의사들은 그야말로 하고 싶은 건 뭐든 다 할 수 있었다.

인슐린 쇼크 치료법도 등장했다. 영화 '뷰티풀 마인드A Beautiful Mind'의 실제 모델로 알려진 프린스턴 대학교의 수학자 존 포브스 내시 주니어John Forbes Nash Jr.도 이 치료를 받았다.[8] 치료 후 영향이 가장 오랫동안 남은 것은 뇌엽절리술이었다. 전두엽의 뇌 조직을 제거하는 이 치료를 받은 환자는 불안정한 상태를 잠재울 수 있었지만 대부분의 행동이 불가능한 상태가 되었다. 병원 관리자들은 직원들이 불안정한 환자 때문에 더 이상 애쓰지 않아도 된다는 사실에 기뻐했다. 뇌엽절리술은 치료라기보다 진정제 효과가 영원히 지속되도록 만드는 것에 가까운 방식이었다. 정신질환자가 격리되는 주된

치매에 관한 새로운 생각

이유가 불안정한 행동이었으므로, 뇌엽절리술을 받은 환자는 국가가 굳이 비싼 비용을 들여서 보호할 필요가 없어 지역사회로 돌려보내졌다.

뇌엽절리술은 1930년대부터 점차 인기를 얻었고, 1949년에는 절정에 달해 미국에서 그해에만 5,000명이 넘는 정신질환자가 뇌엽절리술을 받았다. 1951년까지 미국 전체 정신병원의 절반 이상에서 의사들이 이 치료를 실시해 총 18,000여 명의 환자가 해당 수술을 받은 것으로 집계됐다. 뇌엽절리술로 유명해진 포르투갈 출신의 의사 에가스 모니스Egas Moniz는 1949년에 업적을 인정받아 노벨상을 수상했다.[9] 그러나 합병증과 끔찍한 부작용이 발생했다는 보고가 이어지자 뇌엽절리술의 뜨거운 열기도 몇 년 만에 크게 꺾였다.[10] 이미 치료를 받은 수천 명의 환자에게는 너무 늦은 소식이었다.

흔히 충격요법으로도 알려진 전기경련요법도 이 시기에 시작되어 현재까지 활용되고 있다. 개발 초기에는 팔다리 골절이나 실질적인 기억력 감퇴 같은 심각한 부작용이 뒤따랐으나, 이제는 안전하고 효과적으로 개선됐다. 이 요법은 특히 우울증에 많이 활용되는데, 환자를 신중하게 선정하고 환자가 충분히 안정을 취한 상태에서 소량의 에너지만 사용한다. 전기경련요법은 극적인 광경으로 묘사되어 소설 등 허구로 지어낸 상황에서 자주 등장하는데, 의도가 무엇이든, 이러한 묘사가 그 어떤 과학적 연구보다 이 치료법을 대하는 대중의 반응을 좌지우지한다.

치매를 앓는 노인은 치료해도 효과가 없다는 추정이 오히려 이들을 보호하는 방패막이 되었으니 참 아이러니하다. 칼 메닝거Karl

5장. 어둠을 벗어나 빛이 있는 곳으로

Menninger나 윌리엄 메닝거William Menninger 같은 정신의학 분야의 대표적 리더들의 말처럼 "과거 정신의학은 가망 없는 불운한 극소수를 돌보는 데 과도하게 매진했다."[11] 정신질환 치료법을 찾겠다고 나선 과학자들이 쇠약한 노인 환자가 겪는 병을 조사하는 일은 드물었다. 노인 환자는 회복될 확률도 낮아 연구 데이터를 엉망으로 만들 뿐이라고 여겼기 때문이다. 이에 따라 침습적이고 혁신적인 치료는 대부분 젊은 환자들을 대상으로 실시됐다. 뇌엽절리술을 받은 치매 환자도 비교적 적은 편이다. 치매 환자 대다수는 정신병원에 머물렀고, 수가 늘어날수록 더 큰 비용을 감당해야 했던 정신의학계와 정부에게 짐 더미, 해결해야 할 문제가 되었다.

생물학적 치료법만 상승세를 탄 것은 아니었다. 프로이트와 심리분석학적 사고가 정신의학계에 끼친 영향이 상당하다고 해도 과언이 아닌 시기였다. 환자를 접하는 실무자 가운데 이와 같은 분석적 관점을 채택하는 사람이 점점 늘어났고, 명망 있는 자리와 기회가 정신역학 이론을 탐구해온 사람들에게 돌아가는 일도 생겼다.

정신의학계에서 오랫동안 남아 있던 문제가 드러난 시기이기도 했다. 뇌엽절리술이나 인슐린 쇼크 요법처럼 병의 생물학적 요인을 찾고 치료하는 일에 초점을 맞춘 연구자와 의사도 있었지만, 정신분석가들은 보편적 치료법과 대화 요법을 통해 뇌의 구조에 변화가 이루어지기를 기대하는 다른 접근법을 택했다. 우리는 양쪽 모두에서 중요한 통찰을 얻을 수 있다. 그리고 양쪽 모두 큰 오류가 발생할 수 있다. 오늘날에는 생물학적 요소가 다른 모든 질병에서처럼 정신질환에도 중요한 영향을 끼친다는 견해가 심각한 논쟁을 일으키지 않

치매에 관한 새로운 생각

는다. 조현병과 조울증의 경우, 유전자가 발병 위험성에 영향을 주는 것도 분명한 사실이다. 그러나 개개인의 경험과 환경 역시 긍정적으로나 부정적으로 엄청난 영향을 준다. 약으로 약화시킬 수 있는 증상도 많고, 심리 치료와 인지 치료로 약물 치료 못지않은 효과를 얻을 수도 있다. 가난에 시달리고 건강관리나 좋은 음식, 탄탄한 교육을 누리지 못하는 것, 안전한 곳에서 생활하거나 일하지 못하는 것 모두 대부분의 질병 위험을 높이는 요소로 작용한다. 건강의 사회적 결정인자로 불리는 이와 같은 요소들이 심장질환부터 천식, 치매까지 다양한 건강 문제에 영향을 준다는 사실은 이제 풍성한 근거로 뒷받침된다.

정신의학계는 정신병원을 기틀로 삼아 지어진 제국이다. 이는 정신의학계가 내세우는 고결한 임무의 기준이 되었다. 그 임무란 바로 정신질환자를 현대적이고 경쟁력 있는 방식으로 관리하고, 교도소나 구빈소와 같은 고통스러운 곳으로부터 보호해야 한다는 것이다. 정신의학계의 명성과 안정성은 자금과 일자리를 꾸준히 창출해준 정신병원에서 비롯됐다. 그러나 정신의학계의 요새와 같던 이러한 시설들은 시간이 갈수록 교도소와 닮아갔다. 20세기에 정신의학 시설에서 터져 나온 각종 스캔들은 끊임없이 요란한 소음을 발생시켰고, 제2차 세계대전 이후 이러한 상황은 최고조에 이르렀다. 국립병원은 지원금이 제한되고 물리적인 시설 자체도 쇠퇴일로에 접어든 데다 환자 한 명당 직원 비율까지 급감하면서 열악한 여건에 시달렸다. 정신병원은 대부분 시설 규모가 깜짝 놀랄 만큼 엄청난 동시에 심하게 낡은 상태였다. 그런 시설에 머무는 환자들은 고령자에

5장. 어둠을 벗어나 빛이 있는 곳으로

치매를 앓는 경우가 많았다. 1946년 정신병원에 최초 입원한 환자들 가운데 43.7퍼센트가 기질성 뇌증후군 진단을 받았는데, 당시에 이 진단 내용은 오늘날 치매 진단 기준과 매우 흡사하다.[12]

1940년대 말에 이르자 정신병원에 개혁이 필요하다는 목소리가 광범위하게 퍼졌다. 1946년 미국 의회에서는 '정신건강법National Mental Health Act'이 통과됐다. 정신질환을 해결하기 위해 연방 차원에서 최초로 마련한 법률로, 이 법에 따라 국립정신건강연구소NIMH가 설립됐다. 현재 NIMH는 국립보건원NIH에 속한 주요 분과 중 하나가 되어 정신질환 관련 연구 자금을 지원한다. 1949년 로버트 펠릭스Robert Felix가 NIMH의 초대 원장으로 취임했다. 그가 가장 먼저 이룩한 성과이자 가장 중요한 의미가 있는 성취는 NIMH를 다른 연구소들과 더불어 NIH에 포함시킨 것이다. 정신건강법이 처음 제정되었을 때 정신질환은 NIH가 관장해야 하는 질병으로 명시되지 않았다. 정신질환이 의학의 영역에 속한다고 보지 않았다는 의미다.

어느 세대든 이전 세대가 저지른 실수를 놀랍도록 명확히 보게 된다. 쉽게 해결되지 않는 문제가 있을 때, 혁신하는 사람들은 새롭고 더 나은 해결책을 제시한다. 새로운 세대가 그 해결책을 보고 깜짝 놀라며 거부할 때까지 그러한 해결책은 꽤 괜찮게 여겨진다. 나이가 많고, 치매가 있고, 가난한 사람을 어떻게 해야 하는가 하는 문제 역시 그랬다. 20세기 미국은 성장과 번영을 거듭했고 그럴수록 노인 인구도 늘어났다. 그 결과 국가 기금으로 운영되는 정신병원에서 머무르는 노인은 수만 명에 이르렀다.

치매에 관한 새로운 생각

개혁을 원하는 새로운 세대가 등장한 것도 이 시기였다. 정신병원의 각종 문제가 연이어 폭로되고 널리 전해졌다. 1950년대에는 대략 50만 명이 정신병원에서 지냈고, 이들 중 상당수가 치매 환자였다. 그야말로 집단 투옥과 다름없는, 재난 상황이 된 것이다. 즉시 해결해야 하는 문제였다. 온갖 스캔들을 폭로하는 보고서들이 하루가 멀다 하고 연이어 발표되면서, 정신병원이 치료는 고사하고 환자를 돌보는 기능과 얼마나 동떨어져 있는지 그 실태가 온 세상에 알려졌다. 잡지 〈라이프Life〉에 실린 앨버트 메이슬Albert Maisel의 폭로 기사 "아수라장, 1946년"에는 유럽의 포로수용소와 맞먹을 정도로 섬뜩한 환경이 고스란히 담긴 사진도 포함되었다.13 미국 전역의 독자들은 신체가 결박되어 있거나 벌거벗은 채 고된 노동에 시달리는 환자들의 모습에 경악했다. 메리 제인 워드Mary Jane Ward의 베스트셀러 소설 《스네이크 핏The Snake Pit》은 정신병원에서 지내는 사람들의 끔찍한 삶을 한층 더 생생하게 실감하는 계기가 되었다.14 수십만 명의 환자를 그런 시설에 몰아넣은 당사자인 정치계도 똑같이 충격을 받았다.

정신의학은 갈림길에 놓였다. 정신질환을 치료하기 위한 노력은 생물학적 요소에 중점을 두거나 정신역학적 요소를 중시하는 방식으로 나뉘었고, 두 가지를 모두 다루는 경우는 드물었다. 치매에 걸린 노인 환자가 계속해서 정신병원을 가득 채웠지만 치매에 관한 연구는 거의 진행되지 않았다. 병상을 빼곡히 메운 수천 명의 노인들은 칼 메닝거의 말처럼 그저 "가망 없고 운 나쁜" 환자일 뿐이었다.15 1961년, 미국 연방 위원회는 더 이상 정신병원을 새로 짓지 말아야

5장. 어둠을 벗어나 빛이 있는 곳으로

한다는 결정을 내놓았다. 이제 환자를 병원 '밖으로' 내보내는 일이 관건이 되었다. 1890년대에 입법부가 정신질환자는 구빈원이 아닌 정신병원 '안에서' 지내도록 해야 한다고 밝힌 결정과 소름끼칠 만큼 극명히 대조되는 권고였다.

이전까지 정신의학계는 정신질환을 불치병으로 보는 견해에 늘 맞서면서도, 환자에게 제공한 것은 사실상 보호관찰 방식의 관리가 전부였다.[16] 그랬던 정신의학자들이 이제 강력히 반발하고 나섰다. 하지만 힘없는 노인들이 앓는 치매가 나아질 수 있다고 생각하는 사람은 아무도 없었다. 치유 가능성이 더 높은 환자가 들어올 자리를 만들려면 만성적이고 회복 불가능한 문제를 안고 있는 노인들부터 다른 곳으로 보내야 했다. 정신병원 관리자들은 이미 수십 년 전부터 자신들의 시설과 맞지 않는 환자를 돌봐야 한다는 사실에 불만을 제기해왔는데, 이제야 그런 노인들을 다른 곳으로 보낼 수 있는 절차가 마련된 것이다.

새로운 세대가 찾아낸 해결책은 무엇이었을까? 1960년대에 요양원은 가난하고, 돌봐줄 사람이 없고, 치매에 걸린 노인들을 위한 최적의 장소가 되었다. 인지기능의 저하와 그로 인해 나타나는 증상은 더 이상 정신의학 전문가가 반드시 필요한 문제로 여겨지지 않았다. 치매에 걸린 노인을 치료할 수 있는 방법은 없으니, 그러한 노력도 필요치 않다고 본 것이다. 이런 환자들에게 필요한 것은 보호관찰 방식의 관리였다. 1965년에 탄생한 메디케어Medicare(65세 이상인 국민에게 의료비를 지원하는 미국의 노인 의료보험제도-역주)와 메디케이드는 노인과 빈곤층에게 새로운 지원금을 제공했다. 새롭게 정해진 진단 기

치매에 관한 새로운 생각

준과 이들이 새로 머물 장소에 필요한 비용이 모이기 시작했다.

치매에 걸린 노인들에게 요양원이 최악의 장소는 아니었다. 1960년대부터 1970년대까지 환자를 시설에서 내보내는 탈시설화 조치가 가속화되면서 노숙자 신세가 되어 거리를 떠도는 치매 노인의 수도 증가했다. 환자를 퇴소시키는 조치 자체는 좋은 의도에서 비롯됐다. 정신병원에서 지내는 50여 만 명의 환자가 더는 그곳에 머물 필요가 없다는 사실에 많은 사람이 공감했다. 1960년대에 이런 주장을 펼친 사회운동가들은 대중의 마음을 사로잡았고 소수자와 여성의 시민권 운동을 활용하여 환자를 위한 새로운 권리를 주장했다. 시설 보호에 드는 막대한 비용을 계속 염려하던 정부는 지역 공동체가 중심이 되어 이들을 관리한다면 비용 절감이 가능하다고 판단했다. 정신의학계에서는 클로르프로마진과 같은 약물로 정신병을 성공적으로 치료할 수 있게 된 사실에 기뻐했다. 이들 모두가 장기간 병원에서 지내온 정신질환자는 이제 시설에서 내보낼 수 있을 뿐만 아니라 반드시 그래야 한다고 믿었다.

그러나 탈시설화의 실상은 참담했다. 수십만 명의 정신질환자가 시설을 떠나 미국 곳곳의 마을로 향했다. 이들 중에는 병원에서 수십 년을 산 사람도 있었다. 그리고 많은 수가 고령자였다. 직업을 구할 수 있는 기술도 없고, 교육 수준도 매우 낮았다. 돈도 없었다. 가족과는 오래전에 연락이 끊기거나 아예 가족 손으로 버려진 사람들이었다. 조현병, 조울증 같은 병에 시달리던 사람들은 어디로 가야 치료를 받을 수 있는지도 알지 못했다. 그렇게 극심한 정신질환을 안고 거리로 내몰린 것이다.

5장. 어둠을 벗어나 빛이 있는 곳으로

적절한 지원과 치료가 제공되었다면, 많은 환자가 지역사회에서 안전하게 지낼 수 있었을 것이다. 그러나 만성 정신질환자에게 꼭 필요한 지역 단위 정신건강 센터와 이러한 센터로 구성된 탄탄한 네트워크는 전혀 구축되지 않았다. 주거 지원, 취업 훈련, 그밖에 탈시설 조치를 돕기 위해 만들어진 프로그램은 모두 규모가 작았고 지원금도 턱없이 부족했다.

탈시설 운동은 정신병원을 비우는 데는 성공했지만, 방출된 환자들이 존엄성과 안전이 보장되는 삶을 살도록 돕지는 못했다. 안전장치 없는 추락을 자유 의지로 볼 수 없듯이, 치료 없이 중증 정신질환에 시달리며 가난을 견뎌야 하는 삶이 개인의 자율적 선택이라고 볼 수는 없다.**17** 그럼에도 일단 국립 병원에서 퇴출된 환자는, 많은 정치인에게 '눈에서 멀어지면 마음에서도 멀어지는' 대상이 되었다.

탈시설화를 지지하던 사람들은 허약한 노인 환자들과 관련한 정치적 문제에 봉착했다. 정신질환을 앓는 사람들 중에 보행 능력이 있는 성인의 경우, 거리에서 살더라도 스스로 원해서 노숙자가 된 것으로 볼 수 있다. 이들의 자유를 누가 제한할 수 있단 말인가? 문제는 걷고, 말하고, 혼자서 밥을 챙겨먹을 능력이 없는 노인을 시설에서 방출하는 일이었다. 자칫 굉장히 나쁜 인상을 줄 수도 있었다. 당국이 할머니를 공원 벤치에 살도록 내버려두는 것은 보기에 상당히 좋지 않은 일이었다. 그러니 전부 길거리로 쫓아내는 대신 일부는 요양원으로 보내야 했다.

요양원은 19세기에 처음 등장한 후 20세기 들어 숫자가 점점 늘어났다. 제 기능을 다하는 곳도 있었지만, 찾으려고만 하면 얼마든

치매에 관한 새로운 생각

지 찾을 수 있을 만큼 문제가 산적한 곳도 많았다. 하지만 정신병원에 살던 수십만 명의 환자가 요양원으로 옮겨지기 전까지는 굳이 문제를 찾으려는 사람은 없었다. 정신의학계의 대표들, 정부기관 모두 일단 정신병원에서 내보내기로 결정한 환자들이 병원 문 밖으로 나가기만 한다면, 그 이후의 일에는 관심을 두지 않았다. 정신의학계는 환자들을 내보낸 후 시설을 새로 말끔하게 단장해 그동안 시달렸던 지저분한 스캔들을 씻어내기에 바빴다. 주정부는 국립 병원에 들어가던 비용을 규제 수준도 낮고 비용도 덜 드는 요양원으로 돌릴 수 있다는 사실에 흡족해했다. 게다가 연방정부까지 이러한 변화를 지원했으니, 더 없이 만족스러운 일이었다. 요양원 운영자들도 이같은 변화를 환영했다. 활성화 정도가 아닌, 사업이 어마어마한 규모로 확장될 수 있는 변화였다. 1960년대에 요양원 이용자 수는 두 배로 증가했다.[18] 1980년대에 이르자 요양원에서 지내는 인구는 정신병원 환자의 10배가 됐다.[19] 치매를 앓는 노인들이 한 시설을 떠나 다른 시설로 이동한 것이다.

정책상 대대적인 변동이 이루어질 때, 이상적인 사회라면 그 변화에 영향을 받는 사람들에게 무엇을 원하는지, 어떤 것을 선호하는지 의견을 물을 것이다. 그러나 당시 이 정책 변동은 그런 이상적 방식과 거리가 먼, 다급하고 가혹한 방식으로 이루어졌다. "어떻게 지내세요. 무엇을 해드리면 도움이 될까요. 직접 말할 수 없으면 저희가 잘 살펴볼게요. 그리고 도움이 될 만한 것들을 찾아서 제공해드리고, 정말로 나아지는 데 도움이 되는지도 검사해볼게요." 치매 환자에게 이렇게 이야기하는 사람은 아무도 없었다. 의지와 상관없이

5장. 어둠을 벗어나 빛이 있는 곳으로

한 시설에서 또 다른 시설로 옮겨진 치매 노인들의 의견은 사라졌다. 정신병원에서 수십 년을 머문 사람들도 많았고, 그중에는 병원을 떠나고 싶었던 환자도 있었을 것이다. 또는 치매가 너무 많이 진행된 상태라 환경이 바뀐 사실조차 알아차리지 못한 사람도 있었으리라. 어느 쪽이든, 중요한 건 누구도 환자들의 의사를 묻지 않았다는 사실이다.

1980년에 요양원의 역사와 문제점에 관한 뛰어난 연구 결과를 발표한 브루스 블라덱Bruce Vladeck은, 연방 입법기관이 1965년부터 메디케이드와 메디케어 기금을 끌어모으기 전에 요양원을 더 자세히 파악해야 했으나 그런 일에 거의 관심을 두지 않았다고 주장했다.[20] 요양원은 연방 법률이 연달아 마련되고 그 법률을 토대로 복지 사업이 시작되기 전부터 늘어나기 시작했다. 1954년에 개정된 '힐 버튼법Hill-Burton Act'에 따라 요양원 건립 기금도 대폭 증가했다.[21] 단 몇 년만에 약 10,000곳이 새로 지어져 40만 명 이상을 수용하게 되었고, 비용도 그만큼 어마어마한 규모로 늘어났다. 메디케어와 메디케이드가 시행되기 5년 '전'에 이미 요양원에 지급된 대금은 10배로 증가한 상태였다. 1963년에 의회의 한 분과위원회는 여러 요양시설에서 확인된 수용 불가능한 수준의 여건에 관한 보고서를 준비했다.[22] 문제가 적발된 요양원은 규모, 수용 환자의 수, 관리 수준이나 품질이 제각각이었다. 방이 여러 개 있는 일반 가정집에서 부부가 운영하는 소규모 시설도 많았다. 허가 요건도 최소 수준이어서 소방 설비나 접근성이 용이한 비상구가 제대로 마련되지 않은 곳이 많아 거동이 불편한 노인들에게 재난은 애초부터 예정된 것이나 다름없었다. 식

치매에 관한 새로운 생각

품 관리도 허술했고, 차마 입에 댈 수 없는 음식을 제공하거나 먹을 것이 부족하거나 심지어 몸에 해로운 음식을 주는 곳도 있었다. 이러한 상황에서도 요양원은 한때 정신병원이 안고 있던, 치매 노인을 비롯해 돌보는 이 없는 가난한 노인들을 돌보는 부담을 짊어지는 곳이 되었다.

점차 고령화되는 미국 인구를 돌보는 일에 엄청난 비용이 들 거라는 점을 우려한 의회는 제한 요건을 마련했다. 메디케이드로 장기 요양비용을 지급하되, 그 대상을 저소득층으로 제한했다. 고령자는 수입 규모와 무관하게 보장 대상으로 보되, 요양시설에 단기간 머물 때만 비용을 부담하기로 했다. 병원에서 퇴원할 수는 있지만 아직 집으로 돌아갈 만큼 충분히 회복되지 않은 노인 대부분이 그 대상이 되었다. 미국 사회보장국은 메디케이드 시행 첫해에 요양원에 단기간 머무는 노년층에게 지급되는 비용을 2,500만~5,000만 달러로 추정했다. 이 정책은 어디서부터 잘못됐을까?

한마디로 전부 다 몽땅 잘못됐다고 봐야 한다. 실제 시행 첫해에 발생한 비용은 추정 금액의 10배에 달하는 2억 7,500만 달러였다.[23] 사회보장국은 엄격해진 새로운 기준을 충족하는 요양원이 별로 없어 보험 가입자가 이용할 수 있는 시설도 그만큼 적다고 판단했다. 하지만 틀렸다! 새로운 요건이 적용되면 병상이 줄어들 것을 염려한 다른 연방 기관의 관료들이 이 기준에서 쏙 빠져나갈 큼직한 구멍을 만들었기 때문이다. 기준을 충족하지 못했지만 크게 벗어나지는 않고, 앞으로 개선하겠다는 의사를 적극적으로 밝힌 시설을 "실질적 준수" 시설이라는, 의미가 흡사 고무줄처럼 늘어날 수 있는 유형으로 분류한 것이다. 규정에 명시된 기준을 창의적으로 해석한 덕분에, 병상이 부족할 뻔했던 문제는 마술봉이라도 휘두른 것처럼 단번에 사라졌다. 기준에 맞는 시설의 숫자만 보고 비용을 제한할 수 있다고 예상한 것은 큰 오산이었다. 현실과 영 거리가 먼 생각이었다. 골대 간격이 얼마나 넓은지 메디케이드로 지원금을 '받지 않기가' 더 어려운 지경이었다.

또한 행정기관은 메디케이드로 요양시설 이용비가 지급되면 환자들이 비용이 더 많이 드는 병원에서 비용이 덜 드는 요양원으로 옮기는 변화가 가속화되어 전체적인 의료보건비를 줄일 수 있으리라고 봤는데, 이 역시 틀린 생각이었다. 이런 판단을 뒷받침할 만한 근거도 전혀 없었다. 실제로는 오히려 정반대의 상황이 벌어졌다. 병원에서 지내던 모든 노인 환자가 집으로 가기 전 요양시설을 들렀는데, 당장 들어갈 시설이 없으면 자리가 날 때까지 값비싼 급성환자 치료 시설에서, 즉 병원에서 오래오래 기다렸다. 부담 비용이 치솟은 건 말할 것도 없다.[24]

마지막으로 규제 당국이 내다보지 못한 것은 지원 요건을 충족하는 요양시설이 충격적일 만큼 부패했다는 점이다. 1970년대에 터져 나온 요양시설 스캔들에는 리무진, 요트, 비자금, 뇌물을 비롯한 온갖 비리 요소가 등장한다. 기운 없고 치매를 앓는 노인들이 누구도 원치 않는 존재로 버림받지는 않았지만, 따뜻한 관심과 관리를 받고 안전한 곳에서 머물러야 할 만한 대상으로 여겨지지는 않았다.

1970년대에 어디 돈 나올 구석이 없나 하고 헤매던 도둑이라면

치매에 관한 새로운 생각

어떻게 했을지 상상해보자. 하늘을 뱅뱅 돌며 호시탐탐 먹이를 찾는 독수리처럼 기웃대던 이 도둑은 사고 능력이 명료하지 않거나 기억력이 떨어진 데다 관리기관에 직접 신고할 능력도 없는 수천 명을 발견한다. 무엇보다 군침이 흐를 만한 부분은, 이 수천 명의 주머니가 두둑한 연방정부의 돈 주머니와 곧장 연결되어 있다는 것이다. 이 도둑에게 힘 빠진 노인들은 살집이 통통하게 올라 얼른 삼키고 싶은 먹이로밖에 보이지 않는다. 이들을 와락 덮치기로 작정한 도둑은 영리를 목적으로 운영되는 요양시설을 준비하고 문을 연다.[25]

1969년부터 1975년까지 뉴욕에서 요양시설 운영자들이 사취한 메디케이드 기금은 4,200만 달러로 추정된다.[26] 돈을 이만큼 훔치려면 머리를 비상하게 굴릴 줄 알아야 한다. 연방정부는 "적절한 비용"에 보험금을 지급하겠다고 동의했으나, "적절한"의 의미를 명확히 규정하지 않았다. 그래서 전혀 실시한 적도 없는 서비스 비용을 청구하거나, 실제 제공한 서비스도 비용을 터무니없이 부풀려 청구하는 시설들이 생겼다. 이들의 창의력은 이 정도로 그치지 않았다. 사기 기술이 예술의 경지에 이를 정도였다. 한 운영자는 6만 달러짜리 르누아르 작품을 개인 소유 목적으로 구입하고는 판매자에게 허위청구서를 받아 요양원에 그보다 훨씬 저렴한 400달러짜리 그림을 걸어두었다.[27] 뇌물수수도 비일비재했다. 물품을 가장 많이 공급하는 지역 업체 서른 곳에서 청구서 금액의 5~33퍼센트에 이르는 뇌물을 매달 챙겼다.[28]

메디케이드 제도는 요양시설 이용자가 매월 25달러의 소소한 "개인 용돈"을 보유할 수 있도록 했는데, 이 역시 이용자가 아닌 시

5장. 어둠을 벗어나 빛이 있는 곳으로

설 관리자의 짭짤한 수익이 되었다. 무장 강도가 '수차례' 급습했다고 요양원 운영자가 직접 신고한 사건도 있었는데, 자세히 들여다보면 웃기지도 않은 시트콤 같은 상황이 드러난다. 강도가 직원이 딱 한 명만 근무하는 야간에만 나타나 현금이 가득 든 시설 금고 쪽은 건드리지도 않고, 시설 이용자의 용돈이 따로 보관되어 있는 금고만 다 털어갔다는 것이다.²⁹ 아이고 저런!

부동산도 정부에 바가지를 씌울 수 있는 매력적인 구실이 되었다. 건물 가치를 엄청나게 부풀려 신고하는 행위는 대출과 감가상각으로 이어졌다. 요양시설은 건물을 직접 소유하는 것보다 임대해서 운영할 경우 더 많은 수익을 올릴 수 있었는데, 이를 노리고 우거진 숲의 나무 그늘에서 자라는 버섯처럼 유령 회사들이 계속해서 생겨났다. 블라텍은 이 시기에 만연한 분위기가 수당은 수당대로 챙기고 훔칠 수 있는 건 뭐든 움켜쥐던 중세시대 군인과 비슷하다고 설명했다.³⁰

당국은 이런 사기꾼들이 운영하는 시설을 찾아내서 문을 닫게 하려고 애썼지만 쉽지 않았다. 한 보고서에 묘사된 내용만 봐도 검사가 법의 심판을 요리조리 피한 범인 때문에 머리를 쥐어뜯는 장면이 선하게 그려진다. 1975년 4월 요양원 운영자인 이 범인에게 장부와 운영 기록을 제출하라는 명령이 담긴 영장이 발부됐다. 영장을 받기 '전'까지 법을 그리 성실하게 지키지 않았던 이 운영자는 영장을 포세이돈의 전지전능한 삼지창처럼 활용하는 요령을 터득했다. 영장을 기각해 달라며 법적 절차를 밟기 시작한 것이다. 요구가 기각되자 상소부에 이어 뉴욕주 상소법원, 연방 지방법원, 연방 순회

치매에 관한 새로운 생각

항소법원으로도 모자라 대법원까지 계속해서 항소장을 제출했고, 2년 6개월간 이 절차를 밟느라 교도소행을 피할 수 있었다. 기록을 보면, 격노한 (그리고 아주 말이 많은) 판사는 다음과 같이 밝혔다. "특별 검사가 제출을 요청한 장부와 운영 기록이 무슨 버뮤다 삼각지대에 휩쓸린 운 나쁜 배도 아니고 아무 이유도 없이 그냥 사라질 수는 없다." 그러나 이 끈질긴 운영자는 항소 절차를 꾸준히 밀고 나갔고 1978년 4월까지 교도소 밖에서 자유롭게 지냈다. 결국 감방에 들어간 그는 몇 개월 후 석방을 요구하는 청원서를 제출했다. 장부는 여전히 제출하지 않았다. 왜 장부가 없는지 그 이유를 말하면 스스로 죄를 인정하게 되므로 밝힐 수 없다는 논리까지 당당하게 내세웠다. 그는 풀려났고, 담당 검사가 느낀 좌절감은 엄청났던 것으로 보인다. 1978년 보고서를 보면, 요양원 운영자는 여전히 장부를 찾고 있는 중이며 교도소로 돌아가거나 벌금을 낸 적도 없다.[31]

여기까지 읽고 메디케이드 제도를 이용하려는 사기꾼들의 최악의 사례를 다 봤다고 생각한다면 오산이다. 이토록 지저분한 사기 수법 중에서도 최악의 영광은 1978년에 유죄 선고를 받은 호츠버그가 차지했다. 뉴욕주 의회 소속 의원이자 무려 윤리위원회에서 위원장직을 맡는 동안 각종 수수료와 대금을 불법으로 챙기고 선거에도 영향력을 행사하려고 했던 인물이다.[32] 이건 아무나 할 수 있는 일이 아니다.

실제로 발생한 비용과 사기 행위로 생긴 비용은 메디케이드와 메디케어에 청구된 엄청난 금액으로 드러났다. 수치심에 부들부들 떨던 정부는 신속하고 맹렬한 복수를 시작했다. 이후 정부가 지급해

5장. 어둠을 벗어나 빛이 있는 곳으로

야 할 돈을 줄이기 위한 여러 과정이 마련되었는데, 가장 악명 높은 조치는 메디케어 수혜자들의 청구를 거부하고 그 결정을 소급 적용한 일이었다. 1968년만 해도 치료 기간 연장으로 발생한 비용을 청구할 경우 거부된 비율이 1.5퍼센트에 불과했으나 보험 청구금액이 치솟자 이 비율도 급속히 증가해 1970년에는 8.2퍼센트에 이르렀다. 정부가 보장해줄 것으로 생각하고 이미 써버린 수천 달러의 간호 비용은 고스란히 가족들의 부담이 되었다. 막대한 치료비 청구서를 안고 요양원에서 나와 아무데도 갈 곳 없는 노인들도 있었다.[33]

진창이 되어버린 이 사태는 변화를 이끄는 동력이 되었다. 정부가 노년층을 바라보는 시각이 바뀌기 시작한 것이다. 이런 점에서는 사기꾼들에게 고마워해야 할는지도 모른다. 대중은 여러 계기로 치매에 관심을 갖게 되었는데, 가장 지대한 공헌을 한 요인은 요양시설에서 터져 나온 스캔들이었다. 보건정책을 책임지는 사람들 눈에 마침내 지역사회의 취약한 노인들이 들어왔고, 그들 중 상당수가 치매 환자라는 사실도 알려졌다. 이러한 노인 환자들에게 들어가는 비용이 엄청나다는 현실도 드러났다. 하지만 도둑과 권리를 남용하는 자들을 어느 정도 줄일 수는 있지만 완전히 없앨 수는 없다. 게다가 감시감독을 아무리 강화해도 정부 입장에서 노년층은 돈이 상당히 많이 드는 국민이었다. 대체 이들을 어떻게 해야 할까?

이 시점에서 우리는 관리와 치료를 둘러싼 다양한 문제에 봉착하게 된다. 의사들은 치료될 가능성이 없으니 굳이 치료를 시도할 필요가 없다고 이야기한다. 이런 노인들에게 필요한 것은 관리가 "유일"하다는 것이다. 치매 환자가 정신병원 대신 요양원으로 보내질

치매에 관한 새로운 생각

경우, 가장 적은 비용으로 "관찰보호" 방식의 관리가 제공되어야 한다. 그런데 여기서 말하는 '관리'가 건물을 지키는 관리인이 하는 일처럼 여겨질 수 있고, 실제로 그런 일이 벌어졌다. 의료계는 치료 가능한 범위에서 벗어나는 환자에게는 별 관심을 갖지 않는 습성이 있다. 불치병에서는 연구해볼 만한 주제도 별로 찾을 수 없고, 커리어를 키우려는 야망에 전혀 도움도 되지 않는다고 여긴다. 병을 치료하면 영광과 큰돈을 모두 거머쥘 수 있지만, 환자 관리는 시시하고 한도 끝도 없으며 과학적이지도 않고 굳이 애써야 할 가치가 없는 일로 여겨진다. 이러한 이분법적 사고가 낳은 결과는 지금까지도 남아 있다. 얻은 것도 있을 수 있겠지만, 아직까지는 없는 것 같다.

1970년대에 메디케어와 메디케이드 제도가 확고히 자리를 잡은 후부터 미국에서 치매를 앓는 노인 환자는 더 이상 투명인간 취급을 받지 않게 되었다. 이들을 이용하려는 사냥꾼들과 보험료를 내는 국민들에게 각각 돈다발로, 청구서로 확연히 눈에 띄는 존재가 되었다. 치매 환자가 세상의 관심을 받게 된 이 즈음부터 과학이 새롭게 발전하고 과학 정책도 발전하면서 가망 있는 해결책도 등장하기 시작했다.

요양시설의 대대적인 실패가 이 시기에 미국 노인 전체를 바라보는 시각을 변화시킨 유일한 계기는 아니었다. 노년기에 접어드는 인구가 늘어나고 이에 따라 노인학 분야의 성장이 촉진된 것 역시 태도 변화에 중요한 영향을 주었다.[34] 제2차 세계대전 이후 의학 연구에도 거대한 동력이 붙었다. 린든 존슨Lyndon Johnson 상원의원과 트루먼 대통령이 재임 당시에 심장발작을 겪자 입법기관 전체가 깜짝 놀라 그 문제에 주목했다. 연방 기금의 의학 연구 지원이 급물살을 타기 시작했고, 이는 20세기 하반기에 수립된 미국의 대표적인 '핵심 정책' 중 하나가 되었다.

그러나 치매 연구에는 암이나 심장질환 연구에서는 발생하지 않았던 문제가 있었다. 수많은 의사를 포함하여 많은 사람이 치매를 치명적인 질병으로 보지 않은 것이다(오늘날도 여전하지만, 당시에는 이런 시각이 문제가 된다고 여겨지지도 않았다). 의사들은 치매를 일부 사람들이 생애 후반기에 겪는 불분명한 문제이자 나이가 들면서 운 나쁘게 생기는 일 정도로 여겼다. 개별 질환으로 구분하지도 않았다. 치매 환자가 사망하는 것은 다른 이유로 건강이 악화되었기 때문이라고 보았다. 폐렴이나 고관절 골절, 그밖에 노년기에 생기는 합병증이 이들이 숨을 거두는 원인이라고 보았고, 따라서 치매는 그리 중요한 문제로 여기지 않았다. 치매 연구는 여전히 거의 이루어지지 않았다. 정신의학 분야 학술지에 글 몇 편이 게재되긴 했으나 극히 드물었다.[35]

치매는 1970년대에 과학계에서 재발견되었다. 세포까지 눈으로 확인할 수 있는 전자현미경의 등장은 놀라운 결과를 낳았다. 뇌질환에 관한 생물학적 연구도 활성화됐다. 내 모교인 브롱크스의 앨버트 아인슈타인 의과대학도 새롭게 치매 연구를 시작한 중심기관 중 한 곳이었다. 신경학과 학과장이던 사울 코리Saul Korey는 젊은 병리학자 밥 테리Bob Terry를 포함한 열정 넘치는 과학자들을 모집했고, 전자현미경을 이용한 정교한 이미지가 신경병리학 연구에 더 큰 발전을 가

치매에 관한 새로운 생각

져올 것으로 확신했다.[36] 코리와 테리가 이끄는 연구 팀은 지금껏 답을 찾지 못한 문제를 해결하기 위해 각자의 전문 지식을 하나로 모았다. 신경학 교과서를 처음부터 살펴보던 두 사람은 알파벳 순서 상 거의 첫 부분에 나와 있는 알츠하이머병을 발견했다. 두 사람이 아는 범위에서 이 병을 해결하러 나선 연구자는 없었고, 그런 사실에 둘은 큰 매력을 느꼈다.[37] 1900년대 초 솔로몬 풀러와 다른 학자들의 연구로 플라크와 엉킨 신경섬유 다발이 중년기 성인에서 치매가 조기 발병한 경우에만 발견되는 것은 아니라는 사실이 확인되었지만, 이 결과는 사실상 거의 잊힌 상황이었다. 1960년대 표준 교과서에 알츠하이머병은 40대부터 60대 성인에서 발생하는 희귀한 질병으로, 노인들에게 흔히 발생하는 치매와는 크게 다른 병으로 묘사되었다. 과학계에서 후미진 구석과도 같은 영역으로 남아 있었지만, 이제 변화가 찾아온 것이다. 테리는 알츠하이머병에 관한 "가벼운 조사"를 명목으로 작은 규모의 지원금을 받은 적이 있었다. 자신이 받은 돈이 미국 국립보건원에서 알츠하이머병 연구에는 처음으로 제공한 연구비라는 사실도 나중에야 깨달았다.

전자현미경의 등장으로 이전까지 눈으로 확인할 수 없었던 미세한 세포 구조까지 다 볼 수 있게 되었고, 구조와 기능에 관한 까다롭고 매력적인 의문이 하나둘 풀리기 시작했다. 테리는 사상 최초로 아밀로이드 플라크의 조성을 밝혀냈다. 이후 엉킨 신경원섬유의 구조에 관한 논쟁이 활발히 이어졌고, 마이클 키드Michael Kidd가 이중나선 구조라는 사실을 밝혀냈다.[38] 앨버트 아인슈타인 의과대학의 치매 연구팀도 계속 성장했다. 1957년에는 로버트 카츠만Robert Katzman

5장. 어둠을 벗어나 빛이 있는 곳으로

이 신경학과 교수진에 합류했다. 카츠만이 신경학과 학과장을 맡고, 테리는 병리학과를 이끌었다. 두 학자의 패기와 열정이 합쳐졌고, 피터 데이비스Peter Davies, 레온 탈Leon Thal을 포함한 재능 넘치는 학자들이 연구팀의 일원이 되었다.[39]

이 연구팀은 1970년대 앨버트 아인슈타인 의대를 신나게 연구할 수 있는 장소로 만들었다. 이제는 저명한 신경과학자로 널리 알려진 피터 데이비스는 당시에 스코틀랜드 출신의 20대 연구자였다. 그는 내게 밥 테리를 다음과 같이 묘사했다. "활기차고 공격적인 성격이었어요. 사람들이 두려워하는 존재였죠. 굉장히 비판적이었어요. 자신이 생각하기에 극히 사소한 부분이라도 기준에 어긋나면 말도 못할 만큼, '너무나' 날카로운 비판을 쏟아냈습니다."[40]

"젊은 연구자로서 겁을 먹을 만하군요." 나는 이렇게 대답했다.

데이비스는 잠시 멈추었다가 말을 이었다. "음… 그런데 사실 아주 굉장했어요! 저는 그런 비판이 전부 건설적이라는 사실을 깨달았지요. 상대방을 깨부수려는 게 아니라, 자기 생각을 철저히 방어하려고 그렇게 비판하는 것이라는 사실을요. 나만의 관점이 있다면, 스스로 방어할 수 있어야 하잖아요. 과학자라면 그래야 하죠! 그리고 그 관점을 뒷받침할 수 있는 데이터도 있어야 하고요. '무슨' 연구를 하고 있는지, 그래서 무슨 주장을 펼치고 싶은지 스스로 잘 알아야 한다는 의미예요."

그로부터 수십 년이 흘러 한 회의장에서 테리와 만난 데이비스는 아인슈타인 의대에서 함께했던 시절이 두 사람 모두에게 인생에서 가장 활기찬 시절이었다는 이야기를 나누었다고 전했다. 온몸에

치매에 관한 새로운 생각

짜릿한 전류가 흐르고, 중대한 의문을 해결해줄 답이 손에 잡힐 듯 말 듯 가까이 다가왔던 시절이었다. 나는 데이비스의 열띤 설명을 들으며 훌륭한 과학자들에게서 뚜렷하게 나타나는, 지식을 찾는 과정에 대한 사랑과 과학 그 자체에 대한 애정을 모두 느낄 수 있었다.

샘솟는 에너지와 새로운 발견, 최신 과학 지식을 공식적 또는 비공식적으로 서로 교환할 수 있는 환경에서 연구팀은 더욱 활약했다. 이들이 활기를 불어넣은 영역이 과학계로 한정되지도 않았다. 카츠만은 시민운동가로서의 재능을 발견하고 과학의 정치적 측면에 관심을 기울이기 시작했다. 1976년 학술지 〈신경학 기록Archives of Neurology〉에 실린 사설은 그가 큰 명성을 얻는 계기가 되었다. 이 글에서 카츠만은 치매 환자 수가 어마어마한 수준임을 지적했고, 다가오는 수십 년 동안 노인 인구 증가와 함께 치매 환자의 규모도 더 늘어날 것으로 전망했다.[41] 또한 알츠하이머병을 중년기에 이른 성인에서 발생하는 희귀한 치매의 한 형태로 보는 견해가 일반적이던 그 시대에, 임상 전문가와 병리학자 어느 쪽도 나이가 더 어린 환자들에게서 나타나는 알츠하이머병과 60대 이상인 환자들에게서 나타나는 알츠하이머형 치매의 차이를 구분할 수 있는 기준을 찾지 못했다고 밝혔다. (풀러는 이미 수십 년 전에 두 질병의 유사성을 관찰했다.) 뇌의 병리학적 특징, 환자에게서 나타나는 증상은 동일했다. 카츠만은 젊은층과 노년층에서 발생한 환자를 모두 합하면 치매가 미국인 사망 원인 중 4번째 또는 5번째를 차지할 것이라 추정하면서, 치매를 희귀한 병으로 보기 힘들다고 설명했다.[42] 카츠만의 글은 과학에 관한 것이 아닌, 치매의 정의를 바꿔놓은 글이었다. 의사들이 치매를 볼

5장. 어둠을 벗어나 빛이 있는 곳으로

때 이전까지 제대로 보지 못했던 부분까지 봐야만 한다고 밝힌 글이었다. 카츠만은 의사들이 치매를 노년층에서 발생하는 광범위하고 치명적인 질환이자 공중보건의 측면에서 중대한 해결 과제로 보기를 원했다. 그의 이러한 견해는 전체적인 판도를 바꾸어놓았다.

학술지에 선동적인 글을 발표하는 것으로 만족할 수 없었던 카츠만은 관련 연구에 필요한 자금을 더욱 끌어모으기 위해 노력했다. 먼저 연방정부를 들들 볶았다. 대중이 정부에 거세게 항의하도록 하는 것, 즉 민주주의의 특징을 잘 활용하는 것이 그가 택한 방식이었다. 이를 위해 가족들, 환자들과 협력했다. 그리고 직접 나서서 치매 환자들이 겪는 고통을 유려하게 묘사하고, 더 많은 자금이 필요하다는 사실을 알렸다. 치매로 배우자를 잃은 사람들이 전하는 메시지에 수류탄과 같은 파괴력이 내포되어 있다는 점도 인지했다. 카츠만이 오랜 세월 성취한 모든 일을 통틀어 스스로 가장 큰 자부심을 느낀 성과는 알츠하이머 협회의 설립을 도운 일이었다.

카츠만이 쌓은 모든 커리어가 아인슈타인 의대에서 이루어진 것은 아니다. 그곳에서는 오랫동안 쌓인 갈등이 터져 나오기 시작했다. 신임 병원장으로 취임한 정신의학자 칼 아이스도르퍼Carl Eisdorfer는 신경학과와 병리학과에서 각각 존경받는 학과장으로 일하던 카츠만, 테리와 함께 세 번째 리더로서 비등한 영광을 누리기를 희망했다. 그러나 카츠만과 테리는 힘을 보태려는 아이스도르퍼의 노력을 거부했다. 두 사람은 자신들이 뛰어나다는 사실을 잘 알고 있었고 대다수 역시 그렇게 생각했는데, 아이스도르퍼의 연구 성과가 자신들과 비견할 만한 수준이라고는 보지 않았다.[43] 카츠만과 테리가

치매에 관한 새로운 생각

싫어한 것이 정신의학이었을까, 아니면 정신의학 연구의 특정 부문이었을까? 아니면 마음에 들지 않는 정신의학자가 있었던 것일까? 그 답은 알 수 없다. 이유가 무엇이건, 두 사람은 자신들이 직접 선택한 사람도 아닌데 왜 함께 일해야 하는지 납득하지 못했다. 아이스도르퍼는 이런 반응에 그대로 응수했다. 카츠만과 테리의 삶을 생지옥으로 만든 것이다. 학과 간에 적절한 협력 관계가 유지되도록 중재가 시도되었으나[44] 아무 소용이 없었다. 1984년에 카츠만과 테리는 짐을 챙겨 샌디에이고의 캘리포니아 대학교로 터전을 옮겼다. 아인슈타인 의대에 남은 동료들은 지금도 두 사람과의 이별을 서글프게 생각한다. 카츠만과 테리가 떠나고 얼마 지나지 않아 아이스도르퍼는 해고 통보를 받았다.[45] 아인슈타인 의대뿐만 아니라 치매 연구라는 새로운 영역 전체에 이렇듯 변화의 바람이 불었다.

다양한 분야에서 분 변화의 바람 덕분에 치매는 전면에 드러나 각광받게 되었다. 치매 환자의 관리 비용이 크게 늘어났고, 그 비용은 국가 정책의제의 맨 앞과 중심에 놓였다. 과학의 발전 덕분에 10년 전까지는 생각지도 못했던 방식으로 치매를 연구할 수 있게 되었다. 열정 넘치고 능력도 갖춘 시민운동가들은 이에 발맞춰 꼭 필요한 마지막 압력을 가하기 위해 워싱턴 DC로 모여들었다.

5장. 어둠을 벗어나 빛이 있는 곳으로

6 장

공주와 대통령:
치매의 재브랜드화

Dementia
Reimagined

| Princesses and Presidents: Dementia Rebranded |

우리 할머니가 플로렌스 마호니 Florence Mahoney를 보셨다면 꼭 권총 같다고 하셨으리라. 1899년 인디애나주 먼시에서 태어난 플로렌스는 그 시대에 젊은 여성들이 대부분 택한 평범한 삶을 거부했고, 국가 정책에 강력한 영향력을 발휘했다. 10대 시절에 아버지의 소망을 저버리고 캐나다 서스캐처원의 무스 조로 간 마호니는 그곳 YWCA에서 첫 직장을 얻었다. 그녀의 일은 춤과 다양한 신체 활동을 가르치는 것이었다. 자신도 아직 어린 소녀였지만, 마호니는 지역 소녀들을 이끌고 시위에도 참여했고, 이들의 민첩성을 키우기 위한 활동도 주도했다. 반항성과 꾸준한 끈기를 동시에 지닌 마호니는 103세에 세상을 떠날 때까지 운동이 건강에 얼마나 이로운지 알리는 일을 멈추지 않았다.

마호니와 절친한 친구였던 메리 래스커Mary Lasker는 수십 년간 워싱턴의 정치인들, 그밖에 의사결정권을 가진 사람들을 강하게 압박하고 국립보건원에 강렬한 흔적을 남겼다. 암과 노화에 따른 질병 연구에도 깊은 영향을 주었다. 린든 존슨 대통령의 보좌관이던 잭 발렌티Jack Valenti는 다음과 같은 주장을 펼치기도 했다. "대통령께 메리 래스커와 플로렌스 마호니가 뵙기를 원한다고 전할 때마다 낮은 소리로 불평이 터져 나왔다. '오, 세상에, 두 여성분께서 나라를 무너뜨릴 생각인가 본데.' 그 두 사람은 대통령께 원하는 걸 대부분 다 얻어냈다."[1]

6장. 공주와 대통령: 치매의 재브랜드화

생기발랄하면서도 품위 있는 면은 래스커와 마호니의 공통점이었지만, 이 두 친구가 타인을 설득하는 방식에는 차이가 있었다. 래스커는 1960년대에 추정된 재산 규모만 8,000만 달러가 넘을 만큼 막대한 부를 보유했다. 이 재산은 강력한 무기가 되어 전략적으로 활용되었다. 가장 눈에 띄는 활용 방식은 남편 앨버트 래스커와 함께 '래스커 상'을 만들어 공중보건 분야에서 중대한 발견을 하거나 공헌한 과학자들에게 수여한 것이다.[2] 수상자는 상당히 두둑한 지원금과 함께 막강한 명성을 얻었다. 래스커 상 수상자가 노벨상을 수상하는 경우가 빈번해지자, 이 상은 곧 다가올 더 큰 성취에 한 발더 가까이 다가서는 발판으로 여겨졌다. 과학자들만 래스커 상을 받은 것은 아니었다. 투표로 선출된 공직자 가운데 건강 관련 서비스를 제공한 사람도 수상자에 이름을 올렸다. 래스커는 한때는 자신을 지지했지만 불화로 오랜 기간 갈등을 겪던 한 상원의원과 하원의원에게도 수상의 영광을 부여하는 기지도 발휘했다. 그 주인공인 리스터 힐Lister Hill 상원의원과 존 포가티John Fogarty 의원은 수상 이후 래스커가 추진하는 프로젝트를 적극적으로 돕기 시작했다.

플로렌스 마호니의 영향력은 이보다는 덜 직접적으로 나타났다. 마호니는 정식으로 과학 교육을 받은 적은 없었다. 경제적 형편은 괜찮은 수준이었지만 메리 래스커와는 비교도 할 수 없었다. 마호니의 배우자는 여러 지역에서 활발히 발행되며 성공을 거둔 〈콕스Cox〉 신문의 발행인인 댄 마호니Dan Mahoney로, 두 사람은 나중에 이혼 절차를 밟았다. 부부와 아들들은 마이애미 해변에 자리한 우아한 집에 살았고, 여름이면 아이다호에 있는 마호니 소유의 목장에서 지냈

치매에 관한 새로운 생각

다. 재키 케네디가 보고 감탄할 만큼 훌륭한 중국 도자기를 수집하기도 했다. 저명한 상을 만들고 기금을 마련하거나 큰 캠페인을 진행할 만큼의 경제력은 없었지만, 마호니도 보유한 재산을 멋지게 활용할 줄 아는 사람이었다. 언론의 힘을 일찍 알아본 학자이기도 했다. 남편과 이혼하고 오랜 시간이 흐른 후에도 마호니는 선출된 공직자들의 뉴스를 신문에서 다루었고, 상당히 호의적인 사설로 유권자들의 생각에 영향을 주었다. 〈마이애미 데일리 뉴스Miami Daily News〉 사설에 긍정적인 내용이 실리면 큰 의미가 있는 일로 여겨졌다. 상원의원인 클라우드 페퍼Claude Pepper도 그러한 내용의 사설에 자주 등장하는 인물이었다.[3]

그러나 언론 활동이 마호니의 주된 무기는 아니었다. 저력이 제대로 발휘된 분야는 당시에는 명칭도 따로 없었던, 인적 관계망이었다. 마호니에게는 상대가 얼마나 유명한 인물이든지 간에 누구와도 편안하게 대화하는 능력이 있었다. 한번은 플로리다의 집 근처 해변을 거닐던 윈스턴 처칠을 발견하고는 살금살금 쫓아가 말을 걸었다. 그리고 기발한 아이디어가 많아서 당시에 자신이 한창 관심을 두고 있던 한 의사 이야기를 꺼내며 어떤 사람 같으냐고 물었다. 처칠이 그 사람은 전형적인 괴짜라고 답하면서 쾌활하게 마호니의 등을 쳤는데 얼마나 세게 쳤는지 바닥에 주저앉을 뻔했다고 한다.[4] 마호니도 지지 않고 처칠의 등을 친근하게 쳤다. 마호니가 다가오지 못하도록 하려면 누구든 단단히 준비해야 했으리라.

마호니의 저력은 1950년에 남편과 이혼하고 워싱턴으로 거처를 옮긴 후에 본격적으로 드러났다. 조지타운의 검소하지만 멋진 타운

하우스에 정착한 마호니는 6~8명이 저녁식사를 함께하는 파티를 열곤 했다. 누가 누구에게 초대받는지가 큰 관심사였던 그 지역에서 마호니가 여는 파티는 가장 초대받고 싶은 자리로 꼽혔다. 파티가 소규모로 열린 것에서 당시 경제가 얼마나 위축됐는지 엿볼 수 있는데, 그래도 파티의 영향력은 상당했다. 마호니는 특정 인물들이 한자리에 모여 가까워질 수 있게끔 구성원을 선정했다. 이렇게 형성된 인맥은 마호니 자신이 원하는 목표에 더 가까워지는 발판이 되었을 뿐만 아니라, 초대받은 사람들에게도 각자 필요한 도움을 얻는 기회가 되었다. 마호니는 민주당 출신 대통령들, 그 영부인들과도 친구처럼 가까이 지냈다. 트루먼, 케네디, 존슨 대통령의 가족들과 비공식적으로 만나 친분을 나누었고, 이들의 재임 시절에는 백악관에서 열린 대규모 국빈 만찬회부터 사적인 가족 모임까지 두루 초대를 받았다.

마호니의 이러한 인맥은 목표를 위해 분투하는 젊은이들에게도 귀중한 기회가 되었다. 존슨 정부 시절에 빈곤 근절을 위해 다양한 사업을 추진한 조 잉글리시Joe English라는 의사가 얻은 큰 행운도 그렇게 찾아왔다.[5] 어느 날 마호니는 자신이 마련한 저녁식사 자리에 시무룩한 얼굴로 나타난 잉글리시로부터 중요한 프로그램을 기획했지만 지원금을 거부당했다는 이야기를 들었다. 잉글리시는 곧 전화 한 통을 걸고 오겠다며 자리를 떠난 마호니의 통화 내용을 들을 수 있었다. "이 젊은 의사분께서 그렇게 좋은 프로그램을 하려고 하는데요, 마침 남편분이 하고 싶다고 한 일과 딱 맞아떨어지지 뭐예요. 지금 행정부에서 추진해야 할 가장 중요한 보건 사업인 것 같은

치매에 관한 새로운 생각

데, 진행이 안 될 수도 있는 상황입니다." 수화기 너머로 마호니와 대화한 사람은 영부인 레이디 버드 존슨Lady Bird Johnson이었고, 마호니는 염려 말라는 영부인의 대답을 잉글리시에게 전해주었다. 다음날 아침, 잉글리시는 대통령 언론 담당 비서관으로부터 전화를 받고 깜짝 놀랐다. 그가 기획한 사업이 존슨 행정부가 공개적으로 추진하는 5대 사업 중 하나로 선정됐다는 소식도 전해졌다. 마호니는 자신이 나서서 해결된 일이라고 굳이 생색을 낼 필요도 없었다. 잉글리시는 평생 동안 마호니의 팬이 되었다. 마호니는 항상 이렇듯 재능 있는 젊은이들을 도울 수 있는 길을 찾으려고 노력했고, 그 목표를 달성할 수 있도록 먹이사슬에서 자신보다 훨씬 더 우위에 있는 사람들과도 금세 친구가 되었다. 일이 성사되더라도 절대 자신의 공으로 생각하지 않았다. 그저 꼭 필요하다고 생각하는 일이 이루어지도록 애쓸 뿐이었다.

마호니는 평생 돈 한 푼 받지 않고 로비스트로 활약하며 보건 정책과 관련된 많은 이슈에 영향력을 발휘했다. 마호니와 메리 래스커는 긴 세월을 함께 일하고 휴가도 함께 다녔다. 두 사람은 하와이를 비롯해 풍경 좋은 곳에서 주변을 감상하며 즐기다가 머릿속에 떠오른 아이디어를 계속 발전시켰다. 하지만 마호니가 추진한 가장 큰 사업이자 다른 어떤 일보다 큰 성과를 가져온 일은 래스커의 도움 없이 이룩했다. 바로 미국 국립노화연구소NIA의 설립이다. 마호니는 이 기관이 탄생할 수 있도록 힘을 불어넣은 인물로 널리 인정받고 있다. 물론 혼자서 이룬 성과는 아니지만, 마호니의 지속적인 노력이 없었다면 NIA는 설립 당시의 모습을 갖출 수도 없었을뿐더러 그

6장. 공주와 대통령: 치매의 재브랜드화

시기에 탄생할 수도 없었을 것이다.

마호니는 국립 아동보건 및 인간발달연구소^{NICHHD} 산하 자문위원회에서 일했다. 공식적으로는 인간의 전 생애에 발생하는 질병을 조사하는 기관이었으나 실제로는 아동 질병을 중점적으로 다루었다. 마호니는 노화와 관련된 연구 지원 신청이 계속 거부된다는 사실을 알고 분노했다. 그리고 시간이 흐를수록 노화에 따른 질환에 초점을 맞춘 연구소가 필요하다고 확신했다. 이런 생각에 동의하는 사람은 별로 없었다. 그동안 수많은 연구소 설립을 지원해온 미국 의과대학협회도 반대 의사를 밝혔다. 그러나 마호니는 꺾이지 않았다. 사람들은 마호니 같은 달변가는 고기 파는 트럭에 달려드는 개도 말로 설득해서 진정시킬 수 있을 거라고 입을 모았다.

당시 마호니는 70대였다. 목표를 이루기 위해 계속 노력했지만 성과는 지지부진했다. 그러다 당시 갓 선출된 상원의원이자 새로 구성된 노화 분과위원회 의장이었던 토머스 이글턴$^{Thomas\ Eagleton}$이 자신을 도와줄 적임자라고 판단하고는, 저녁 식사 파티에 이글턴을 초대해 연구소 설립 법안의 발기인이 되어달라고 요청했다. 그도 평생 마호니의 협력자가 되었다. 법안은 1972년 상하원에서 모두 통과한 후, 최종 재가를 받기 위해 닉슨 대통령의 손으로 넘어갔다.

그러나 NIA의 탄생 과정은 그리 수월하지 않았다. 예산 부족 문제에 시달리던 닉슨 대통령은 그렇지 않아도 NIH 산하 연구소가 계속 늘어나는 상황에서 또 하나를 더해야 한다는 의견을 수용하지 않았다. 결국 그는 연구소 설립에 관한 법안을 반려했다. 보건·교육·복지 차관보를 맡은 멀린 K. 듀발$^{Merlin\ K.\ DuVal}$도 다음과 같은 주장을 펼

치매에 관한 새로운 생각

치며 반대 의사를 밝혔다. "청년기 또는 중년기에 발생하는 똑같은 병을 분리해서 따로 연구해야 한다는 주장은 근거가 빈약하다. 그렇게 되면 암처럼 여러 연령군에서 발생할 수 있는 질병을 연구소 두 곳 이상이 중복해서 연구하는 사태를 피할 수 없을 것이다."[6] 하원 본회의에서 이 문제를 토론하던 아이오와 공화당 소속 H. R. 그로스[H. R. Gross] 의원은 투표에서 법안에 반대한다는 쪽에 한 표를 행사한 후 다음과 같은 취지로 장광설을 늘어놓았다. "내 판단으로는, 세월이 흐르면 늙는다는 결론을 들으려고 수백 만 달러를 들일 필요는 없을 것 같다."[7]

다들 힘 있는 사람들이었지만, 자신들이 노화라는 더욱 강력한 힘과 맞서려는 것임은 알지 못했다. NIA 설립에 관한 법안은 1973년에 다시 상하원에서 통과되어 닉슨 대통령에게로 전달되었으나 대통령은 거부 의사를 밝혔다. 국회의원들, 당시 규모가 점점 커져 가던 과학자, 시민 단체들로 구성된 연합체, 그리고 마호니는 계속해서 승인을 요구했다. 1974년, 법안은 또다시 입법부에서 통과됐다. 불과 몇 개월 후면 대통령 임기가 끝나는 시점이었다. 더 큰 목표가 기다리고 있는 만큼 또 거부해서 괜한 힘을 낭비하지 말자고 결심한 닉슨은 마침내 법안에 서명했다. 그리하여 1974년 5월, 마침내 NIA는 생명을 얻었다. 마호니가 해낸 것이다.

새롭게 설립될 연구소에 운영자가 필요했다. NIH는 과학 연구에 지원금을 제공하는 기관이므로 과학계 연구자가 1순위로 거론됐다. 하지만 근사해 보이는 이 자리는 자격 요건을 갖춘 사람들이 보기에는 단점이 있었다. 행정 업무라는 막중한 부담을 떠안으면 연구소에 붙어 있을 시간이 없다는, 이미 잘 알려진 사실이었다. 과학자들은 그런 변화를 원치 않았다. 스탠퍼드 대학교의 저명한 연구자 한 사람은 물망에 올랐다가 NIH 지원금으로 얻은 성과로 나온 수익을 탈취하려 했다는 혐의로 지저분한 소송에 휘말리는 바람에 제외됐다.[8] 연구소장을 찾기 위한 노력이 위태롭게 이어지던 중, 노년층을 옹호하는 내용으로 큰 인기를 얻은 책을 쓴 로버트 버틀러[Robert Butler]가 새로운 후보로 떠올랐다.

연구보다는 임상에 더 매진해온 버틀러는 NIH 산하 연구소를 이끌 만한 대표로 보통 거론되는 후보들과는 여러모로 거리가 먼 인물이었다. 국립정신건강연구소[NIMH] 설립 초기에 정신의학자로 커리어를 쌓기 시작한 그는 그곳에서 자격 취득에 필요한 훈련 중 일부를 완료했다. NIMH를 떠난 후에는 계속 환자들과 만나 임상 기술을 갈고닦았다. 연구소에서 하는 연구는 해본 적이 없었다. 그가 개발한 가장 유명한 혁신은 '생애 회상'으로, 이는 노인이 생애 전반에 걸쳐 일어난 사건들을 회상하면서 의미와 삶의 지속성을 재확인하는 과정이다. 임상사회사업 분야에서는 지금도 널리 활용되고 있지만, 당시 NIH가 대체로 관심을 갖던 자연과학 연구에는 해당되지 않았다. 그러나 버틀러는 그밖에도 다양한 기술을 보유한 사람이었고 노인들과 친근하게 지낼 줄 아는 특별한 면모도 갖추었다. 요양시설이 더 나은 관리를 제공해야 한다는 운동에 참여했고, 요양원 지하실에서 주간 프로그램도 진행했다. "침대나 의자에 꼼짝없이 붙어서 지내야 하는 사람들이 다른 사람들과 두루 만날 수 있는 기회를 누릴 수 있도록" 돕는 프로그램이었다.[9] 버틀러는 워싱턴에 살면서

치매에 관한 새로운 생각

의학적 전문지식에 정치적 운동을 접목시키려고 애썼다. 악명 높은 1968년 시카고 민주당 전당대회에도 대표자 중 한 명으로 참여하여 시위대와 경찰의 충돌 상황을 직접 지켜보았다. 자신이 형성한 사회적 관계망이 점점 확장되고 영향력이 커지자, 이를 활용하여 보다 광범위한 정책 변화를 이끌어낼 방법도 찾았다. 사회 문제에 참여하는 공공 지식인이 된 것이다.

버틀러의 아이디어는 지면을 통해 자주 소개되었다. 학술지뿐만 아니라 독자층이 넓은 대중매체에도 그의 글이 실렸다. 1969년에는 '연령 차별주의ageism'라는 표현을 만들고 "피부색과 성별에서 비롯된 인종 차별과 성 차별처럼 나이가 많다는 이유로 노인에 대한 조직적인 고정관념을 형성하고 차별하는 것"을 의미한다고 정의했다.[10] 노인의 권리를 보호해야 한다는 목소리와 소수자의 권리를 지켜야 한다는 목소리 사이에 명확한 연결고리를 만들고 개별적으로 이루어지던 두 가지 운동이 결합되어야 한다는 요구를 충족시킨 단어였다. 언론인 칼 번스타인Carl Bernstein이 〈워싱턴포스트〉에 쓴 글에서 버틀러가 만든 이 표현을 인용했다. 이 단어는 나중에 《옥스퍼드 영어사전》에도 포함됐다.[11]

버틀러가 창의력 때문에 유명세를 치른 것도 사실이다. 그러나 친구들 중에 저명한 언론인이 많은 것은 그에게 결코 손해가 되지 않았다. 흑인으로서는 최초로 〈워싱턴포스트〉 편집국에 합류한 로버트 C. 메이나드Robert C. Maynard도 버틀러의 절친한 친구였다. 같은 동네에 사는 이웃지간이라 달리기도 함께하고 학생들 가르치는 일도 함께했으며, 메이나드는 버틀러의 집에서 결혼식을 치르기도 했다.[12] 버틀러는 메이나드를 통해 유명 언론인들과 자연스레 어울려 지냈다. 과학자, 정부 관료와도 인맥을 쌓았다. 이 폭넓은 관계망은 사교적이고 활기가 넘치는 버틀러가 대중 앞에 나설 수 있는 플랫폼을 구축할 때 큰 도움이 되었다.

이 모든 이유로, 버틀러는 1976년에 퓰리처상 논픽션 부문을 수상한 저서 《왜 살아남아야 하는가?: 미국에서 늙는다는 것Why Survive?: Being Old in America》을 발표한 당시에,[13] 과학계와 정부, 언론계 인사들이 서로 얽히고설킨 워싱턴의 권력 집단에서 이미 잘 알려진 인물이었다. 출간 이후 그가 쓴 책과 그에 관한 이야기가 곳곳에서 들리기 시작했다. 그는 이 책을 통해 현실에서 그리고 국가 정책에서 나이든다는 사실 자체가 필요한 수준보다 훨씬 더 끔찍하게 여겨진다는 사실에 강한 분노를 표출했다. 이런 견해에 깊은 인상을 받은 독자들 중에는 플로렌스 마호니도 있었다.

마호니와 친분을 쌓은 것은 버틀러에게 굉장히 좋은 일이 되었다. 그가 연구소를 이끌 적임자라고 판단한 마호니는 자신의 생각을 어디에서 어떻게 밝혀야 하는지 잘 알고 있었다. 여러 인맥을 통해 마호니가 언급한 버틀러의 이름은 NIH에 새로 부임한 원장 도널드 S. 프레드릭슨Donald S. Fredrickson 박사와 연구위원회 대표 로널드 W. 라몬트 하버스Ronald W. Lamont-Havers의 귀로 곧장 들어갔다.[14] 두 사람 모두 마호니가 NIA 설립 기금을 마련하기까지 어떤 역할을 했는지 잘 알고 있었다. 그리하여 버틀러는 NIA의 연구소장으로 지명됐다.

그러나 NIA와 버틀러가 넘어야 할 산은 아직 남아 있었다. 반대를 무릅쓰고 설립했지만 NIA의 존재에 반대하는 의견이 다 사라진

치매에 관한 새로운 생각

것은 아니었고, NIH 산하 자매기관들은 새로 태어난 기관과 기꺼이 자원을 나누려고 하지 않았다. NIA에 최초 할당된 예산은 NIH 전체 예산의 1퍼센트에 불과했다. 2,000만 달러에도 못 미치는 금액이었다.[15] 설립에 반대한 사람들이 지적한 것처럼 이미 다른 연구소에서 심장질환, 정신질환, 암을 비롯해 노년층에서 발생하는 여러 질병을 조사하고 있었다. 버틀러는 NIA의 존립을 위해 사람들에게 확신을 불어넣는 동시에 그러한 활동에 필요한 자금을 마련해야 했다. NIH 에서 이미 진행 중인 연구와 겹치는 주제를 제시하거나 경쟁하는 방식으로는 절대로 지원금을 받을 수 없었다. NIA는 흡사 원형감옥에 갇힌 것과 같은 처지가 되었다. 예산을 늘리려면 기관의 가치를 높여야 하고, 가치를 높이려면 돈이 더 필요한 상황이었다. 노인들에게 초점을 맞춘 특별한 연구 주제가 필요했다. 연방정부에 새로운 지원금을 요청할 수 있을 정도로 중요하면서도 아직 아무도 손대지 않은, 그런 주제여야 했다.

힘든 과제였지만, 버틀러에게는 훌륭한 무기가 있었다. 나중에 알츠하이머병 연구의 아버지로 이름을 알리게 된 자벤 카차투리 안Zaven Khachaturian이었다. 당시에 아직 어린 나이였던 카차투리안은 NIH로 오기 전 여러 영역에서 두루 활동했다.[16] 굵고 걸걸한 목소리에 독특한 억양이 뚜렷하게 드러나지만 정확히 어느 지역인지 집어내기는 힘든 말투가 특징인 그는 무슨 말을 하건 명석함이 드러났다. 알고 보니 여러 지역 출신이라고 해도 과언이 아닌 사람이었다. 시리아 알레포에 살던 아르메니아인 가정에서 태어난 카차투리안은 아르메니아 집단학살이 일어난 시기에 비슷한 처지에 놓인 무수한

6장. 공주와 대통령: 치매의 재브랜드화

사람들과 마찬가지로 살던 곳에서 쫓겨났다. 이 집단학살로 제1차 세계대전이 막바지에 이를 무렵 오스만 제국이 150만 명에 달하는 아르메니아인의 목숨을 빼앗은 것으로 추정된다. 카차투리안의 가족은 1차 대전이 끝나고 2차 대전이 시작되기 전까지 시리아의 프랑스 통치 지역에 머물러 있다가 대학살로 살 곳이 사라져 레바논 베이루트로 향했다. 카차투리안은 그곳에서 고등학교를 졸업했고, 예일 대학으로부터 입학 허가를 받아 미국으로 건너갔다. 시리아 난민인 데다 베이루트에서 사는 동안 생긴 독특한 말투, 미국인들에게는 그저 웃기기만 한 이름을 가진 그로서는 결코 쉽게 얻은 성취가 아니었다. 예일의 선택은 탁월했다. 카차투리안은 지칠 줄 모르고 학업에 몰두했다. 그리스 철학부터 시작해 생물학, 화학 그리고 학습과 기억에 관한 탐구를 이어갔다. 케이스 웨스턴 리저브 대학교에서 신경생리학으로 박사 학위를 취득한 후 컬럼비아 대학교에서 박사후 과정을 마치고 피츠버그 대학교에서 연구 교수로 일했다. 1970년대에는 공공정책에도 관심을 갖기 시작했다. 힘든 시간을 거치는 동안 그는 연구 지원금을 확보하는 일이 얼마나 어려운지 충분히 체감했고, 연구 과제와 연구 지원 자금에 관한 결정은 누가 하는지 알아보기로 했다.

피츠버그 대학교에서 일하는 교수는 개설 강좌를 들을 수 있었다. 카차투리안도 이 기회를 활용하여 입법 역사와 연방 예산과 관련한 과정, "공공 정책에 관한 여러 핵심 내용들"을 공부했다.[17] 그러다 더 괜찮은 학습 기회를 알게 됐다. NIH에서 공공정책에 관한 1년짜리 훈련 프로그램을 새로 시작했다는 정보를 입수한 것이다.

치매에 관한 새로운 생각

카차투리안은 워싱턴으로 향했다. 참가자마다 멘토가 한 명씩 정해졌고 다양한 기관으로 배정됐다. 교육 참가자는 이 기관에서 3주, 저 기관에서 한 달, 이런 식으로 여러 기관을 옮겨 다니면서 누가 어떻게, 어떤 결정을 내리는지 직접 볼 수 있었다. 카차투리안은 당시 보건교육복지부 장관인 조셉 칼리파노Joseph Califano의 일을 도왔다. 공중보건과 관련한 대부분의 법률을 놓고 통과 여부를 결정하는 국회 분과위원회에서도 일했다. 제안서가 의사결정 담당자에게로 어떻게 전달되는지, 정부의 각 체계마다 누가 의사결정을 하는지, 긍정적인 결정을 이끌어내는 요소는 무엇인지도 배웠다. 보건정책을 배우러 온 윌리 서튼Willie Sutton(미국의 유명한 은행 강도로, 왜 은행을 털었느냐는 질문에 "돈이 거기에 있으니까"라고 답해 화제가 됐다.-역주)이 된 기분이었다. 그가 정부에 관해 연구하려는 이유는 거기에 돈이 있기 때문이었다. 카차투리안은 연방 자금이 연구자의 손에 들어가기까지의 전 과정을 완벽히 파악했다. 그리고 필요한 데이터를 모두 축적해 그 험난한 과정을 거쳐 시작되는 연구 사업의 방향이 될 전략을 세웠다.

카차투리안이 NIH의 공공정책 훈련 프로그램을 통해 근무한 기관 중 한 곳이 갓 설립된 NIA와 로버트 버틀러의 사무실이었다. 두 사람은 기술과 일에 접근하는 방식이 잘 맞았고, 목표도 일치했다. 버틀러는 뛰어난 실력을 갖춘 임상의로서 수많은 노년층의 삶을 개선하고픈 열망을 품은 사람이었다. 노화에 관한 대중의 생각을 변화시키고, 견실한 연구 사업을 추진하여 NIA가 살아남도록 힘을 보태는 것이 그의 소망이었다. 카차투리안은 새롭게 쌓은 지식을 활용해서 필요한 자금을 확보하고 싶었고, 자신이 무엇을 해낼 수 있는지 확인해보고 싶었다. 그러려면 임상에서 벌어지는 인상적인 이야기를 제시하며 정부와 과학이라는 바퀴가 돌아가도록 해줄 사람이 필요했다. 이 둘이 각자 품은 계획이 교차한 지점이 바로 알츠하이머병이었다. 버틀러는 카차투리안에게 뇌의 노화와 알츠하이머병에 관한 연구 사업을 추진할 수 있도록 전략적인 계획을 세워보라고 요청했고, 카차투리안이 갖고 온 결과물이 마음에 들었다. 그는 카차투리안을 NIA의 식구로 채용하고 그 전략을 실행하도록 했다.

이제 모든 조각이 모여 하나의 그림이 완성됐다. 우수한 학자들이 모여 알츠하이머병의 신경병리학적 특징을 연구하고 지금껏 풀리지 않았던 수수께끼의 놀라운 실마리를 찾아냈다. 새로 설립된 국립 연구소, NIA의 연구소장이 찾고자 한 것은 노화와 관련된 중요한 질병 가운데 아직 충분히 연구되지 않은 것, 그래서 연구 사업을 수립할 수 있는 질병이었다. 전략에 있어서는 뒤지지 않는 NIH의 훌륭한 과학자들도 바로 그런 연구 사업을 찾고 있었다. 그런데 거의 완성된 이 그림에 한 조각이 빠져 있었다. 연구 사업에 필요한 자금을 원활히 확보하는 데 엔진이 되어줄, 아주 중요한 요소였다. 알츠하이머병을 이대로 두면 안 된다고 정부에 조치를 요구하는 대중의 목소리가 필요했다. 알츠하이머병 협회가 이 마지막 조각이 되었고, 모든 구성요소 가운데 가장 강력한 힘을 발휘했다. 치매가 집중 조명을 받고 세상에 드러난 에너지가 바로 그곳에서 생겨났다.

알츠하이머병 협회는 코끼리에 버금갈 만큼 긴 임신 기간을 거쳐 탄생했다. NIA의 건립을 도왔던 인물들 가운데 상당수가 이 협회

치매에 관한 새로운 생각

의 탄생에도 일조했다. 로버트 카츠만은 1974년에 이미 소비자 단체에서 얻을 수 있는 이점을 숙고했다.[18] 그가 1976년에 발표한 사설에 깊은 인상을 받은 로버트 버틀러는 NIH에서 알츠하이머병에 관한 토론회가 열릴 수 있도록 지원했다. 이 자리에서 버틀러와 카츠만 그리고 다른 참석자들은 공공 시민단체의 필요성에 관해 생각을 나누었다. 카츠만이 단체 설립에 대한 아이디어를 발전시켰고, 1978년 12월에 뉴욕에서 변호사로 활동하던 로니 울린Lonnie Wollin이 자원하고 나서서 알츠하이머병 협회를 세우고 비영리단체로 전환했다.

플로렌스 마호니는 타고난 저력을 십분 발휘하여 NIA의 설립을 반대하는 사람들이 지쳐 나가떨어질 때까지 이 연구소의 필요성을 주지시키며 탄생을 도왔다. NIA가 마침내 문을 열고 운영되기 시작한 후에도 그러한 노력은 멈추지 않았다. 마호니 덕분에 원장 자리에 오른 로버트 버틀러도 그 노력의 결과였다. 마호니는 버틀러에게 시카고에서 한 포장업체를 운영하는 재력 있는 사업가 제롬 스톤Jerome Stone을 만나보라고 말했다.[19] 스톤의 아내 에블린은 1970년에 알츠하이머병 진단을 받았다. 당시에 스톤은 아내에게 대체 무슨 일이 일어났는지 알아내기가 너무나 어렵다는 사실을 깨닫고 깜짝 놀랐다. 가족 주치의는 에블린이 "살짝 우울증을 앓는 것 같다"고 했다. "애정을 갖고 잘 보살펴주면 다 괜찮아질 겁니다. 자녀가 다 커서 집을 떠나고 나면 여성들에게 흔히… 있는 일이에요."[20] 가족들에게는 이런 권고가 전해졌다. 스톤은 알츠하이머병에 관해 알려진 것이 너무 적고, 아내를 도울 수 있는 방법도 거의 없는 현실에 절망

6장. 공주와 대통령: 치매의 재브랜드화

했다. 마호니는 시민단체의 리더로 스톤이 적합하다고 판단했다. 충분한 동기도 있고 능력과 재력도 갖춘 인물인 데다 인맥도 넓었다. 마호니는 이번에도 특유의 섬세한 감각과 능숙하고 탁월한 솜씨를 제대로 발휘했다. 자신이 판단하기에 알맞은 방향과 상대방이 이전부터 늘 원해왔던 방향이 일치한다는 사실을 상대가 직접 알아차릴 수 있도록 길을 열어주는 그 능력을 발휘한 것이다. 마호니는 제롬 스톤에게 알츠하이머병을 위해 힘쓰는 미국 최초의 가족 시민운동가로 활동하는 것이 그가 찾던 길임을 보여주었다.

　1979년 3월, 로버트 테리Robert Terry는 "알츠하이머병을 위해 헌신하는 단체"라는 명칭으로 새로이 구성된 위원회에 스톤을 초청했다.[21] 단체는 꾸려졌지만 운영 자금도 없고 사무실도 없다는 점을 아쉽게 생각한 테리는 스톤이 도움을 주었으면 하는 바람이었다. 5월에는 카츠만이 이미 위원회에 합류하기로 결심한 스톤에게 서신을 보냈다.[22] 서신에서 카츠만은 알츠하이머병 환자와 가족들에게 제공할 수 있는 교육과 지원을 비롯해, 새로 설립될 협회에 적합하다고 생각되는 목표를 제시했다. 그러면서도 "협회의 주된 목표는 … 알츠하이머병과 관련 질병에 관한 연구를 지원하는 것이어야 하며, 이는 과학자의 연구를 직접 지원하는 방식과 국립보건원의 예산이 알츠하이머병에 더 많이 쓰일 수 있도록 어떤 식으로든 촉구하는 방식으로 모두 진행되어야 한다"는 점을 분명히 밝혔다.[23] (이 다양한 목표와 협회 구성원들이 각각의 목표에 대해 느끼는 중대성의 차이가 이후 갈등의 씨앗이 된다. 이 갈등은 쉬이 사라지지 않아 오늘날까지도 이어지고 있다.) 1979년 9월에는 치매에 관심 있는 여러 단체 대표가 미네소타에 모여 전국적인 협회를

치매에 관한 새로운 생각

꾸리면 어떤 장점이 있는지 논의했다.[24] 이들은 버틀러의 지원으로 NIH에서 두 번째 토론회를 가졌고, 이 자리에는 스톤 등 다른 관계자들도 참석하여 전국 규모의 협회가 꾸려질 경우 어떤 목표가 필요한지 의견을 밝혔다. 향후 꾸려질 협회의 명칭은 '알츠하이머병과 관련 질환 협회ADRDA'로 정해졌다.

여기까지 진행되는 동안 플로렌스 마호니의 노력도 계속됐다. 하원 세출위원회에서 일할 때 알게 된 신인 로비스트, 닉 카바로치 Nick Cavarocchi의 연락처를 스톤에게 건넨 사람도 마호니였다. 개개인의 동기를 날카롭게 꿰뚫을 줄 아는 마호니는 카바로치에게 스톤을 도우면 그가 시작하려는 사업이 더 순조롭게 흘러갈 것이라고 귀띔했다.[25] 1979년 12월, 시카고에 자리한 스톤 소유의 회사 사무실에서 ADRDA의 첫 번째 공식 회의가 열렸다. 각 지역과 전국에서 이름난 산업계 인사들, 자선사업가, 위원들과 더불어 카바로치의 파트너이자 상원 세출위원회에서 일한 경력이 있는 전직 공무원 도미닉 루시오Dominic Ruscio도 참석했다. 루시오는 "집집마다 부엌 식탁에 둘러앉아 견해를 나누어온" 알츠하이머 환자 관련 시민단체들과도 협력한 경험이 있었다. 그러한 단체들은 늘 지역구 출신 국회의원을 꼭 만나고 싶어 했다. 그런데 루시오는 ADRDA가 공식 의제를 정하기에 앞서 일할 직원과 사무실을 구할 자금이 필요하다는 사실을 간파했다. 그것도 상당한 금액, 족히 5만 달러는 필요한 상황이었다. 그러자 위원회 구성원들이 각자의 지갑을 열었고 초기 자금이 금세 마련됐다. 이 과정을 지켜본 루시오는 깜짝 놀랐다. 로비스트로 이제 막 활동하기 시작한 그로서는 처음 보는 광경이었기 때문이다.

스톤은 차분하게 공식 의제를 정하는 단계로 진행을 이어갔다.²⁶

협회는 시간을 허투루 쓰지 않았다. 마호니의 정책에 따라 최상층부터 공략했다. 1980년 7월, 협회는 NIA 설립 법안을 지지했던 토머스 이글턴 상원의원과 손을 잡았다. 이글턴은 알츠하이머병에 관한 의회 청문회를 열어 스톤과 버틀러, 그 외 관계자들이 증언할 수 있는 기회를 마련했다. 지금으로서는 믿기 힘든 일이지만, 당시에는 엘리트 과학자들과 관련 시민운동가가 아닌 일반인들에게 알츠하이머병은 거의 한 번도 들어본 적 없는 생소한 병이었다. 그만큼 경계의 눈초리도 심했으며, 사람들을 이끌 가이드도 필요했다. 한 청문회에서는 '알츠-하이-머' 또는 '치-매'와 같이 병명을 어떻게 읽는지 안내한 종이까지 등장할 정도였다.²⁷ 그야말로 미지의 영역을 개척하는 청문회였다.

ADRDA는 전국 단위로 알츠하이머병이 노화로 어쩔 수 없이 발생하는 결과가 아닌 특정한 질병임을 강조하면서 의사결정자들을 교육하는 까다로운 과제를 맡았다. 지역별로도 작은 단체들이 속속 생겨나 상부 단체와 협력했다. 1980년대 말 뉴욕에는 전국 사무소와 20개 지부가 자리를 잡았다. ADRDA는 느슨한 연맹과 같은 형태가 되었다. 각 지역 지부가 알츠하이머병 환자를 돌보는 가족들을 지원하는 일에 중점을 둔 활동을 조직했다. (초창기에 발행된 소식지에는 "집회란 무엇일까요?"라는 제목과 함께 알츠하이머병 환자 가족들이 한자리에 모여 환자를 돌보면서 맞닥뜨리는 여러 문제를 함께 이야기해보자고 독려하는 내용이 실렸다.)²⁸ 인터넷이 없던 시절이라 정보가 많지 않았으므로 ADRDA는 환자와 환자 가족들을 위한 정보를 담은 소책자도 만들었다.

치매에 관한 새로운 생각

이처럼 한창 탄력을 받아 조직이 성장하던 시기였지만, 대중의 관심이 사상 처음으로 알츠하이머병에 일제히 쏠리는 일이 생기자 ADRDA도 기겁했다. 1980년 10월 23일에 유명 칼럼 '디어 애비Dear Abby'에는 "절망에 빠진 뉴욕 시민"이라는 사람이 보낸 편지가 소개됐다.29 '디어 애비'는 애비 랜더스Abby Landers와 앤 랜더스Ann Landers 두 일란성쌍둥이가(실제 이름은 폴린 에스더 "포포" 필립스Pauline Esther "Popo" Philips와 폴린 "에피" 레더러Pauline "Eppie" Lederer) 독자들에게 건네는 다양한 조언을 담은 글로, "전 세계 사람들이 가장 많이 읽고 인용하는 두 여성의 글"로 알려졌다.30 스스로를 "절망에 빠진 사람"이라고 밝힌 발신인은 지난 2년간 남편에게 벌어진 당황스러운 변화를 전했다. 겨우 쉰 살인 남편이 기억력과 전반적인 기능이 극심히 저하되어 직장을 잃었다는 내용이었다. 아내는 남편만 집에 두고 외출도 마음대로 할 수가 없었다. 여러 병원을 찾아간 후에야 알츠하이머병이라는 진단을 받았다. "여러분은 알츠하이머병을 들어본 적이 있으신가요? 정말 기댈 곳이 없어요. 저와 같은 문제를 안고 있는 분들은 어떻게 이겨내셨나요?" 편지를 받은 애비는 장외 홈런을 친 야구선수라고 해도 될 법한 놀라운 일을 해냈다. NIH에 직접 편지를 써서 알츠하이머병에 관한 정보를 달라고 요청한 것이다. 그리고 "절망에 빠진 사람"에게 최근 이 질병과 관련하여 여러 단체가 꾸려졌으며, 그곳에서 도움과 정보를 얻을 수 있다고 간략히 소개했다. 특히 애비는 봉투에 자신의 주소와 이름을 써서 뉴욕시 로어 브로드웨이에 있는 ADRDA로 편지를 보내라고 말했다.

'디어 애비' 칼럼에서 짤막하게 소개된 이 사연으로 ADRDA는

6장. 공주와 대통령: 치매의 재브랜드화

몹시 허둥대야 했다. "절망에 빠진 사람"의 편지가 소개되고 단 몇 주 만에 3만 5,000여 명이 알츠하이머병에 관한 정보가 필요하다고 문의를 해온 것이다. 제작해둔 소책자도 순식간에 동이 나 NIA까지 동원해 추가 발행해야 했다. 알츠하이머병은 이제 더 이상 이름 모를 질병이 아니었다. 전국 방방곡곡에서 자신이나 사랑하는 이들에게서 나타난 불길한 증상을 감지한 사람들이 더 자세한 정보를 찾았다. '디어 애비'는 알츠하이머병을 대중의 인식이 닿는 곳으로 끌어냈다. 한 가지 안타깝게도, 애비와 이 병의 인연은 여기서 끝나지 않았다. 딸을 조수로 삼아 초안을 대신 쓰도록 하면서 칼럼을 이어가던 애비는 2002년에 결국 딸에게 '디어 애비'라는 필명을 포함한 칼럼 전체와 거기서 시작된 미디어 사업체를 모두 넘겼다. 애비 역시 알츠하이머병 진단을 받았기 때문이다.[31]

갑자기 쏟아진 관심에 혼쭐이 빠졌지만 잘 견뎌낸 ADRDA는 더욱 강력하고 두드러지는 조직체로 성장했다. 무급으로 활약한 로비스트 마호니와 유급 로비스트로 함께 동참한 카바로치, 루시오가 각자의 능력을 발휘하고 맡은 역할을 성공적으로 해낸 덕분에 국회의원은 물론 알츠하이머병에 관해 잘 아는 사람들, 이 병과 맞서 이길 수 있도록 도움을 주려는 사람들로 구성된 지지자 명단이 어마어마하게 늘었다. 이들이 택한 방식은 창의적인 동시에 효과적이었다. 카바로치와 루시오는 당시 국회의원 중 여성의 비율이 낮고 대다수가 나이 많은 남성이며 제2차 세계대전 참전용사가 많다는 사실을 인지했다. 그렇다면 아름다운 여성이 이야기하는 것만큼 효과적인 설득 방법이 또 있을까? 이 같은 전략을 활용한다면, 2차 대전 당시

치매에 관한 새로운 생각

모든 군인의 마음을 사로잡은 배우 리타 헤이워스Rita Hayworth만한 적임자가 또 있을까? 협회는 1982년부터 리타 헤이워스의 딸 야스민 아가 칸 공주Princess Yasmin Aga Khan에게 접촉해 국회에서 알츠하이머병에 관해 증언을 해 달라고 요청했다.

헤이워스는 안타깝게도 당시 유명인사들 가운데 처음으로 알츠하이머병 진단을 받았다. 그 시대를 살았던 수많은 치매 환자들과 마찬가지로, 헤이워스 역시 증상이 나타났지만 제대로 인지되지 않았다(지금도 너무나 많은 사람이 같은 상황에 놓여 있다). 인지기능이 저하되고 변덕스러운 행동이 늘고 기억력이 악화됐지만 다 알코올중독 탓으로 여겨졌고 그만큼 이미지도 실추됐다. 딸은 어머니의 명성을 되찾고 어머니를 비롯한 다른 환자들을 도울 길을 찾고 있었다. 야스민 아가 칸 공주는 어머니를 빼닮은 미모의 여성이었다. "[국회] 의원들 대다수가 60대, 70대, 80대지만, 다들 '리타 헤이워스와 내가 이렇게까지 가까워질 수 있는 기회라니!'라고 생각할 것이다." 도미닉 루시오는 이렇게 설명했다.[32] 공주가 증언을 한 날, 방청석은 꽉 들어찼다. 그 자리에서 공주가 전한 메시지는 감동적이었고 큰 효과를 가져왔다. 청문회는 대성공이었다. 알츠하이머병에 관한 지식, 그리고 이 병을 파헤치기 위한 연구 기금은 이후 계속해서 늘어났다.

1984년 2월에 카바로치와 루시오가 공동 작성하여 협회에 제출한 보고서를 보면, 그때 거둔 승리가 얼마나 흥분되는 일이었는지 생생하게 느낄 수 있다. 서두에는 보건복지부 장관 마거릿 헤클러 Margaret Heckler가 알츠하이머병을 두고 "일정 부분에서는 재난과도 같

6장. 공주와 대통령: 치매의 재브랜드화

은 질병"이라고 밝힌 말이 인용됐다. 장관이 상원 노화 분과위원회에서 개최한 어느 청문회에 참석하여 남긴 말이었다. 이 청문회에서 헤클러 장관은 진술을 마치기 전 매우 기쁜 소식도 전했다. 알츠하이머병 연구를 위한 연방정부의 지원금을 그해 50퍼센트 가까이 늘리기로 했다는 소식이었다.[33]

헤클러의 이 기분 좋은 통지는 계속해서 착착 쌓여가던 훌륭한 성과들이 이룩한 정점이었다. 한 해 동안 알츠하이머병에 관한 청문회만 12회가 열리는, 전례 없던 기록을 세운 것도 그러한 성과들 중 하나였다. 이 모든 과정을 중심에서 진두지휘한 루시오 자신도 놀라워했다. 그는 국회 문을 힘겹게 밀고 들어가 의원들을 상대로 알츠하이머병에 관해 하나하나 이야기했던 것처럼, 이 병의 영향이 직접적으로 발생한 사람들도 계속 만났다. "하워드 메첸바움Howard Metzenbaum 상원의원의 사무실 직원과 이야기를 나누러 갔을 때의 일입니다. 제가 알츠하이머병이 무엇인지 설명을 해야 하는데, 딱 세 마디를 하니 그 직원이 그러더군요. '알고 있어요. 제 남편이 그 병에 걸렸거든요.' 그래서 저는 '오 저런, 유감입니다'라고 말했습니다. 그러자 직원은 이렇게 이야기했어요. '네, 그리고 저뿐만 아니라 의원님도 알고 계세요. 법대 시절 룸메이트가 알츠하이머병이라고 합니다.'"

얼마 후 루시오는 국회 예산위원회의 영향력 있는 구성원으로 알려진 메첸바움 의원과 직접 만났다. 의원은 기대했던 것보다 훨씬 더 확실한 지원을 약속했다. 알츠하이머병 연구에 필요한 지원금을 촉구하는 일에 기꺼이 동참하겠다는 뜻과 더불어 "다른 건 필요 없

치매에 관한 새로운 생각

습니까? 우리가 할 수 있는 일이라면 뭐든지 좋습니다"라는 말도 덧붙였다. 상원의원이 로비스트에게 더 도와줄 일이 없느냐고 묻는데 없다고 답하는 사람이 있을까. 루시오는 재빨리 머리를 굴려 아이디어를 짜내고 카츠만과도 간단히 대화를 나눈 후, 미국 전역에서 운영되는 여러 연구기관에 다분야 연구센터가 마련되어야 하며, 이를 위해서는 자금이 필요하다고 답했다.

세출 법안은 이미 위원회의 손을 떠난 상태였다. 그러나 국회 일에 통달한 의원답게, 메첸바움은 기존 법안을 개정해서 창의적으로, 동시에 효과적으로 활용할 수 있는 방법을 알아냈다. 그는 알츠하이머 연구센터 설립 비용을 추가해 달라는 내용을 개별 개정안의 형태로 제출했다. 범위가 더 넓은 세출 법안과 함께 처리되도록 한 것으로, 제대로 성사된다면 이 개정안이 추가된 것이 전체 법안 통과에도 더 유리하게 작용할 터였다. 메첸바움 의원 사무실은 상원 전체를 대상으로 지지를 요청했고, 개정안은 통과됐다. 알츠하이머병 연구센터에 필요한 자금을 확보한 중대한 첫걸음이었다. "아마 못 믿으시겠지만 말입니다!" 루시오는 법안 통과 즉시 카츠만에게 전화를 걸어 기쁜 소식을 전했다. 카츠만과 나머지 동료들은 전투를 준비하는 심정으로 NIH 전체가 회람할 수 있게 방대한 제안서 초안을 마련했다. 하늘에서 뚝 떨어진 것처럼 갑자기 성사된 알츠하이머병 연구센터가 무사히 탄생할 수 있도록 지원을 요청하는 내용이 담긴 제안서였다.

이들만 애를 쓴 것은 아니다. 도미닉 루시오가 "내부 실력자"라고 칭하던 자벤 카차투리안도 힘을 보탰다.[34] NIA는 알츠하이머병

6장. 공주와 대통령: 치매의 재브랜드화

만 중점적으로 다루어야 한다고 보는 시각도 있었다. NIA가 '국립 알츠하이머 연구소'로 발전하는 것을 못마땅하게 여기는 사람들도 있었다. 카차투리안은 NIA와 NIH 안팎에서 협상을 벌였다. 세출 절차를 거쳐 최종적으로 연구비가 과학자들 손에 들어가기까지, 그 복잡하고 힘겨운 과정은 성공적으로 마무리되었고, 설립 지원금과 센터가 확보됐다.

1980년대 전반에 걸쳐 알츠하이머병은 화젯거리가 되었고 대중의 눈에 띄는 병이 되었다. 1981년에 낸시 메이스Nancy Mace와 피터 라빈스Peter Rabins가 알츠하이머병 환자 가족들의 삶을 상세히 밝힌 책《하루 36시간The 36-Hour Day》은 출간 후 폭발적인 인기를 얻었다. 이제 사람들은 알츠하이머병 협회가 제작한 얇은 안내책자 하나에만 매달려 있을 필요가 없었다.**35** 6쇄까지 나온 이 책은 알츠하이머병에 시달리는 사람들에게 최고의 자습서가 되었다. 1982년까지 〈뉴욕타임스〉, 〈워싱턴포스트〉, 〈레이디스 홈 저널〉, '굿모닝 아메리카' 등 많은 언론에서 알츠하이머병을 중요한 뉴스로 다뤘다. 그리고 1983년, 레이건 대통령은 '국가 알츠하이머병 인식의 달'을 처음으로 선포했다. 배우 조앤 우드워드Joanne Woodward가 알츠하이머병에 걸린 여성을 연기하고 배우 리처드 킬리Richard Kiley가 그런 아내를 사랑하는 남편 역으로 출연한 텔레비전 드라마 '사랑을 기억하나요'도 제작됐다.

그러던 중, 청천벽력 같은 일이 생겼다. 1994년 11월 5일, 미국의 전 대통령인 로널드 레이건이 편지로 자신이 받은 진단 결과를 공개

치매에 관한 새로운 생각

한 것이다. 그가 또박또박 직접 쓴 편지는 친근하고 솔직했다.

국민 여러분께,

얼마 전, 저는 수백만 명의 미국인이 앓고 있는 알츠하이머병에 걸렸다는 진단을 받았습니다.

이 소식을 접하고, 아내와 저는 그냥 국민의 한 사람으로서 개인적인 일로 둘 것인지, 공개적으로 알릴 것인지 고심했습니다.

과거에 제 아내는 유방암을 앓았고 저도 암 수술을 받은 적이 있습니다. 그 일들을 통해, 우리가 그런 상황을 공개하는 것이 국민들의 인식 제고에 도움이 된다는 사실을 깨달았습니다. 우리가 겪은 일이 더 많은 사람으로 하여금 검사를 받아보도록 이끄는 계기가 된 것이 기뻤습니다. 조기에 병을 발견해 치료를 받아 평범한 삶, 건강한 삶을 되찾은 분들이 있었습니다.

그래서 우리는 이번 일도 여러분과 공유하는 것이 중요하다고 생각했습니다. 우리 부부는 이 결정이 알츠하이머병에 관한 인식을 드높이기를 진심으로 희망합니다. 이미 이 병을 앓는 환자들, 환자 가족들이 알츠하이머병을 더 명확히 이해할 수 있는 계기도 될 수 있으리라 생각합니다.

현재 저는 건강합니다. 남은 생애에는 지금까지 늘 그랬던 것처럼, 저를 이 땅에 태어나게 하신 하나님께서 바라는 일을 하고자 합니다. 사랑하는 아내 낸시 그리고 가족들과 계속해서 삶의 여정을 함께할 것입니다. 야외활동도 힘껏 즐기고, 친구들과 도와주신

6장. 공주와 대통령: 치매의 재브랜드화

분들과도 연락하면서 지낼 예정입니다.

안타깝게도 알츠하이머병이 진행되면 환자의 가족이 큰 부담을 짊어져야만 하는 경우가 많습니다. 저는 무엇이 됐건, 아내가 그런 고통스러운 일을 겪지 않도록 도울 방법이 생기기를 바랄 뿐입니다. 그때가 오면, 아내는 여러분의 도움에 힘을 얻어 믿음과 용기로 맞설 것이라 확신합니다.

마지막으로, 제가 여러분의 대통령으로 일할 수 있는 큰 영광을 주신 국민 여러분께 감사드립니다. 신께서 저를 다시 데려가시는 날, 언제가 될지는 알 수 없지만 그날이 오면 저는 이 나라를 향한 저의 깊은 사랑을 안고, 영원히 변치 않을 미국의 밝은 미래를 기대하며 떠날 수 있을 것 같습니다.

이제 저는 제 인생의 석양이 지는 곳을 향해 여정을 시작합니다. 미국에는 늘 저만치 먼 곳에 환한 새벽빛이 기다리고 있음을 잘 알고 있습니다.

감사합니다, 나의 친구들이여.[36]

편지가 공개되자마자 연민과 슬픔, 존경의 마음이 쏟아졌다. 레이건의 집에는 응원과 지지의 내용이 담긴 편지가 줄줄이 도착했다. 레이건의 정책에 맹렬히 반대했던 사람들도 알츠하이머병 진단을 받은 뒤 그가 보인 위엄과 용기를 인정했다. 편지가 발표된 날 대규모 정치행사에 참석 중이던 빌 클린턴 대통령은 레이건의 "낙관주의와 정신"을 칭송하고, 행사에 모인 사람들에게 "필요하면 그를 도와주고 그가 건강히 지내기를 함께 기원하자"고 요청했다.[37] 얼마

치매에 관한 새로운 생각

지나지 않아, 레이건이 대통령직을 맡고 있을 때 인지기능의 저하가 시작됐을 수도 있다는 추측이 제기됐다. 기자들을 포함하여 기억력이 나빠진 것 같은 징후를 느꼈다는 사람들도 나타났다. 기자회견에서 레이건의 말하는 패턴이 시간이 갈수록 점점 단순해졌다고 밝힌 연구 결과도 발표됐다.[38] 그러나 이런 내용들로는 8년도 더 전에 끝난 임기 시절에 실제로 그가 치매의 진단 기준을 충족할 만큼 인지기능이 저하된 상태였는지 여부를 판단할 수 없었다. 레이건 부부는 이후로도 계속해서 알츠하이머병의 인식을 높이기 위한 노력을 이어갔다. '로널드·낸시 레이건 연구소'도 설립했다. 낸시 레이건과 딸 모린 레이건Maureen Reagan 모두 평생 동안 알츠하이머병 연구를 지원했다.

알츠하이머병은 세상에 모습을 드러냈다. 레이건의 발표 후 전 세계 어디든 뉴스를 볼 수 있는 사람이라면 이 병에 관해 못 들어본 사람을 찾기가 힘든 상황이 되었다. 1970년대 초만 하더라도 알츠하이머병은 어떻게 읽는지 따로 알려줘야 할 정도로 이름조차 생경한 병이었고 과연 병이라고 해야 하는지 의심하는 사람도 있었다. 그저 나이가 들면서 발생하는 불운하고 불가피한 결과로 여겨졌다. 1976년에 NIH가 알츠하이머병에 할당한 지원금은 다른 주요 질병에 책정된 연구 자금과 비교하면 보잘것없는 수준인 380만 달러에 불과했다. 21세기로 접어들 무렵에는 알츠하이머병과 관련 치매에 NIH가 할당한 한 해 지원금이 4억 달러를 넘어섰다. 약 100배는 증가한 셈이다. 이러한 변화는 미국 전역의 과학자들이 치매 환자의 뇌 기능이 어떻게 악화되는지, 이 병을 막거나 촉진할 수 있는 요소

6장. 공주와 대통령: 치매의 재브랜드화

는 무엇인지 파헤칠 수 있는 여건이 마련된 것으로 해석할 수 있다. 알츠하이머병은 이처럼 확 늘어난 자금의 물살을 타고 아예 생소하고 거의 알려지지 않은 병에서 일상적으로 거론되는 병이 되었다. 알츠하이머병 협회의 영리한 마케팅과 로비 활동은 이 성공에 한몫했다.[39]

　　알츠하이머병을 알리려고 노력한 시민운동이 성공을 거둘 수 있었던 바탕에는 치매가 나이 들면 어쩔 수 없이 생기는 일이 아닌 하나의 질병이라는 주장이 큰 역할을 했다. "대중은 노화의 기본적인 생물학적 특징으로 '고통'이 따른다고는 생각지 않으며, 대부분 노화 자체도 되돌릴 수 없다고 믿는다." 로버트 버틀러는 이렇게 설명했다.[40] 나이 들면서 나타날 것으로 예상되는 변화와 치매를 구분하기 어렵다고 반대 주장을 펼친 사람도 많았다. 사실 나이가 들면서 인지기능이 자연스럽게 저하되는 것과 치매를 항상 명확히 구분할 수 있는 것은 아니다. 진단 기준이 비슷해서 발생하는 이러한 문제는 다른 여러 질병에서도 나타난다. 예를 들어 신장 기능도 나이가 들면 떨어진다. 자연스러운 기능 저하가 질병의 수준으로 바뀌는 정확한 기점을 찾기란 쉽지 않다.

　　이 문제를 둘러싼 논쟁은 상당히 뜨겁게 이어졌다. 카츠만은 다음과 같이 강력한 입장을 고수했다. "나는 수년 동안 사람들에게 알츠하이머병은 '질병'이며, 흔히 불리는 것처럼 '노망'이나 '노인성 치매'가 아니라고 설득해왔다."[41] 제스 밸린저Jesse Ballenger, 마거릿 로크 Margaret Lock를 포함한 많은 사람이 일반적인 노화와 치매의 차이점에

치매에 관한 새로운 생각

관한 논쟁에 관한 통찰력이 담긴 글을 발표했다.[42]

버틀러는 노화 과정에 관한 연구로는 NIA가 성공적으로 입지를 마련할 수 없다고 믿었다. 너무나 많은 사람이 나이를 먹고 그에 따라 발생하는 영향은 피할 수 없는 일이라고 생각했고, 그러니 이겨 내야 한다는 오해도 너무 깊었다. 따라서 버틀러는 특정 질병에 관한 연구가 필요하다는 주장을 펼칠 필요가 있었다. 공중보건에 실질적인 영향을 주고, NIH의 다른 연구소가 이미 진행 중인 연구들과는 겹치지 않는 질병이어야 했다. 알츠하이머병은 이런 조건에 완벽히 들어맞았다. 버틀러는 알츠하이머병 연구를 NIA의 번창을 위한 플랫폼으로 보았다. 알츠하이머병에 관한 대중의 관심을 끌어모으는 시민운동을 돕는 것은 이러한 계획에도 딱 맞는 일이었다.

그러나 이 훌륭한 전략에는 결점이 있었다. 알츠하이머병을 알리려는 노력에 누구보다 열정적으로 동참한 카츠만이 1976년에 발표해서 널리 알려진 사설을 자신이 어떻게 쓰게 되었는지 설명하던 중, 중요한 문제를 발견한 것이다. "역학 데이터의 일부를 살펴본 결과, 알츠하이머병은 대략 50~60퍼센트인 것으로 나타났다."[43] 이 말에는 알츠하이머병 연구를 촉진하기 위한 대대적인 홍보에서 은근슬쩍 감추려고 했던 중대한 내용이 담겨 있다. 치매 환자들 가운데 플라크와 신경섬유의 엉킴이 발견된 사람, 즉 알츠하이머병의 병리학적 특성이 나타난 환자는 절반에 그쳤다는 점이다. 나머지 절반에서는 그러한 특성이 나타나지 않았다.

최근까지만 해도 치매를 앓는 사람은 어떤 진단도 받지 못했다. (제롬 스톤이 아내의 변화를 두고 의사로부터 "애정을 갖고 잘 보살펴주면 다 괜찮

6장. 공주와 대통령: 치매의 재브랜드화

아질 것"이라는 조언을 들었다는 사실을 상기해보라.) 안타깝게도 여전히 많은 환자와 가족이 그렇게 살고 있다. 치매 진단을 받지 못하는 경우가 그만큼 많다는 뜻이다. 또한 현재 치매 진단을 받는 환자는 대부분 알츠하이머병이라는 이야기를 듣는다. 세밀한 검사와 진찰을 거친 후에 이 최종 결과를 듣는 사람도 있으나 많은 수가 인지기능의 저하를 유발하는 다른 원인을 제외하는, 그저 그런 수준의 시도만 이루어진 후에 이 같은 진단을 받는다. 오늘날에도 전문가로부터 현재 환자가 어떤 상태인지 제대로 평가를 받는 환자는 별로 없다. 이제는 치매 환자가 알츠하이머병이라는 이야기를 듣는 경우가 많지만, 상당히 최근까지만 해도 살아 있는 환자에게 알츠하이머병이라는 확진을 내릴 수 있는 방법 자체가 사실상 존재하지 않았다.

치매는 단일 질병이 아니다. 암과 마찬가지로 형태가 다양하고 그중 한 가지 이상을 앓는 환자도 많다. 치매의 위험요인 가운데 단일 원인으로 가장 큰 영향을 주는 것은 노화다. 병리학적 특징에 초점을 맞추는 것도 반드시 필요한 부분이긴 하지만, 그러다 보면 노화와 다른 여러 질병, 치매와 관련된 다른 사회적 건강 결정인자가 무엇인지 풀어보려는 노력을 약화시킬 수 있다. 똑같이 알츠하이머병을 앓는 환자라도 병리학적 특성은 다른 경우가 많다. 뇌졸중, 당뇨, 신체 외상, 오랜 세월 살면서 닳고 약해지는 모든 기능이 전부 그러한 특성에 영향을 줄 수 있다. 따라서 치매의 치료법을 찾는 연구는 훨씬 더 어려워지고, 80여 년의 세월을 사는 동안 발생한 영향과 다른 여러 질병에서 비롯해 누적된 영향을 한방에 싹 해결할 수 있는 알약 하나가 탄생할 가능성은 매우 희박하다. 치매는 나이가

치매에 관한 새로운 생각

들면서 불가피하게 발생하는 결과가 아니지만, 이런 사실을 알리려는 노력은 노화와 여러 영향 요소가 서로 얽혀서 치매가 발생한다는 점을 경시하게 만드는 또 다른 문제를 낳았다.**44**

치매가 확고히 자리를 잡은 시기는 1970년대와 1980년대다. 그 전에도 치매가 관심을 얻은 것은 사실이고 특히 20세기 초반에는 뇌의 수수께끼 같은 병리학적 특징을 파헤치려는 노력도 이루어졌지만, 이러한 초창기의 변화는 치매 환자를 엄마로 둔 한 공주와 치매 환자가 된 대통령, 그리고 치매를 알리는 일에 헌신적으로 뛰어든 사람들이 일으킨 거대한 붐과 비교 자체가 불가능하다. 그러나 세상에 드디어 모습을 드러낸 치매는 소란스럽고 돈 많은 형제 하나가 그 관심을 독차지하는 바람에 금세 다시 그늘에 가려졌다. 돈과 명예는 알츠하이머병의 몫으로 돌아갔다. '알츠하이머병과 관련 질환 협회ADRDA'는 명칭에서 '관련 질환'을 떼어내고 '알츠하이머병 협회'가 되었다. 이름을 이렇게 바꾼 것에는 어떤 의미가 함축되어 있을까? 그저 눈에 더 잘 띄는 이름으로 바꾼 것일까, 전략의 변화가 담겨 있을까? 알츠하이머병 협회는 재빨리 국가 보건 정책에 중요한 영향력을 행사하는 자리에 오른 데 이어, NIH를 비롯해 주요 연구자들, 정치적 영향력이 막강한 사람들과 밀접한 관계를 형성하며 회원제로 운영되는 방대한 네트워크가 되었다. 같은 치매 환자지만 알츠하이머병은 아닌 수많은 사람은 그만큼 막대한 연구 지원금과 관심을 받지 못했다.

이러한 상황은 병원 명칭들에서도 엿볼 수 있다. 알츠하이머병

6장. 공주와 대통령: 치매의 재브랜드화

과 관련하여 두둑한 기부금을 낸 사람은 병원 이름도 바꿀 수 있었다. 곳곳에서 기념병원은 기부자의 이름이 붙은 병원이 되었다. 치매는 세상에 모습을 드러내자마자 알츠하이머병과 동의어처럼 여겨졌다. 이 놀라운 마케팅 전략과 정치적 요령에 그토록 목말랐던 지원금이 쏟아졌고, 과학자들의 관심도 일제히 쏠렸다. 성공적인 연구 성과가 나올수록 돈을 대겠다는 곳도 더더욱 늘어났다. 환영할 만한 일이지만, 얻는 게 있으면 잃는 것도 생기는 법이다. 알츠하이머병에 관한 연구가 환한 빛을 받으며 무럭무럭 자랄 때, 다른 연구자, 다른 환자, 병리학적 측면에서 다른 중요한 이론과 질병의 유형들로 구성된 잎사귀들은 그늘에 남았다. 일단 파도가 일면 모든 보트가 두둥실 떠다닐 수 있다고 이야기하는 사람도 있었다. 하지만 알츠하이머병의 성공적인 마케팅이 빚어놓은 결과에서 우리는 지금도 벗어나지 못했다.

치매에 관한 새로운 생각

7장

치매 연구의 발전

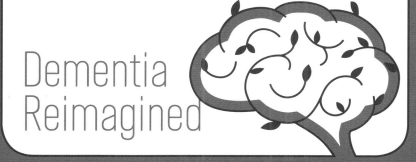

Dementia
Reimagined

| Dementia's Progress |

알츠하이머병은 널리 알려졌다. NIA는 반대파를 굴복시키고 알츠하이머병 연구에 매진했다. 과학계는 치매의 치료 방법을 찾기 위한 경쟁에 뛰어들었다. 그러나 연구자들은 현대판 '천로역정'과 맞닥뜨렸다. 여전히 넘어서야 할 장벽이 많았는데, 이번 장에서는 그중 세 가지를 살펴보기로 하자. 이 세 가지 가운데 어느 하나라도 극복하지 못하면 '절망의 구렁텅이'로 떨어져 치매 연구는 갈 길을 잃고 전부 중단될 수도 있는 상황이었다. 첫 번째 문제는 치매를 올바르게 정의하여 과학자들이 생산적인 연구를 할 수 있도록 바른 길을 제시하는 일이었다. 두 번째는 연구 지원금을 둘러싼 경쟁이었다. 그리고 세 번째 가장 까다로운 문제는 "오로지 과학의 문제", 즉 복잡한 과학적 수수께끼를 풀어야 하는 끝이 보이지 않는 고투였다. 세 가지 모두 절대 완전히 해결할 수는 없지만 어느 한 가지라도 손조차 대지 못할 경우 치매 연구의 발전 과정 전체가 중단될 수 있다.

먼저 시대마다 새롭게 수면 위로 떠오른 문제이기도 한 치매의 정의부터 살펴보자. 한때 치매는 그저 나이가 드는 일, 죽음에 서서히 가까이 다가가는 변화로 여겨졌다. 20세기가 열리고 알츠하이머, 풀러를 비롯한 학자들의 연구를 통해 치매는 일반적인 노화가 아니라는 사실이 밝혀졌다. 세포에 특정한 변화가 나타난다는 것이 확인되었지만 겉으로 나타나는 증상과 이 변화가 어떤 상관관계가 있는지는 간단히 설명할 수 없었다. 이 시기 이후에 치매는 과학계가 해결해야 하는 '할 일 목록'에 수십 년 동안 남아 있었다. 가장 비상한 능력을 보유한 학자들은 과학계가 수여하는 상이 따르는 영역인 심장질환과 암 연구를 택했다. 그러다 앞 장에서 살펴본 것처럼 치매가 각광을 받기 시작했다. 과학계가 이 병을 해결하는 일에 사실상 처음으로 두 팔을 걷어붙인 것이다. 1970년대에 다시 돌아온 이 관심은 뇌질환을 어떻게 정의해야 하는지를 둘러싼 충돌로 이어졌다. 치매의 분류, 뇌의 기능을 둘러싼 논쟁을 쫓아가면 신경과학의 중심부에 이르게 된다.

치매의 정의에서 비롯된 갈등에는 과연 이 질병이 정신의학적인 것인지 아니면 신경학적인 것인지, 이 두 가지 분류가 각각 무엇을 의미하는지에 관한 의견 차이도 포함되었다. 1900년에는 치매 환자가 대부분 정신병원으로 보내졌다. 당시 치매 연구에 뛰어든 과학자 대다수가 정신의학자였다. 치매의 재발견은 이러한 전통적인 흐름을 바꿔놓았다. 로버트 카츠만은 치매를 우울증과 같은 정신질환의 일종으로 여기며 업신여기는 견해를 일축했다. 그와 동료들은 치매가 정신질환과는 종류가 다른 질병으로, 측정 가능한 뇌 변화가 원인이며 발전된 과학적 영상 기술로 병리학적 특징을 알아낼 수 있다고 보았다. 이는 곧 치매가 정신의학이 아닌 신경학의 영역에 속해야 한다는 의미였다. 정신병인지 신경병인지 갈등이 벌어진 질병은 치매뿐만이 아니었다. 20세기의 과학 발전과 함께 이 해묵은 갈등은 절정에 이르렀다.

19세기 초에 뇌질환이 '기질성' 장애와 '기능성' 장애로 나뉜다는

치매에 관한 새로운 생각

견해가 등장했다. 여기서 '기질적'이라는 표현은 타당한 생물학적 근거를 토대로 의사가 밝혀낸 장애라는 의미이다. '기능성'은 정의하기가 더 어렵지만, 핵심은 의사가 환자의 신체에서 증상의 병리학적 원인을 집어낼 수 없으므로 정신적인 문제로 볼 수밖에 없다는 것, 비생물학적인 심리적 요인이 존재한다고 본다는 것이다. 뇌질환의 경우 생물학적(기질적) 바탕이 명확한 첫 번째 유형은 신경학적 질환이 되고, 병이 발생한 생물학적 기전이 불명확하게 남아 있는 유형은 정신의학적 질환이 되었다. 그런데 시간이 흐를수록 특정 맥락에서 '기능성'이라는 표현에 경멸의 의미가 담기기 시작했다. 환자를 비난하는 시각이 의학적 용어의 형태를 띠게 된 것이다. 이 부정적인 관점에서 '기능성 질환'이라는 말은 다음과 같은 의미를 내포했다. "힘들다고 이야기하시고 엉망진창인 건 알겠지만 대체 뭐가 문제인지 찾을 수가 없군요. 그게 저의 잘못은 아니니 문제는 환자분께 있겠죠."

간질을 생각해보라. 간질도 정신질환으로 간주된 적이 있고, 그로 인해 끔찍한 오명이 따라다녔다. 간질 환자는 정신병원에 갇혀지내야 했을 뿐만 아니라 그곳에서도 폄하의 대상이었다. 1920년대까지도 간질이 기능성 질병인지 기질적 질병인지를 두고 심각한 논쟁이 일었고, 일부 학자들은 기능적 질병으로 해석해야 한다는 입장을 굳건히 유지했다.[1] 뇌가 어떻게 기능하는지 과학적 사실들이 밝혀지고 간질이 기능적 질환이 아닌 기질적 문제로 확인된 후에야 해당 질병은 신경학의 영역으로 옮겨졌다. 우울증과 조현병은 19세기부터 20세기 절반이 지날 때까지도 기능적 질환으로 분류됐다. 당시

7장. 치매 연구의 발전

과학계는 이 두 질환과 관련성이 있는 구체적인 생물병리학적 특징을 전혀 찾지 못했다. 이럴 때 주의해야 한다. 과학자가 우울증을 일으킨 생물학적 기전을 보지 못한다고 해서 그런 기전 자체가 존재하지 않는 것은 아니다.

우리 집 딸아이가 유아일 때 함께 숨바꼭질을 했던 기억이 떠오른다. 아이는 제대로 숨지 못해서 커튼 아래로 분홍색 신발이 쑥 튀어나와 있곤 했다. 게다가 숨어 있는 자신이 눈을 꼭 감고 있을 때가 많았다. 머리카락이 곱슬곱슬한 꼬마가 자기가 보지 못하는 것은 다른 사람들 눈에도 절대로 보이지 않는다고 확신할 때 얼마나 사랑스러웠는지 모른다. 그러나 질병의 생물학적 기전이 아직 보이지 않는다고 해서 그런 기전이 존재하지 않는다고 추정한다면, 그것도 과학자들이 그런 판단을 내린다면 하나도 사랑스럽지 않다. 그럼에도 기능적 질병이 정신질환으로 분류될 때면 늘 그런 전제가 깔렸다.

과학계가 뇌의 기능 방식을 더 상세히 밝혀낼수록 기질적 질병과 기능성 질병의 구분도 희미해졌다. 뇌질환은 정신의학과 신경학을 나눈다고 보았던 모호한 경계와 상관없이 양쪽 영역에서 증상이 나타나는 경우가 많다. 파킨슨병은 몸이 떨리는 증상과 함께 우울증이 발생할 가능성이 높다. 우울증의 경우 학습과 기억력에 이상이 생길 가능성이 매우 높고 심지어 몸의 움직임에도 문제가 생길 수 있다. 현대에 들어 신경과학계는 건강한 상태이든 병든 상태이든 모든 정신 작용에 뇌의 물리적 사건이 반영된다는 사실을 밝혀냈다. 정신병으로 인한 환각, 간질로 인한 발작, 친구들과 모여서 깔깔대며 웃는 것 모두 뇌에서 뉴런이 활성화되고 네트워크를 이룬 뇌의

치매에 관한 새로운 생각

어느 한 뉴런에서 다른 뉴런으로 신호가 전달되는 과정을 거쳐 일어난다.[2] 뇌에 병이 생기면 그 병이 간질, 치매, 우울증 등 어떤 병이건 뇌의 정상적인 기능 중 일부에 이상이 생긴다. 이처럼 신경의 기능이 더 상세히 밝혀질수록 우리가 알아내야 할 것들이 얼마나 많은지 깨닫게 된다.

20세기 중반까지는 기질적 질병과 기능성 질병을 구분하는 일에 여전히 중요한 의미가 부여됐다. 또한 정신분석학적 관점에 어마어마한 힘이 실렸고, 이 시각에 따라 정신질환은 일차적으로 심리적 영향과 인간관계의 상호작용에 따른 결과로 여겨졌다. 생물학적 요인과 유전적 영향을 부인하지는 않았다. 엄밀히 말하면 이러한 요소를 싹 외면하지는 않았으나 치료와 연구에서 중시되지는 않았다. 정신의학계는 대체로 이와 같은 요소가 존재한다는 사실을 인정했다. 정신분석이 주를 이룬 치료에서는 대화와 기억을 통해 심리적 요인을 밝혀내고 감정과 반응을 보면서 기능이 개선됐는지 판단했다. 정신분석에서 정신질환은 생리학적으로 명확히 드러나는 상관관계가 없어도 상당히 "실질적인" 문제로 간주되었다.[3]

동의하지 않는 의사들도 있었다. 정신의학자 토머스 사즈Thomas Szasz는 정신질환에 생물학적 원인은 존재하지 않으며 그런 원인이 있다는 생각은 "미신"이나 다름없다는 견해를 지지한 주요 인사 가운데 하나였다.[4] 사즈는 정신질환으로 여겨지는 문제들은 사회적 편견에서 생겨난 결과라고 주장했다. 이러한 오명이 정신질환을 앓는 환자들에게 엄청난 영향을 준다고 지적한 점이나 당시 정신의학계가 이를 제대로 해결하지 못한다는 사즈의 지적은 모두 정확했다. 그러나 과학이 발전하면서 그의 주장도 신빙성을 잃었다. 그가 틀렸음을 입증하는 근거가 방대하게 쏟아졌기 때문이다. 조현병, 조울증, 우울증을 포함한 주요 정신질환이 유전적 요소와 연결되어 있다는 사실이 이제는 충분히 밝혀졌고, 이에 관한 연구도 활발히 진행되고 있다. 사즈는 정신질환으로 신체 기능이 저하되지는 않는다고 주장했는데, 현재 우리의 관점에서는 어떻게 의과대학을 졸업한 사람이, 심지어 우울증이나 조울증, 다른 중증 정신질환자와 직접 만나본 전문가가 이런 발언을 할 수 있었는지 의아할 정도다. 19세기에 활동한 토머스 커크브라이드와 벤저민 러시도 정신질환이 있는 환자의 심각한 기능 저하를 인지했다. 심각한 정신질환에 시달리는 사람은 일이나 육아를 하지 못할 뿐만 아니라 밥을 먹거나 침대에서 일어나는 일조차 불가능해질 수 있다. 중증 정신질환은 그냥 병이 아니라 치명적인 병이다. 이런 현실을 직시하지 못한다는 건 이해하기 어렵다.

그런데 이 지점에서 까다로운 문제가 발생한다. 모든 뇌질환에는 생물학적 원인이 존재하고, '동시에' 인간관계를 비롯한 개개인의 경험도 영향을 준다. 환경도 마찬가지다. 나쁜 일(또는 좋은 일)을 겪으면 뉴런이 활성화되어 그 일이 뇌에 암호화되어 기록된다. 심리적 학대를 만성적으로 견디면서 살아온 사람은 뇌에 변화가 일어난다. 뉴런이 네트워크를 형성하여 학대를 기록하고, 그 결과 PTSD로도 불리는 외상 후 스트레스 장애가 나타날 수 있다. 학대 가해자가 피해자의 머리를 물리적으로 치거나 건드려야만 뇌에 변화가 일어나고 손상이 발생하는 게 아니다. 뭉툭한 물건에 맞아서 생긴 상처처럼 눈에 잘 띄지는 않지만, 피해자가 입은 파괴력은 결코 덜하지 않다. 끔찍한 경험은 투쟁-도주 반응이 일어나는 뇌 편도체의 활성을 자극한다. 편도체가 보낸 신호는 해마에서 처리되어 하나의 기억이 된다. 맨 처음 괴롭힘을 당한 가해자와는 다른 사람이지만 이전의 학대 기억을 상기시키는 사람을 보거나 또다시 위협을 받으면 기억이 활성화되어 전전두엽 피질에서 어서 안전한 곳으로 달아나라는 신호를 보낸다.[5]

선천적 요소냐 후천적 요소냐를 두고 벌어지는 논쟁에서 우리의 뇌는 어느 쪽도 택하지 않는다. 뇌에게 직접 묻는다면 "네 맞습니다. 그리고"로 부연 설명이 덧붙여지리라. 유전자가 치매에 영향을 주는가? '네 맞습니다. "그리고" 삶의 경험도 영향을 줍니다'라는 것이 뇌의 답변이다. 이 경험에는 식생활, 신체 단련 수준, 교육 등 건강과 관련된 사회적 결정인자도 포함된다. 질병마다 도움이 되는 중재법이 다양하다는 것은 반가운 소식이다. 약물도 도움이 될 수 있고 실제로 효능을 발휘하는 경우도 있다. 심리치료와 인지치료 역시 학습을 통해 뇌 회로의 재배전을 유도하여 그러한 기능을 발휘할 수 있다. 탄탄한 증거로 뒷받침되는 가장 효과적인 치료는 질병마다 그리고 증상마다 다양하다. 실제로 미국 재향군인 관리국에서는 PTSD 치료에 약물보다 인지치료가 더 효과적이라고 밝히며, 이를 입증한 자료가 담긴 지침을 발행했다.[6] 치료법이 모두 동일할 수 없듯이 뇌 질환도 마찬가지다. 분류 기준이 개선되면 특정 문제에 어떤 해결방안이 효과적인지 확인할 수 있는 증거도 더 원활히 수집할 수 있을 것이다.

1970년대에 정신의학자들만 기능성 질환과 기질적 질환을 구분해야 한다고 주장한 것은 아니다. 과학계 권위자였던 로버트 카츠만은 "정신의학적 기능 상태"가 치매와 관련 있다고 보는 견해를 거부했다.[7] 훨씬 오래전에 치매 환자에서 "지적 혼란"이 나타난다는 연구 결과가 발표되었으나, 카츠만은 이것이 병의 신경병리학적 특징과 증상의 연관성을 명확히 입증하지는 못한다고 일축했다.[8] 신경병리학과 증상의 수수께끼 같은 비선형적 관계는 지금도 치매를 파악하려면 해결해야 하는 주요 난제로 남아 있다는 점에서 카츠만의 주장은 다소 극단적인 면이 있다. 그와 당대의 학자들이 비상한 판단력에도 불구하고 우울증을 "기능적" 질환으로 판단한 것이나 치매와 우울증은 연결고리가 없다고 주장한 것은 잘못됐다. 이제는 우울증과 치매가 여러 면에서 연결되어 있다는 사실이 밝혀졌다. 어느 한쪽이 다른 쪽을 유발하는 위험인자로 얼마나 큰 영향력을 발휘하는지는 연구가 더 필요하다.[9] 카츠만과 동료들이 처음부터 다시 시작하려면 그동안 축적한 지혜부터 모두 갖다버려야 했으리라. 역사가 제스 밸린저는 카츠만이 속한 세대는 자신들이 생각하는 것보다 20세기 중반의 학자들에게 더 큰 빚을 졌다고 주장했다.[10] 오늘날에는 학자들이 신경과학이나 대규모 역학 데이터 등 각자 선호하는 다양한 분야를 제각기 중점적으로 연구하지만, 유전적 위험인자와 식생활, 교육 등 서로 연관성이 없는 여러 요소가 모두 노년기에 치매를 유발하거나 방지할 수 있다는 사실에는 전반적으로 동의했다.

정리하면 정신질환과 신경질환을 구분할 수 있는 뚜렷한 차이점은 없다. 우리의 두개골 안에 존재하는 기관은 뇌 하나뿐이다. 모든

치매에 관한 새로운 생각

뇌질환에는 유전자와 삶의 경험을 포함한 여러 중요한 요소가 복합적으로 영향을 준다. 정신의학자와 신경학자는 서로 다른 병을 치료하지만 같은 병에서 나온 각기 다른 증상을 치료하는 경우도 많다. 부분적으로는 지나온 역사를 통해 특정 질병이 반드시 생물학적이거나 그렇지 않거나 둘 중 하나로 갈리지는 않는다는 사실을 깨달은 결과로 볼 수 있다.

1970년대와 1980년대에는 알츠하이머병은 정신질환이 아니라는 주장을 지지하는 사람들이 있었다. 심지어 지금도 그런 견해가 존재한다. 무슨 의미일까? 이런 주장으로 얻고자 하는 것은 무엇일까? 실질적인 문제와도 연결된다. 보험에서 정신질환은 신경계 질환만큼 보장받지 못한다. 1980년대에는 알츠하이머병이 정신질환으로 등재될 경우 알츠하이머병에 걸려도 보험 혜택을 전혀 받을 수 없었다. 하지만 치매가 정신이 아닌 신체에 발생한 병이라고 주장하면 다른 질병과 똑같이 보장을 받을 수 있었다. 그렇다 하더라도 정신질환을 비롯해 그와 관련된 다른 장애가 보험 혜택을 받지 못하는 것이 부당하다고 주장하는 편이 더 나은 해결 방법이었다. 정신질환도 동등하게 보험 보장을 받을 수 있어야 한다는 주장은 실제로 사회 정의를 개선하기 위한 중요한 문제로 여겨진다. 이 주장이 성공적으로 받아들여져야 치매는 정신질환이 아니라는 주장도 어느 정도는 잠재울 수 있다. 그럼에도 여전히 그러한 주장은 지금도 간간이 들려온다. 게다가 그 목소리의 주인공이, 다른 누구보다 정확한 정보를 알아야 하는 알츠하이머병 협회일 때도 있다.[11]

치매를 정신질환의 범주에서 분리시키려고 애쓴 사람들도 있었다. 이들은 행동과 인지기능에 이상 증세가 나타나는 모든 질병에 씌워진 오명과 적극적으로 맞서 싸우는 대신, 치매는 그와 같은 정신이상자들과는 아무 관련이 없다고 주장했다. 이런 주장은 알츠하이머병을, 놀이터에 장애가 있는 어린 동생을 데리고 나와서는 애써 동생을 모른 척하려는 큰 형과 같은 이미지로 만들었다. 치매는 뇌질환이다. 우울증, 조현병도 마찬가지다. 환자를 돌보는 사람들을 난감하게 만들거나 치매 환자 자신이 수치심을 느끼고 세상과 뚝 떨어져 지내도록 만드는 치매 증상은 조현병과 같은 정신질환자들에게 씌워진 오명을 만든 증상과 대체로 비슷하다. 양쪽 모두 환자를 비난하는 시선이 아닌 연민을 갖고 바라봐야 할 일이다.

1970년대에 신경과학자들이 치매는 정신질환이 아니라는 주장을 펼치자, 불안, 우울, 정신이상과 같은 증상은 중요하지 않은 일로 치부됐다. 치매 환자가 이런 증상을 나타내지 않을 수만 있다면, 지원 시설에서 도저히 지낼 수 없도록 만든 여러 행동도 사라질 수 있을 것이다. 치매가 정신의학적 문제인지 신경학적 문제인지를 둘러싼 논쟁은 여전하다. 하지만 이는 환자에게도 환자를 돌보는 사람들에게도 도움이 되지 않았다. 굳이 의학계 특정 분야 한곳으로만 한정해서 방어막을 친 채 연구하고 치료해야 할 필요는 없다. 오히려 정반대가 되어야 한다. 특정한 증상이 뇌의 어떤 문제로 인해 발생하는지, 그 문제를 해결할 수 있는 방법은 무엇인지 관련 전문지식을 갖춘 모든 사람이 함께 모여서 노력해야 한다.

그러한 협력은 마침내 진행되고 있다. 이제는 여러 분야에서 발표된 중요한 연구 결과가 널리 알려지고 인정된다. 풀어야 할 숙제

치매에 관한 새로운 생각

는 아직 많다. 치매의 원인이 무엇인지, 치매를 예방할 수 있는 방법은 무엇인지도 충분히 밝혀지지 않았다. 인지기능의 이상 증상을 관리하고 정상 기능을 보존하려면 무엇을 어떻게 해야 하는지, 현 시점에 우리가 '정말로' 알고 있는 것을 임상 현장의 의사들에게 이야기할 수 있을 만큼 충분한 연구가 이루어진 것도 아니다. 그러나 치매가 뇌질환이며 뇌세포가 제 기능을 못하거나 사멸해서 생기는 병이라는 점에는 모든 전문가가 동의한다. '가장 높은 곳에 죽음이 찾아올 것' 같다고 한 조너선 스위프트Jonathan Swift의 말이 전부 은유는 아니었다. 치매에 걸리면 뇌의 뉴런이 사멸한다.

치매 연구의 두 번째 장벽은 지원금을 얻기 위한 적자생존 방식의 경쟁이다. 1970년대에 루이스 토머스Lewis Thomas는 알츠하이머병을 "20세기 질병"이라고 칭했다.[12] 영민한 사람이었지만 그 말은 시기상조였다. 어떤 질병으로 발생한 영향, 즉 두려움과 발생 비용 측면에서 그와 같은 이름을 붙이려면 모두가 다 알고 있으면서도 언급하지 않는 병이 그 주인공이 되어야 한다. 토머스가 이와 같은 견해를 밝혔을 때 아직 알려지지 않은 그 병은 알츠하이머병이 아닌 에이즈였다. 20세기의 질병, 기간을 마지막 분기로 한정한다 하더라도 그 수식어가 어울리는 병은 에이즈였다.

에이즈도 알츠하이머병처럼 처음에는 잘 알려지지 않았다. 아직 병명도 정해지지 않은 에이즈가 처음 나타난 건 1981년 6월이다. 미국 질병통제예방센터CDC 주간 보고서에 희귀한 형태의 폐렴으로 젊은 남성 다섯 명이 사망한 사례가 간략히 적혀 있다. 2000년으로 넘어갈 무렵에 에이즈는 '전 세계'에서 4번째로 큰 사망 원인이 되었다. 사하라 사막 이남의 아프리카 지역에서는 현재 가장 큰 사망 원인이 에이즈다.[13] 갑자기 유성이라도 충돌한 것처럼 대중의 인식 속에 들어온 에이즈는 초기 사망률이 깜짝 놀랄 만큼 높았고, 잘못된 정보가 광범위하게 퍼졌다. 감염자를 대하는 사람들의 태도는 입에 담기도 부끄러울 만한 수준이었는데, 의학 전문가들도 예외가 아니었다. 그러나 적어도 관료적 처리 과정의 측면에서는 그리 늦지 않게 연구 지원금이 늘어났고, 에이즈와 관련한 과학적 성과는 20세기에 등장한 다른 어떤 질병보다도 빠른 속도로 달성됐다. 미국에서 1983년에 최초로 통과된 에이즈 전용 연방 지원금만 1,200만 달러였다. '2년' 후인 1985년에 미 의회는 에이즈 연구에 1억 9,000만 달러를 배정했는데, 요청된 금액보다 수천만 달러나 더 많은 액수였다.[14] 같은 해에 알츠하이머병 연구 지원금도 늘어났지만 5,300만 달러에 불과했다. 1989년에 CDC는 미국에서 발생한 에이즈 환자를 대략 10만 명으로 추산했다.[15] 그해 알츠하이머병 환자 수는 약 100만 명이었다.[16] 그때도 지금도 1인당 HIV/에이즈 연구비는 알츠하이머병에 비해 훨씬 많다. 현재 미국의 HIV/에이즈 환자는 약 100만 명, 치매 환자는 500만 명으로 추정된다. 그러나 1인당 연구비는 에이즈가 10배 정도 더 많다. 그것도 지난 몇 년 동안 치매 연구비가 대폭 늘어나서 이 정도인 상황이다.[17] 치매 분야의 다양한 전문가들은 효과적인 치료법을 확실하게 찾을 수 있는 단계가 되려면 연간 20억 달러는 필요하다고 말한다. (미국에서 에이즈 연구에 제공되는 지원금과 비슷한 규모다.) 이 글을 쓰고 있는 시점에 치매 연구비는 연간 10억 달러를 조금 넘겼다. 오바마 행정부에서 해마다 지원금을 크게 늘려

치매에 관한 새로운 생각

서 확보한 금액이다. 트럼프 행정부는 초반에 NIH 지원금의 대규모 삭감 계획을 밝혔으나, 의회에서 양당이 지지하고 알츠하이머병 협회와 관련 단체들이 노력한 끝에 2017년 알츠하이머병 연구 지원금 4억 달러를 추가로 얻을 수 있었다.[18]

여기서 분명히 해두고 싶은 점은, 내가 에이즈 연구나 치료에 돈을 덜 써야 한다고 생각하는 건 아니라는 것이다. 나는 의학 교육 전체가 에이즈로 인한 위기에 큰 영향을 받았던 시절에 의학을 공부했다. 에이즈에 걸린 수많은 젊은이를 직접 치료했다. 그들 중에는 아주 힘들게, 너무 일찍 목숨을 잃은 사람도 많다. 내게 에이즈는 전혀 추상적인 문제가 아니다. 위기감이 가득하던 시기에 인턴 생활을 했다. 그때는 수련의의 훈련 시간을 주당 평균 80시간으로 제한해야 한다는 규정이 마련되기 전이었다. 그래서 인턴 시절의 내 삶은 수면 부족과 에이즈 두 가지로 요약할 수 있을 정도다. 그때 만난 내 또래 남자 환자 한 명이 생각난다. 나처럼 아일랜드 출신에 가톨릭 신자였는데 신앙심이 시들해진 것도 나와 비슷했다. 푸른 눈에 어린 시절 함께 어울려 놀던 침울한 아일랜드 사내아이들을 떠올리게 했던 그는 생명이 위태로운 상태였다. 우리는 폐렴 치료를 위해 항생제를 공급했지만 임시 처방일 뿐이었다. 그는 그 상태로 퇴원했고, 이후 어떻게 됐는지 나는 알지 못한다. 내가 수련의 생활을 다 끝내기 전에 세상을 떠났을 가능성이 아주 높다. 에이즈에 무지했던 그 시절로 돌아가야 한다고는 절대 생각지 않는다. 에이즈 연구에 쏟아진 지원금은 변화를 만들어냈다. 그 상당 부분은 에이즈 근절을 외친 사회운동으로 얻은 결과였다. 치료와 검사에만 몰두하지 않고 사람들에게 안전하게 성행위를 하고 위생적인 바늘을 사용하는 것이 중요하다는 사실을 알린 대대적인 교육도 감염 확산을 늦추는 데 큰 역할을 했을 것이다.

1980년대부터 지금까지 알츠하이머병 연구 지원금이 늘어나야 한다고 생각하는 사람들 대부분이 에이즈 연구에 신중하고 조심스러운 태도를 지키고 있다. 알츠하이머병을 연구할 수 있는 지원금이 늘어나기를 바랄 뿐, 에이즈 연구에 돈을 덜 써야 한다고 이야기하는 것이 아니다. 그러려면 물론 균형을 세밀하게 잘 맞추어야 한다. 연방정부가 풍족하게 자금을 퍼준다 하더라도 한계가 있기 때문이다. 게다가 모든 질병에 지원금을 늘려줄 수는 없는 노릇이다. 알츠하이머병 연구에 더 많은 지원을 바라는 사람 대부분이 다른 질병을 위해 힘쓰는 사람들을 공격하지 않고 원하는 목표가 성취될 수 있도록 노력한다. 제시 헬름스Jesse Helms 전 상원의원은 예외적인 사례였다. 상원에서 에이즈 지원금을 줄이고 알츠하이머 희생자들에게 돈을 더 주는 것이 마땅하다고 주장한 그의 의견에 알츠하이머병을 위해 노력해온 사람들은 강력히 반대했다.[19]

어떤 질병에 지원금이 얼마나 제공되는지를 비교한 결과가 희박한 연구비를 어떻게 배분해야 하는지에 관한 논의에 미묘하게 영향을 준 것은 사실이다. 1980년대 의회 전문지 〈콩그레셔널 쿼털리 Congressional Quarterly〉에는 알츠하이머병이 "환자의 인종이나 성별, 생활 방식에 따른 어떠한 패턴도 나타나지 않고 희생자가 무차별적으로 발생하는 수수께끼 같은 질병"으로 묘사된다.[20] 역학 정보가 더 많이 확보된 현재에는 이러한 설명이 틀린 것으로 확인됐다. 즉 실

치매에 관한 새로운 생각

제로는 인종과 민족성, 성별, 생활 방식에 따라 치매 발생률에 차이가 '있다.' 중요한 것은 당시 큰 관심이 쏠린 다른 주요 질병과 치매가 사뭇 다르다는 점을 강조하려기 위해 이렇게 묘사했다는 점이다. 남성 동성애자들과 밀접한 관련이 있는 병, "생활 방식"이 문제라는 엄청난 오명이 씌워진 질병과의 비교를 유도하는 이러한 설명을 볼 때, 알츠하이머병 환자가 에이즈 환자와 달리 "무고하다"는 점을 강조하려고 한 사람이 비단 헬름스 혼자는 아니었음을 알 수 있다.

에이즈 사례를 살펴보면 연구 지원금을 얻기 위해 어느 쪽이 더 지원을 받을 만한 질병인지를 두고 경쟁을 벌여야 했던 난감한 상황과 더불어 더욱 유용한 사실을 알 수 있다. 에이즈 치료는 발전이 어떤 결과를 가져올 수 있는지 보여준다. 치매 연구의 세 번째이자 가장 까다로운 문제인 과학적인 문제 해결과도 연결되는 중요한 부분이다. 이제 에이즈는 효과적인 약이 마련되었고 이를 통해 환자의 수명도 연장할 수 있다. 미국 내에서는 물론 개발도상국에서도 이 치료제를 큰 부담 없이 이용할 수 있어야 한다는 의미 있는 압박이 지속적으로 가해진 결과, HIV/에이즈 환자의 기대수명과 삶의 질이 모두 향상되는 커다란 변화가 일어났다. 위험성이 높은 행동을 자제하도록 한 교육 프로그램도 핵심적인 역할을 해왔다. 실제로 콘돔 사용과 주삿바늘 교체를 강조한 교육 프로그램은 바이러스 노출을 줄이는 데 도움이 되었다. 오늘날 에이즈는 충분히 관리할 수 있는 만성질환이 되었다. 소아마비 근절과 맞먹을 만한 엄청난 성과다. 다만 소아마비는 백신으로 효과적인 예방이 가능해진 반면, 에이즈는 치료제가 없다는 차이가 있다.

7장. 치매 연구의 발전

그렇다면 에이즈를 치매 연구에 참고할 만한 성공적인 모범 사례로 볼 수 있을까? 루이스 토머스는 가장 중요한 의학 기술이란 질병을 치료하거나 예방할 수 있는 것이라는 글을 쓴 적이 있다.[21] 이 글에서 그는 병을 치료하지 못한 상태로 환자의 신체 기능을 돕거나 유지하도록 도와주는 해결책을 "반 토막 기술"로 명명하고, 그리 바람직하지 않은 방법이라고 설명했다. 토머스는 의사들 사이에서 감염이 발생하면 그 원인을 찾아 항생제로 치료하거나 백신으로 예방하면 된다는 낙관론이 우세했던 시대에 활동한 의사다. 그런데 에이즈가 그렇게 생각해온 사람들의 콧대를 꺾어놓았다. 여태 굳게 믿었던 것만큼 우리가 그리 똑똑하지 않다는 사실도 드러냈다. 에이즈를 통해 우리는 바이러스가 무서울 만큼 영리하고 구조를 바꿀 수도 있으며 백신을 개발하려는 노력을 물거품으로 만들 수도 있다는 것을 배웠다. 세균은 우리가 회심의 무기로 마련한 항생제가 더 이상 듣지 않는 수준으로 적응하는 경우가 많다. 축산 동물에 항생제를 펑펑 먹이고 감기와 같은 바이러스 감염에 아무런 도움도 안 되는 항생제를 핼러윈 사탕 나눠주듯 제공하여, 그러한 적응이 더 수월하게 이루어지도록 길을 닦아준 당사자가 바로 우리 자신이다. 그 결과 세균을 무찌를 수 있었던 기회는 다 날아갔고, 적이 우리가 가진 무기가 무엇인지, 어떻게 반격해야 하는지 속속들이 파악해버린 상황이 되었다. 에이즈는 이와는 다른, 진짜 성공이 어떻게 펼쳐질 수 있는지 보여준다. 그리고 의학계가 임상에서 얼마나 겸손한 태도로 임해야 하는지 다시금 강조한다.

　　당뇨병, 심장질환과 같은 다른 질병에 대해 의학계가 대처한 방

치매에 관한 새로운 생각

식에서도 우리는 겸손함의 중요성을 명확히 확인할 수 있다. 이제 대부분의 의사는 더 이상 병을 치료하는 것이 당연한 일이라고 생각하지 않는다. 대다수의 주요 질병이 만성질환이기 때문이다. 치료하고 싶지만, 기대하지 않는다. 그 대신 관리한다. 목숨을 앗아갈 수도 있는 병을, 함께 계속 살아갈 수 있는 병으로, 단시간에 환자의 생명을 앗아가지 않는 병으로 바꾸기 위해 노력한다. 심장질환자의 경우 몇 가지 약으로 치료해보고, 중단한 뒤 다른 약도 시도해보면서 행동과 식생활 변화를 장려한다. 담배는 대부분의 만성질환을 악화시키므로 환자에게 금연하라고 설득한다. 이것이 오늘날 의사들이 심장질환과 당뇨병, 폐질환, 심지어 여러 암에 적용하는 접근 방식이다.

21세기 의학계가 당도한 현실이기도 하다. 의학계는 이제 슬램덩크를 기대하지 않는다. 증상을 지연시키고, 충분히 관리할 수 있는 수준으로 만들 방법을 찾는다. 이와 같은 접근 방식은 21세기에 나타난 질병과의 싸움에서 큰 성공을 거두었다. 여전히 목숨을 빼앗을 수 있는 병도 사망에 이르는 순간을 늦출 수 있는 경우가 많다. 이는 결코 사소한 성과가 아니다. 이제 다 끝났다고 생각했는데, 가족들과 몇 년 더 함께 지낼 수 있다면 얼마나 좋을까. 우리는 병을 안고 더 오래 살아간다. 우리가 찾아야 하는 것은 치매를 관리하고 속도를 늦출 수 있는 도구다. 내가 치료라고 말하지 않는다는 것을 독자 여러분도 눈치챘을 것이다. 치매 연구에 필요한 지원금을 요청할 때는 문제를 어떻게 해결할 것인지 명확히 설명해야 한다. 치매 치료법을 찾는 것과 치매 관리 방안을 찾는 것은 다른 일이다.

7장. 치매 연구의 발전

치료법을 굳이 찾으려 하지 않는 이런 태도는 알츠하이머병을 물리치기 위해 열심히 노력하는 훌륭한 사람들과 마찰을 빚을 수 있다. 실제로 연방정부가 알츠하이머병 관련 정책을 마련하기 위해 구성한 위원회인 '국가 알츠하이머병 프로젝트 법National Alzheimer's Project Act, NAPA'은 처음에 2020년까지 완치 방안을 마련해야 한다고 주장했다.[22] 안타깝지만 그런 일은 일어날 수 없다. 현재 NAPA 웹사이트에는 2025년까지 효과적인 치료법이 마련되어야 한다는, 그보다 나은 목표가 명시되어 있다. 이것도 힘든 일이지만 이전의 요구보다는 현실성이 있다. 치매를 대수롭지 않게 여겨서 하는 말이 아니라, 확신컨대 현재 흐름이 그렇다. 현실성 없는 목표를 정하고 계획을 세운다면 실패할 가능성이 높다. 이는 도움이 되지 않는다. 오히려 문제 해결에 더 가까이 다가갈 수 있는 다른 발전을 지연시키는 걸림돌이 될 뿐이다.

이러한 상황은 치매 연구의 세 번째 장벽인 과학적 문제로 이어진다. 과학계는 알츠하이머병의 문제가 무엇인지 정의하고 연구에 필요한 돈을 확보하기 위해 노력한 후, 눈앞에 놓인 수수께끼를 풀기 위해 애썼다. 과학은 어렵다. 1,000개에 달하는 이론이 등장했고, 연구자들은 해로운 원인과 감염, 유전적 특성, 그밖에 생각할 수 있는 건 무엇이든 탐구하며 서둘러 원인을 찾으려 했다. 초창기에는 몇몇 연구자들이 알츠하이머병을 앓다 사망한 사람의 뇌를 부검한 결과 알루미늄 농도가 높다는 사실을 발견하여 알츠하이머병은 알루미늄이 과도할 때 그에 대한 반응으로 발생한다는 이론이 탄생했다. 이 이론은 대중의 상상력을 사로잡았다. 특히 그 당시에 새로운

치매에 관한 새로운 생각

위협 요소가 된 대기오염과 연결되어 산성비와도 관련이 있는 것으로 여겨졌다. 불안에 떨던 소비자들은 한동안 알루미늄 팬을 멀리했다.[23] 그래도 전체적으로는 냉정하고 침착하게 대응한 사람이 더 많았다. 이들은 지구상에서 가장 흔한 물질 중 하나가 알루미늄으로, 치매를 앓는 사람과 그렇지 않은 사람의 뇌에서 모두 발견된다고 밝혔다. 결국 이 이론은 목록에서 사라졌다.

알츠하이머병이 바이러스 감염으로 발생하는지 여부에 관심을 둔 과학자들도 많았다. 1980년대에는 바이러스의 기본적인 기전이 밝혀지고, 암과 간염, 에이즈와의 연결고리도 알려졌다. '쿠루병'으로 불리는 치매의 이례적인 한 형태는 실제로 바이러스를 통해 전파되는 것으로 드러났다. 쿠루병은 뉴기니 동부 지역에 사는 원주민들이 감염된 사람이 죽은 후 그의 뇌를 섭취하면서 전염되는 것으로 밝혀졌다. 사람의 뇌를 먹는 행위는 드물지만, 이는 바이러스가 치매를 '일으킬 수 있다'는 사실을 보여주었다. 활성이 느리고 증상이 나타나기 전 수년 동안 수면 상태로 지낸 것으로 보이는 바이러스가 쿠루병의 원인으로 추정됐다. 이어 수많은 후보를 놓고 연구가 이어졌지만 별 성과는 없었다. 알츠하이머병이 독소나 바이러스로 유발될 수 있다고 확신할 만한 탄탄한 근거는 찾을 수 없었다.

그렇다고 이와 같은 이론이 단시간에 사라진 것은 아니다. 주류 과학계가 등을 돌린 후에도 끝까지 자신만의 믿음을 잃지 않는 사람들은 늘 존재한다. 다시 말해 주류 과학계는 증거가 안 된다고 판단한 것에서 확신할 수 있는 무언가를 발견하는 소수의 사람들이 있다. 어느 쪽이든, 성과가 나오면 과학계는 그 결과를 인정한다. 아인슈타인을 비롯한 위대한 사상가들 중에도 새로운 이론이나 새로 발견된 근거의 가치를 미처 알아보지 못한 동료들로부터 조롱받은 이는 많다. 때로는 혼자서만 외치는 이야기가 정확할 수 있다. 그런 일이 그리 흔치 않을 뿐이다. (엉뚱한 주장을 펼치는 사람들 중에 아인슈타인 같은 인물의 비율은 항상 희박하다.)

의학계 전문가 대다수는 그 당시에 상황을 명확히 파악했다. 다들 성공을 원했기에 가장 확실한 근거로 판단되는 쪽을 택했다. 많은 시간과 노력을 투자했고 개인의 명성이 달린 길이었다면 쉽지 않았겠지만, 제대로 진행되지 않은 방식은 쉽게 제외시킬 수 있었다. 낡고 녹슨 방식에서 벗어나려면 꽤 오랜 시간이 걸릴 수도 있지만, 결국에는 문제를 해결하고 결과가 나타나는 길로 모여들기 마련이다. 토머스 쿤Thomas Kuhn은 《과학 혁명의 구조The Structure of Scientific Revolutions》에서 과학의 발전 과정에서 나타나는 이와 같은 현상을 묘사했다.[24] 미국에서 태어난 베이비붐 세대이고 대학 졸업자라면 이 책을 읽어봤을 가능성이 높다. 내가 대학원에 다니던 시절에도 여러 수업에서 소개되었다. 쿤은 굉장히 중요하다고 여겨지던 하나의 이론에서 또 다른 이론으로 과학계의 초점이 옮겨가는 과정을 연구했다. 쿤은 과학자들이 과학적 근거와 맞아떨어지지 않아 신경을 곤두서게 하는 이론과 사실을 어떻게 처리하는지 살펴보았다. 서로 모순되는 결과가 나타나면, 과학자들은 대체로 데이터가 잘못됐거나 데이터 해석이 잘못됐다고 보았다. 알츠하이머병의 원인 인자가 알루미늄이라는 이론도 그런 결론에 도달했다. 초기에 제기된 주장은 더 탄탄한 연구로 분석이 이루어지고, 문제의 원인을 찾기 위한 노력이 시작된다.

다만 이때 여러 방해 요소가 생각보다 길게 존재할 수 있다.

틀렸다는 사실을 입증하는 일은 어렵지 않다. 알루미늄 이론의 경우, 이와 상충되는 주장들이 초기에 등장했기 때문에, 이 이론에 사활을 건 영향력 있는 연구기관은 없었고, 나중에 틀린 주장임이 밝혀지고 학계의 관심이 다른 쪽으로 옮겨갔을 때 큰 대가를 치러야 했던 사람도 별로 없었다. 그러나 명성과 돈이 달린 과학 이론은 목록에서 제외하기가 이와는 비교도 못할 만큼 어렵다. 온몸으로 방어벽을 치고 이미 하향세에 접어든 이론을 되살리려고 뭐든 다 하는 지지자들도 나타난다. 알루미늄 이론은 원활히 해결됐다. 흥미로운 이론으로 등장해 다양한 연구자들이 확인한 후 믿을 만한 근거가 없다는 판단이 내려져 제외됐다. 문제는 알츠하이머병 연구가 항상 이런 패턴으로 이루어지지는 않았다는 것이다.

때로는 특정 요인이 정말로 병을 일으키는 데 영향을 주는지 불분명하거나 서로 상충되는 근거가 존재한다. 예를 들어 초기 연구자들은 알츠하이머병을 자가 면역 질환일 수도 있다고 생각했다. 즉 인체가 스스로를 공격하는 병이며, 알츠하이머병의 특징인 플라크와 엉킨 신경섬유가 비정상적인 단백질로 인식되어 공격 대상이 되면서 증상이 나타날 가능성이 있다고 보았다. 실제로 알츠하이머병 환자의 뇌에서 이 이론을 뒷받침하는 몇 가지 근거가 발견되기도 했다.[25] 반대로 이 병의 특징인 플라크와 엉킨 신경섬유가, 인체가 다른 무언가의 공격으로부터 스스로를 지키기 위해 만들어낸 결과일 수도 있다. 현재 염증을 일으키는 신경 화학물질의 형성을 촉진시켜 알츠하이머병의 병리학적 진행 과정을 가속화하는 면역 반응에 관

7장. 치매 연구의 발전

한 연구가 진행되고 있다.[26] 오래전부터 많은 연구자가 치매의 면역학적 특성을 연구해왔고 지금도 그러한 노력이 이어진다. 그동안 많은 근거가 밝혀졌지만, 아직 치료법은 나오지 않았다.

초창기에 성공을 거둔 이론 중 하나가 콜린성 가설cholinergic hypothesis이다. 1970년대 각기 다른 세 곳의 연구소에서 거의 동시에 발표한 세 편의 논문에 실린 가설로, 내용의 명확성에는 차이가 있다. 세 편 가운데 가장 먼저 발표되고 가장 긴 논문은 사후 뇌의 신경전달물질을 측정하는 일이 얼마나 어려운 일인지를 설명했다. 시간이 흘러 인체가 분해될수록 측정 결과도 불명확해지기 때문이다. 해당 연구진은 지나가는 말처럼 담담하게, 알츠하이머병이 발생하면 신경전달물질인 아세틸콜린과 관련이 있는 한 효소의 농도가 낮아지는데, 이는 콜린성, 즉 콜린이 작용하는 시스템과 기억력 약화의 관련 가능성을 암시한다고 설명했다.[27] (콜린성이라는 표현은 뇌 기능에 중요한 영향을 주는 화학물질인 아세틸콜린과 관련이 있다는 의미다.) 이 가능성은 다른 중요한 연구 결과들에 묻혔다.

1976년 에든버러 대학교에서 함께 연구 중이던 피터 데이비스Peter Davies와 A. J. F. 말로니A. J. F. Maloney가 학술지 〈란셋The Lancet〉 편집장에게 보낸 짧은 서신에 이보다 명확한 설명이 담겼다.[28] 데이비스와 말로니는 알츠하이머병을 앓던 사람과 그렇지 않은 사람의 뇌를 부검하여 여러 신경전달물질의 활성을 테스트하는 연구에 매진했다. 이 연구에서 두 사람은 알츠하이머병 환자의 뇌는 아세틸콜린을 만드는 데 필요한 두 가지 효소의 농도가 매우 낮다는 사실을 알아냈다. 더욱 흥미로운 사실은 이 두 가지 효소의 농도가 줄어든 부위와 신경원

치매에 관한 새로운 생각

섬유가 가장 많이 엉킨 곳이 일치했다는 것이다. 이에 두 사람은 뇌피질의 콜린성 시스템 중 특정 부분이 약화되는 변화가 알츠하이머병의 병리학적 특징에 포함된다고 주장했다. 이들이 쓴 짤막한 글은 알츠하이머병을 연구하던 엘리트 핵심 연구자들에게 큰 자극이 되었다. 이전까지 본 적 없는, 전혀 새로운 내용이었기 때문이다.[29]

그로부터 불과 한 달 뒤, 학술지 〈란셋〉에 실린 세 번째 논문도 짧은 서신 형식으로 보내졌는데, 짧은 시간임에도 불구하고 더욱 명확한 연관관계가 담겨 있었다. 연구를 진행한 일레인 페리Elaine Perry 연구진은 파킨슨병의 특징인 도파민 결핍은 도파민을 보충 공급하는 방식으로 "해결 가능하며 그 결과 임상학적으로 유익한 결과도 얻을 수 있다"는 점에 주목했다. 연구진은 노인성 치매 환자의 경우 콜린성 물질의 농도가 낮다는 관찰 결과를 밝힌 후, 이를 보충 공급할 수 있는 치료 방안을 모색할 필요가 있다고 주장했다.[30] 콜린성 가설은 이렇게 탄생했다. 간단히 정리하면 이렇다. 알츠하이머병 환자의 뇌에는 콜린성 신경전달물질이 크게 부족하며, 이 결핍을 해소할 수 있는 치료법을 찾아볼 필요가 있다는 것이다.

곧바로 많은 연구진이 콜린성 가설에 관한 조사에 돌입했다. 1년이 채 지나지 않아 알츠하이머병 환자가 콜린성 물질이 강화되면 긍정적인 결과를 얻을 수 있다는 희미한 가능성을 나타낸 연구 결과 한 편이 발표됐다.[31] 실질적 효과는 그리 크지 않았고 표준 인지기능 측정으로는 드러나지 않는 수준이었으나, 전체적인 아이디어는 여전히 전망이 밝았다. 몇 년 뒤 존스홉킨스 대학교의 피터 화이트하우스Peter Whitehouse 연구진이 알츠하이머병 환자의 뇌에서 콜린성 뉴런이 대폭 줄어든 부위를 찾아내는 중대한 발견을 해냈다.[32] 뇌 전체에서 극히 작은 이 영역에는 '마이네르트 기저핵'이라는 화려한 이름이 붙여졌다. 이 부위는 정상인의 경우 콜린성 물질을 만들어 피질로 보내는 곳으로, 알츠하이머병 환자의 뇌에서 이 부위를 검사한 결과 대조군에 속한 환자들에 비해 콜린성 물질의 농도에 큰 차이가 나타났다. 과학계는 콜린성 물질이 줄어든 구체적인 위치가 발견된 이 결과를 콜린성 가설을 뒷받침하는 근거로 보았다.

1986년에 W. K. 서머스W. K. Summers 연구진은 학술지 〈뉴잉글랜드 의학저널The New England Journal of Medicine〉에 타크린으로 치료를 받은 치매 환자의 증상이 개선된 것으로 나타난 소규모 연구 결과를 발표했다. 타크린은 FDA가 알츠하이머성 치매 치료제로 맨 처음 승인한 약물이 되었다.[33] 과학자들도 뛸 듯이 반가운 결과가 나오면 탄성을 내지르는 똑같은 사람이지만, 지루한 학술지에 그런 결과를 밝힐 때는 자료의 특성상 최대한 자제해서 허용되는 범위 내에서만 그 흥분과 기대감을 드러내곤 한다. 이 논문에서 연구진은 타크린이 임시방편이 될 수 있다는 겸손한 견해를 밝혔다. 연구에 참여하지 않은 다른 학자들이 작성한 사설에는 이 결과가 훌륭한 성과임을 인정하는 의견과 함께 진지한 우려가 담겼다. "알츠하이머병과 같은 퇴행성 뇌질환에서 콜린성 뉴런의 무결성을 강화하는 효능에 따라 결과가 좌우되는 치료 전략은 궁극적으로 문제가 있다."[34] 타크린의 명백한 문제, 즉 알츠하이머병을 치료하지는 못한다는 점을 지적한 내용이다. 타크린은 아세틸콜린이 분해되는 과정을 늦출 수 있고 뇌에 오랜 기간 남아서 효능을 발휘할 수 있다. 그러나 아세틸콜린을 공급

치매에 관한 새로운 생각

하지는 않는다. 그 기능은 뇌가 해결해야 할 부분이나, 알츠하이머 병이 진행될수록 아세틸콜린을 만들어내는 뇌의 기능도 사라진다. 그러니 타크린의 효과가 사라지는 지점은 반드시 찾아온다. 당시 공개된 소규모 연구 결과에서도 병세가 극심한 환자들은 치료 효과를 거의 얻지 못한 것으로 나타났다. 게다가 앞의 사설에서 언급한 것처럼 알츠하이머병에 걸리면 콜린성 신경전달물질뿐만 아니라 다른 여러 신경전달물질도 결핍된다. 그러므로 콜린성 물질을 표적으로 삼는 치료는 성공 범위에 한계가 있다. 이와 관련된 최초의 치료제가 승인을 얻기도 전에 이런 사실은 명백히 드러났다.[35]

타크린은 1993년 알츠하이머 치료제로 승인을 받았다. 이후 콜린성 시스템을 강화할 수 있는 다른 약들도 등장했다. 1996년에는 도네페질이, 2001년에는 갈란타민이 추가로 승인을 받았다. 타크린에 관한 논문을 발표한 연구진이 직접 밝힌 것처럼 모두 임시방편이었다. 일부 환자에서 일정 기간 동안 증상을 어느 정도 약화시키는 효과는 있지만, 보통 그 기간은 길어야 수개월일 뿐 연 단위로 넘어가지는 않는다.[36] 즉, 치료제는 아니며, 이 기전을 활용해 효과가 더 좋은 약이 나오더라도 치료제가 될 수는 없다. 미국에서 가장 최근인 2003년에 승인된 메만틴이라는 또 다른 약이 있으나 마찬가지로 효능이 제한적이다. 치매 약은 이게 전부다. 수백만 달러에 이르는 돈을 들여 30여 년 동안 연구했지만 알츠하이머병의 진행 과정을 바꿀 수 있는 약은 아직 찾지 못했다.

이와 같은 약에 관한 치매 전문가들의 의견은 엇갈린다. 몬테피오레 의료원 노인병학 분과에서 신경학과 교수이자 학과장을 맡고 있는 조 버기스Joe Verghese는 헌신적으로 일해온 치매 전문 임상의다. 다소 낙관적인 견해를 가진 그는 일부 환자에서 최소한 일정 기간 동안 극적인 효과가 나타난다는 사실을 확인했다. 개선된 정도가 표준 인지기능 검사에서는 나타나지 않는 수준이지만, 환자 가족들로부터 대화를 비롯해 지난 수년 동안 불가능했던 활동이 가능해졌다는 보고를 들었다고 했다.37 반대로 부정적 견해를 가진 임상의들도 있다. 이들은 이와 같은 약은 사실상 값비싼 위약에 불과하며 제약회사의 재산을 불려주는 것이 주요 효과라고 주장한다. 효과가 전혀 나타나지 않을 경우 이 점을 생각하면 정말 짜증나는 일이다. 하지만 환자 상태가 조금이라도 나아지기를 절박하게 바라는 가족들로서는 이런 약이라도 끊기가 어렵다. 한계가 있더라도 그나마 가장 나은 방법이기 때문이다. 이로 인해 이와 같은 약들은 광범위하게 처방되고 여러 종류를 함께 이용하거나 장기간 복용하는 환자도 많다. 의사 입장에서는 알츠하이머병의 진행 과정을 바꿀 수 있는 약은 없다는 사실을 전달하기가 쉽지 않고, 이는 환자와 가족들의 입장에서도 별로 듣고 싶지 않은 이야기다. 현재 우리가 처한 상황은 이렇다. 가진 건 이게 전부다.

뇌가 기능하는 과정에 어떤 문제가 발생하면 치매가 생기는지 알아낸다는 목표는 어마어마한 발전을 이루었다. 하지만 세 가지 장벽을 넘어서기 위한 싸움은 지금도 계속되고 있다. 실질적인 발전을 촉진할 수 있도록 치매를 제대로 정의해야 하지만 여전히 낑낑대는 중이고, 지원금을 어떻게든 얻기 위한 고투도 이어지고 있다. 치매라는 과학적 퍼즐을 풀기 위한 싸움도 격렬한 기세로 이어지고 있다.

치매에 관한 새로운 생각

8장 🌱

무너진 아밀로이드 가설

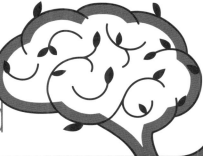

Dementia
Reimagined

| The Amyloid Hypothesis Falls Apart |

세계적으로 가장 우수하다고 인정받는 과학자들이 오랜 세월 연구하고도 치매의 효과적인 치료법이나 예방법은 아직도 발견되지 않았다. 과연 이런 상황을 비극이라고 할 수 있을까? 한번 살펴보자. 고전적 비극에는 반드시 몇 가지 공통적인 요소가 있다. 이야기가 동정심과 두려움을 동시에 일으킨다는 점, 반드시 영웅이 등장한다는 점이다. 그리고 이 영웅은 죄를 짓거나 타락해서가 아니라 정의가 지켜지지 않아서 또는 약해서 불행을 겪는다.

과학계에서 나온 이야기는 마치 고독한 과학자가 혼자 일궈낸 승리처럼, 이런 영웅 서사 형식으로 그려지는 경우가 많다. 그러나 대부분 허튼소리다. 과학은 그런 식으로 굴러가지 않는다. 오늘날도 그렇고, 지난 역사에서도 그렇다. 과학자가 고독하게 연구할 수도 있지만 그렇지 않을 수도 있다. 자진해서 밤늦도록 연구실에 남는 사람들도 있지만 혼자 뚝 떨어져서 연구하지는 않는다. 수백만 달러의 연구 지원금은 컴컴한 곳에서 방사능 연구를 이어갔던 마리 퀴리와 같은 과학자에게 제공되지 않는다. 서로 협력 관계를 유지하는 수많은 연구소에 소속된 수십 명, 때로는 수천 명의 과학자가 그 지원금을 받는다. 잘못 판단한 부분과 그럴듯해 보이지만 노력의 결실을 얻지 못하게 될 선택을 매 순간 바로바로 알기는 어렵다. 사람들은 '유레카'가 터져 나오는 순간, 문제가 단번에 해결됐다는 이야기를 좋아하지만, 과학의 발전은 대체로 그런 한 방으로 진행되지 않는다. 오히려 미지의 영역을 별로 강하지 않은 힘으로 여러 번 찰싹찰싹 치다가 그 너머에서 기다리던 성공과 마주하는 경우가 더 많다. 그 작은 도전이 쌓여 앞으로 나아가는 힘이 된다. 승리를 그려낸 장대한 대서사시는 모든 과정이 다 끝난 후에 탄생하고, 실수나 판단 착오 같은 요소는 싹 지워진다. 그렇게 나온 이야기는 불티나게 팔리지만 그 속에 진실은 없다. 현재 우리는 치매라는 과학적 이야기의 중반에 도달했다. 승리를 축하할 수 있는 시점은 아니지만, 이야기 전체를 비극이라고 할 수도 없다.

전 세계 엘리트 연구기관마다 뛰어난 학자들이 비상한 두뇌를 쥐어짜며 치매 연구에 힘쓰고 있다. 정말 놀라운 사람들이다. 이들이 거둔 성과를 나열하려면 수십 쪽이 필요하고, 하버드, 옥스퍼드, 국립과학원 등에서 발표된 많은 참고자료도 등장해야 한다. 명망 있는 상과 수백억 달러의 연구 지원금이 이들에게 주어진다. 이러한 학자 모두가 아직 치매를 치료할 수 있는 방법이 없다는 괴로운 사실과 매일 마주한다. 아직까지 없을 뿐만 아니라 베이비붐 세대가 생존하는 시대에 나올 가능성도 희박하다. 나는 이런 사실에 연민과 두려움을 느낀다. 아마 나이가 중년 이상이라면 대부분 그럴 것이다. 지금 당장 치료가 필요한 사람들에게 이와 같은 현실은 비극이다. 그러나 과학은 아주 천천히 오랜 세월 이어진다. 아프다고 해서 물건처럼 치료법을 주문할 수는 없다. 과학은 현 시점에 도달한 지식으로 도달할 수 있는 문제를 해결한다. 그래서 나도 사적인 감정을 개입시키지 않으려고 노력한다. 연민과 두려움이 느껴지는 것은

치매에 관한 새로운 생각

사실이지만, 이것이 과학이고 원래 과학은 이렇게 굴러간다.

　신약 개발은 잔인할 정도로 힘들게 이어져왔다. 치매 관련 약이 성공적으로 시험에 통과되는 비율은 굉장히 낮다. 암 치료제보다도 훨씬 낮은 수준으로, 치매의 신약 개발 노력이 실패로 돌아간 비율은 무려 99.6퍼센트다.[1] 그야말로 엄청난 실패율이다. 연구를 거쳐 효과가 있는 무언가가 발견된다 하더라도 훌륭한 아이디어에서 출발하여 FDA 승인을 받고 시험을 실시한 다음 시장에 나오기까지 12년 정도가 걸린다. 규정을 바꾸면 소요 기간을 줄일 수 있겠지만 그렇다고 필요한 절차를 전부 없앨 수는 없다. 검토 과정이 신속히 진행될수록 위험한 약이 너무 급하게 시장에 나올 가능성도 그만큼 높아진다.

　더 큰 문제도 있다. 치매로 이어지는 뇌 변화가 증상이 나타나는 시점보다 수년 전에, 어떤 경우는 수십 년 전에 시작된다는 것이다. 많은 과학자는 뇌 손상이 시작되기 전에 예방하는 것이 치매를 물리치는 가장 좋은 방법이라고 믿는다. 실제로 현재 진행되는 연구들 가운데 다수가 증상이 없거나 손상이 약간 진행된 사람을 대상자로 선정한다. 그런데 초기 대처가 장기적으로는 치매 환자를 줄이는 데 도움이 될 수 있지만, 이미 병세가 중등도 이상에서 중증 수준에 이른 환자들에게는 아무런 도움이 되지 않을 수 있다. 엄청난 노력을 기울여도 이미 병든 사람들에게는 거의 아무런 의미가 없을 수도 있다는 의미다. 현재 치매 환자는 수백만 명에 이르고, 앞으로 수년 동안 수백만 명의 환자가 더 발생할 것이다. 그냥 추측이 아니다. 타이타닉호의 침몰처럼, 수학적으로 정확히 예측된 사실이다.

8장. 무너진 아밀로이드 가설

실망스러운 일이 아닐 수 없다. 동시에 치료법에 바짝 다가간 것처럼 놀라운 연구 결과가 나왔다며 신이 나서 떠들어대던 머리기사들이 떠오를지도 모른다. "성공적인 시험 결과로 알츠하이머병 치료 가능성 크게 높아져"와 같은 제목으로 소개된 신약 베루베세스타트가 생각나는 사람도 있을 것이다.[2] 2016년 11월에 제1상 임상시험을 통과한 이 약은 이전에 개발된 비슷한 약과 달리 심각한 간 독성이 나타나지 않았다. 이런 기분 좋은 소식에 찬물을 끼얹는 것이 주특기인 내가 한마디 보태야 할 것 같다. 알츠하이머병 치료를 위해 개발된 시험 약물의 99.6퍼센트는 실패로 끝났다. 제1상 임상시험은 효능보다 안전성을 확인하는 단계이고, 이 시험을 통과한 약의 98퍼센트가 최종적으로는 실패한다. 베루베세스타트는 이 98퍼센트에 속한 실패한 약이었다. 그리고 몇 가지 염려되는 안전 문제도 나타났다. 제조사인 머크Merk는 경미한 수준에서 중등도에 이른 치매 환자를 대상으로 진행하던 제3상 임상시험을 2017년 2월에 중단했다. 그리고 증상이 상당히 초기 단계에 해당하는 환자들을 모집해 새로운 시험을 진행하려고 했지만, 결과는 더 큰 실패로 이어졌다. 약을 복용한 치료군에서 부작용이 더 많이 나타나고 인지기능도 약간 더 악화된 것으로 확인됐다.[3] 베루베세스타트는 경쟁적으로 등장한 다른 약들과 마찬가지로 개발 도중에 실패했다. 2002년부터 2012년까지 총 244종의 성분이 치료제로 평가받았고, 시장 출시까지 올 수 있었던 약은 딱 하나, 메만틴뿐이었다. 그러나 이 역시 병이 발생하는 기전 자체를 변화시키지는 못한다.

저 멀리 콜롬비아에서 진행된 임상시험을 소개했던 TV 프로그

| 200 |
치매에 관한 새로운 생각

램 '60분^{60 Minutes}'을 떠올리는 사람도 있으리라.[4] 해당 시험은 유전적으로 조기 발병 치매 소인이 있는 소규모 고립 코호트를 대상으로 하며, 현재 크레네주맙^{Crenezumab}이라는 약을 이용해 진행되고 있다 (생명공학업체 제넨텍^{Genentech}과 NIA가 공동으로 1억 달러의 지원금을 제공한 연구다). 치매 진행 단계의 가장 초기, 즉 비정상적인 유전자를 보유한 사람에서 증상이 나타나기 전에 약물 치료를 실시하여 치매를 예방하는 것이 연구진의 목표다. 나도 그렇게 됐으면 좋겠다. 하지만 이번에도 그 기대감을 깨뜨릴 소식이 있다. 크레네주맙은 증상이 경미한 수준에서 중등도인 치매 환자들을 대상으로 한 2상 임상시험에서 이미 실패한 약이다.[5] 이 결과로 앞으로 나올 결과까지 단정할 수는 없지만, 무시할 수 없는 중요한 단서인 것도 사실이다.

시험 단계를 거치고 있는 약들 중에 이 혹독한 시련을 다 통과할 수 있을 만한 치료제는 없을까? 내가 알기로는 없다. 잘못 알고 있는 것이라면 얼마나 좋을까. 현재까지 시험된 약은 중요한 시험에서 이미 실패했거나 이미 개발된 약과 별 차이가 없다. 사람들의 눈을 사로잡는 광고 중에는 실제 경험이 아닌 부푼 희망을 담고 있는 것들도 있다. 충분히 그럴 만하다. 모두가 치료법을 원하니까! 별로 도움이 되지 않는 알츠하이머 약도 더 나은 대안이 없기에 막대한 돈을 벌어들일 수 있다는 사실을 잊지 말아야 한다. 광고에서 느껴지는 흥분감은 병의 개선보다 앞으로 거두어들일 자신들의 수익을 향한 기대감의 표현인지도 모른다.

우리는 바라던 결과가 나오지 않은 약에 관한 이야기보다 승리의 기운이 가득한 이야기를 훨씬 더 많이 접한다. 기자들은 "마침내!

8장. 무너진 아밀로이드 가설

치료법이 나타났다"와 같은 기사를 쓰고 우리는 그것을 읽는다. "치료제는 없다. 우리는 앞으로도 계속해서 만성질환자들을 챙기고 돌봐야 한다"와 같은 기사는 재미가 없으니까. 하지만 재미없는 이 이야기가 진실이다. 치료법이 나온 것처럼 느끼게 만드는 가짜 소식은 가야 할 길을 잃게 만들 수 있다. 그러니 우리가 정신을 바짝 차려야 한다. 이런 일은 계속될 것이다. 치료에만 과도한 관심을 기울이면, 관리의 중요성을 잊게 된다.

치매 연구자들 중에는 반드시 성과를 거두어야만 하는 개인적인 이유가 있는 사람들도 많다. 나는 부모님이 치매 환자라고 이야기한 학자들을 수없이 만났다. 하버드 의과대학의 알츠하이머 연구·치료센터장이자 이 분야 최고의 전문가로 꼽히는 레이사 스펄링Reisa Sperling도 할아버지와 아버지가 모두 치매 환자다. 따뜻하고 세심한 의과학자인 스펄링은 치매를 과학적으로 해결하는 일에 자신의 막강한 능력을 쏟고 있다. 더 나은 치료법이 나오는 시점이 멀어지는 만큼, 치매로 인해 발생하는 비용도 그만큼 대폭 증가하고 증상이 이미 나타난 후에는 환자를 도우려고 해도 너무 늦다는 사실을 스펄링은 누구보다 잘 알고 있다. "안타깝게도 제 아버지는 경미한 알츠하이머병을 앓고 계세요. 제가 뭘 어떻게 도와드릴 수 있을지 걱정이 됩니다. 저는 임상 신경학자라 일하면서 아버지와 비슷한 상태이거나 중등도 치매를 앓고 있는 환자들을 많이 만납니다. (…) 효과가 있는 어떤 약이 개발되고, 임상시험에 이분들이 참여하도록 안내하고, 참가자가 위약이 아닌 치료군에 배정되는 경우가 아니라면, 사실 우리는 이 싸움에서 진 것이나 다름없습니다."[6]

치매에 관한 새로운 생각

스펄링의 우려는 충분히 납득된다. 미국에서는 매일 베이비붐 세대에 해당하는 인구 10만 명이 65세가 된다. 병리학적인 알츠하이머병의 원인은 증상이 나타난 시점보다 수년 전에 시작되므로 병을 예방하려면 50대 또는 60대에 들어선 환자가 대상이 되어야 한다. 경우에 따라 그보다 더 일찍 병이 시작될 수도 있다. 베이비붐 세대 중에서 가장 나이가 젊은 사람들도 알츠하이머병을 예방할 수 있도록 도울 수 있는 시간이 점점 줄어들고 있다. 예방법이 나온다면 향후 다른 사람들이 도움을 받을 수 있겠지만, 지금 현재 50세 이상인 수백만 명의 치매를 예방할 수 있는 방법은 없다. 노력을 하지 않은 것은 아니지만, 승리보다 실패한 결과가 압도적으로 더 많다.

이 승리와 실패 사례 중에 몇 가지를 살펴보자. 치매 연구는 1970년대에 재개된 이후 계속해서 탄력을 받아 활발히 진행됐다. 이 기간에 과학계는 많은 것을 배웠다. 구체적인 과정은 뜨거운 논란이 이어지고 있으나, 뉴런이 기능을 잃기 전에 아밀로이드 플라크와 타우 단백질 엉킴 현상이 먼저 발생한다는 사실도 확인됐다. 아밀로이드와 타우 단백질이 처음부터 나쁜 영향을 주는 것은 아니다. 건강한 뇌에서는 두 물질 모두 각각 맡은 기능이 있지만 어떤 악영향에 의해 문제를 일으킨다. 아밀로이드의 전구체 단백질은 콜레스테롤 운반을 돕고 뇌세포가 유익한 방식으로 서로 바짝 달라붙을 수 있도록 한다.[7] 타우 단백질은 신경세포들로 구성된 신경 다발을 질서 있게 유지하여 정보가 오가는 뇌의 통신망이 원활히 기능하도록 돕는다.[8] 아밀로이드 전구체 단백질은 여러 종류의 효소에 의해 절단된 후 여러 개의 조각으로 나뉘는데, 이 가운데 일부는 베타 아밀로이

8장. 무너진 아밀로이드 가설

드가 되어 뇌세포 외부에 찐득한 플라크를 형성하고 다른 일부는 수용성 상태로 혈액과 함께 온몸을 순환한다. 어떤 경우든 모두 알츠하이머성 치매로 이어지는 뇌의 병리학적 변화에 영향을 준다.[9] 타우 단백질은 인체의 다른 단백질들과 마찬가지로 특정 분자와 결합하여 특정 기능을 활성화시키거나 중단시키는데, 때때로 비정상적인 결합이 일어나면 엉킴이 발생하여 맡은 기능을 하지 못한다.

지난 25년간 알츠하이머병 연구 지원금 가운데 가장 큰 몫은 1991년 존 하디John Hardy와 데이비드 올솝David Allsop이 제안한 아밀로이드 가설을 토대로 계획된 연구들에 주어졌다.[10] 하디와 올솝은 점도 높은 베타 아밀로이드 플라크가 쌓이면서 알츠하이머병의 병리학적 변화가 시작되고, 타우 단백질의 화학적 변형과 엉킴 현상, 최종적으로는 신경 세포의 사멸에 이르는 여러 해로운 변화가 줄줄이 이어진다는 이론을 수립했다. 이 이론을 대폭 지지하는 사람도 많았고 뒷받침하는 데이터도 상당수 발표됐다. 그러나 미국에서 가장 유명한 두 집안의 싸움인 해트필드가와 맥코이가의 갈등과 비슷한 일이 일어났다(두 집안은 남북전쟁에서 각각 남부 연합군과 북군으로 참전했는데, 전쟁 후 살인을 당한 맥토이가가 해트필드가를 살인자로 의심하면서 30여 년 동안 갈등이 지속됐다.─역주). 베타 아밀로이드 플라크가 알츠하이머병의 주된 원인이라고 보는 과학자들(베타 아밀로이드 플라크 지지자)과 타우 단백질의 엉킴 현상에서 비롯되는 악영향이 과소평가되었다고 보는 사람들(일명 '타우주의자') 간에 싸움이 벌어진 것이다. 이후 수년 동안 마침내 갈등이 종결됐다는 선언이 수시로 발표되었고, 연구 지원금은 베타 아밀로이드 지지자들 쪽으로 계속 흘러갔다. 그만큼 타

치매에 관한 새로운 생각

우주의자나 이 외의 다른 이론을 지지하는 학자들에게 돌아가는 지원금은 줄어들었다. 그러나 현재 아밀로이드 가설은 흠씬 두들겨 맞고 있는 실정이다. 어쩌면 다시 회복하지 못할 수도 있다. 회복하더라도 전면적인 수정이 필요하다. 다른 발병 기전과 경로를 연구해온 학자들은 기본적인 아밀로이드 가설로는 설명할 수 없는 문제를 해결하기 위해 씨름해왔다. 알츠하이머병을 치료할 수 있는 효과적인 신약이 실패를 거듭한 이유를 파악하려면 아밀로이드 가설의 흥망성쇠를 다시 살펴봐야 한다.

아밀로이드에 초점을 맞춘 이론은 치매의 "알츠하이머병화" 현상을 여실히 보여준다. 이는 1970년대와 1980년대에 활동한 과학자들과 로비스트, 알츠하이머병 협회가 추진하여 성공을 거둔 마케팅 전략에서부터 시작된 현상이다.[11] 이 전략은 제대로 먹혔다. 치매는 나이 들면 일어나는 일이 아닌 질병의 하나로 인정받았다. 문제는 치매의 증상과 치매에 영향을 주는 요소, 다른 종류의 치매는 알츠하이머병과 연관성이 없다는 이유로 배제되었다는 것이다. 기억력 상실과 아밀로이드에 관한 연구에만 돈이 흘러갔다. 노화로 인해 뇌에 발생하는 변화가 치매에 영향을 '준다'는 사실, 다른 질병이나 치매의 다른 유형에서도 알츠하이머병과 동일한 특징이 나타난다는 사실, 치매 환자에서 우울증이나 불안, 정신병과 유사한 증상이나 실행 기능의 저하가 흔히 나타난다는 사실은 중요하게 여겨지지 않았고 그러한 주제는 연구 지원 대상에서도 제외됐다. 너무나 많은 자금이 알츠하이머병 연구로 쏠렸다. 치매의 종류는 그것 말고도 다양하고 수백만 명의 환자가 그와 다른 치매를 앓고 있다는 사실은

8장. 무너진 아밀로이드 가설

잊혀졌다.

아밀로이드 가설은 훌륭한 이론들이 공통적으로 해내는 일을 해냈다. 인상적이지만 제각기 분리되어 있던 증거들을 한 덩어리로 뭉친 것이다. 21번 염색체에 아밀로이드 형성에 핵심 역할을 하는 유전자가 있다는 사실을 밝혀낸 유전학 연구도 한몫했다. 21번 염색체는 원래 두 쌍이지만 다운증후군을 앓는 사람은 이 염색체가 세 쌍이다. 다운증후군의 공식 명칭인 '21번 삼염색체증trisomy 21 syndrome'도 이러한 특징에서 비롯된 것이다. 이로 인해 다운증후군 환자들은 아밀로이드도 과량 만들어지고 알츠하이머병 발병률도 높다. 이 병이 조기에 발병하는 경우도 많다. 다운증후군 환자의 체내에 아밀로이드가 축적된다는 사실은 아밀로이드 가설의 주춧돌이다. 이들의 경우 아밀로이드가 과도하게 쌓이고 이것이 알츠하이머병으로 이어질 가능성이 높으니, 다른 알츠하이머병 환자에서도 분명 같은 일이 벌어지리라 확신했다.

세계 몇몇 곳에서 진행된 유전학 연구 결과도 아밀로이드 가설의 발판이 되었다. TV 프로그램 '60분'에 소개된 콜롬비아 고원 지역 사람들처럼, 조기 발병 치매 환자가 집단적으로 발생한 지역이 있다. 지리적으로 고립된 채 대대로 살아왔고 근친결혼이 이루어진 곳들로, 치매를 유발하는 돌연변이 유전자 하나를 물려받아 40세 이전에 치매가 발병하는 사람들이 많다.[12] 전 세계적으로 나타나는 이 같은 상염색체 우성 알츠하이머병ADAD은 다양한 염색체에서 발견된 최소 180가지의 각기 다른 유전자 돌연변이로 발생한다.[13]

ADAD는 흥미로운 연구 주제로 여겨졌고 이 병을 앓는 수많은

치매에 관한 새로운 생각

사람에게 지원금의 상당 비율이 할당됐다. 그러나 ADAD 환자는 전체 알츠하이머병 환자의 1퍼센트도 안 된다. 이 병을 해결하는 것만이 ADAD 연구의 동력은 아니다. ADAD 유전자를 보유한 사람들 중 일부는 알츠하이머병을 앓을 확률이 거의 100퍼센트에 가까운데, 과학자들은 이들을 연구해서 혈액과 기억력, 뇌에 일어나는 변화를 자세히 파악하려고 한다. 이 정보를 토대로 치매를 예측할 수 있는 혈액 검사나 다른 지표를 찾을 수 있으리라고 기대하는 것이다. ADAD 환자들 가운데 특히 큰 희망에 부푼 사람들은 증상을 늦추거나 없앨 수도 있다는 생각으로 실험 약물을 이용한 치료에 참여한다. 이러한 연구의 목표는 ADAD를 앓는 소수의 환자는 물론 이들보다 발병 시기가 늦고 훨씬 더 많은 다른 알츠하이머병 환자들에게도 효과를 발휘할 만한 약을 찾는 것이다.

ADAD 연구를 통해 노년기에 발병하는 치매의 수수께끼를 풀어보려는 이 같은 접근 방식을 두고, 여러 치매 연구자들은 체내 콜레스테롤 농도를 낮추는 약인 스타틴이 발견된 과정을 떠올린다.[14] 선천적으로 체내 콜레스테롤 농도가 높은 가족력이 있는 환자들이 스타틴 복용 후 효과가 나타났고, 이후 스타틴은 비선천적으로 콜레스테롤 수치가 높은 사람들에게도 도움이 된다는 사실이 밝혀졌다. 이 계통의 약물은 대형 제약업계가 만들어낸 블록버스터 신약으로 꼽힌다. 너무 일찍 치매라는 가혹한 병에 시달리는 가족들을 도우려는 것이 학자들의 목표지만, 유익한 일을 하면서 동시에 경제적 이득도 누리려는 목표가 공존한다. ADAD 연구 목적에는 알츠하이머병을 낮게 할 기적 같은 치료법을 찾겠다는 의지와 이를 통해 억만장자가

8장. 무너진 아밀로이드 가설

되고 싶다는 꿈이 모두 담겨 있다. 실행만 된다면 노다지가 될 만한 목표지만, 약 15년의 시간과 무수한 연구 지원금에도 불구하고 아직 누구도 달성하지 못했다.

게다가 문제가 더욱 복잡해지는 요소도 있다. 치매만 여러 종류가 아니라, 알츠하이머병도 종류가 다양하다. 노년기에 치매를 앓는 사람이 확정적인 유전자 하나로 인해 병이 나는 것은 아니다. 유전적 요인을 포함하여 다른 여러 상호작용하는 요소가 얽혀서 발병한다. 아주 대략적인 경험법칙상 치매가 조기에 발병하는 경우, 우세한 영향력을 발휘하는 유전자 하나가 존재할 가능성이 크고 식생활이나 혈관 질환 등 다른 요소의 영향은 떨어진다고 볼 수 있다. 아밀로이드 가설을 지지하는 사람들은 알츠하이머병이 조기에 발병하든 노년기에 발병하든 뇌의 병리학적 변화는 비슷한 경로로 이루어진다고 주장한다. 두 경우 모두 아밀로이드 플라크가 축적되고, 뉴런 내부에서 타우 단백질의 엉킴 현상이 나타나고, 뉴런이 사멸하는 과정을 거친다고 보는 것이다. ADAD와 노년기에 발병하는 치매의 경로가 동일하다는 주장, 혹은 적어도 충분히 비슷하다는 주장은 아밀로이드 가설을 두고 현재 벌어지고 있는 논란의 핵심이다. 아밀로이드가 종류와 상관없이 모든 알츠하이머병에 어느 정도 영향을 준다는 사실에는 대부분의 학자가 동의한다. 그러나 대규모 연구에서 문제가 드러나면서 이제는 점점 더 많은 학자가 조기 발병 치매와 노년기에 발병하는 치매에는 중대한 차이가 있고 여러 요소가 각기 다른 조합으로 이 두 가지 치매에 영향을 준다는 견해에 동의하는 추세다. 한 예로, 노년기가 되면 뇌에서 아밀로이드가 그리 과도

치매에 관한 새로운 생각

았다. 처음부터 아밀로이드가 문제의 원인이 아니었으니 당연한 결과였다. 뇌에 아밀로이드 플라크가 충분히 축적되고 치매가 매우 경미한 수준으로 진행된 사람의 경우에는 효과가 있었다. 결국 임상시험이 실패한 것은 참가자들 가운데 상당수가 해당 병을 사실상 앓고 있지 않아 그 질병을 치료하기 위해 고안된 방법으로는 상태가 개선되지 않았기 때문일 수 있다. 회의적인 입장을 나타낸 과학자 마이클 골드Michael Gold는 아밀로이드의 양이 정상 범위에 속한 참가자들이 위약군과 활성성분이 함유된 약물 치료군에 무작위로 배정되었어야 한다고 지적했다. 그러나 그렇게 했다고 해도 결과가 달라지지는 않았을 게 분명하다.[24]

알츠하이머병 진단이 과도하게 내려졌음을 보여준 이와 같은 결과는 일부 연구에서 드러난 문제로 치부하기에는 굉장히 큰 의미가 있다. 전문가조차 임상적 징후로는 알츠하이머병 환자인지 여부를 판단할 수 없어 치매 환자에게 알츠하이머병이라는 진단을 내릴 수 있다는 뜻이다. 알츠하이머병 환자라 판단하고 그러한 추정에 따라 약을 처방했지만 그 환자들 가운데 4분의 1에서 3분의 1은 오진일 가능성이 있다. 알츠하이머병이 아닐 수도 있는 환자에게 같은 약을 계속 처방해야 할까? 아직 이 질문의 답은 밝혀지지 않았다. 약이 있다면, 어떤 약이 도움이 되는지 우리는 알지 못한다. 아밀로이드에 초점을 맞춘 연구는 치매를 앓고 있지만 아밀로이드 문제가 아닌 환자들과의 사이에 커다란 구멍을 만들었다. 이제는 그런 환자들이 어떤 상태인지, 무엇이 치매의 원인이고 우리가 어떻게 도울 수 있는지 서둘러 생각해야 한다.

8장. 무너진 아밀로이드 가설

아밀로이드 이론을 지지하는 연구자들은 이러한 시험에서 좋은 결과를 얻지 못한 주된 이유는 치료를 너무 늦게 실시했기 때문이라고 주장한다. 일단 뉴런 주위에 아밀로이드가 쌓이고 서로 달라붙으면 신경세포에 되돌릴 수 없는 손상이 발생하므로 회복이 불가능하다는 것이 이들의 견해다. 말이 안 되는 주장은 아니다. 가령 신장을 건강하게 유지하려면 신장 손상이 최악의 수준에 이르렀을 때 사태를 바로잡으려고 해서는 안 될 것이다. 손상이 일어나기 전에 방지하는 것이 훨씬 낫다.

아밀로이드를 감소시킨다는 시도는 좋았지만 타이밍이 잘못됐다는 이들의 생각은 아밀로이드 이론 지지자들에게 엄청난 동요를 일으켰다. 더 일찍부터 그러한 노력을 시작해야 한다는 압박은 아밀로이드와 관련된 모든 임상시험을 한 덩어리로 똘똘 뭉치게 하는 가교 역할을 했다. 2014년에 솔라네주맙과 바피뉴주맙의 개발이 실패로 돌아가기 전부터 이미 이러한 변화는 일어났다. 동시에 아밀로이드 가설에 관한 엄중한 평가가 실시됐지만 치매를 치료할 수 있는 새로운 약 하나 없이 10여 년의 세월이 흘렀고 실패한 시험 결과만 잔뜩 쌓여 있었다. 의혹의 눈초리가 점차 강해지는 와중에도 아밀로이드 이론을 굳건히 지지한 연구자들이 NIH와 제약업계가 제공하는 지원금 중 상당 부분을 차지했다. 그러나 아밀로이드를 감소시켜 치매 환자의 증상 개선을 이끌어내려는 노력이 실망스러운 결과로 돌아왔다는 사실에 모두가 동의했다. 치매와 관련된 뇌 손상은 증상이 나타나는 시점보다 수년 전에 시작된다는 사실도 비슷한 시기에 분명하게 밝혀졌다. 아밀로이드가 정교한 뇌 조직을 조금이라도 손

치매에 관한 새로운 생각

상시키기 전에 덜 축적되도록 하거나 아예 축적되지 않도록 해야 한다는 의미였다.

손상이 일어나기 전에 실시할 수 있는 대책을 찾는 일에 초점이 맞추어지면서, 2011년 알츠하이머병의 진행 단계에 관한 정의도 수정됐다. 과학계가 증상이 구체화되기 전에 뇌가 위험에 처한 상태인지 알아낼 수 있게 된다면 치매를 물리칠 수도 있을 터였다. 이에 따라 알츠하이머병에 새로운 단계가 생겼다. 바로 전임상기 알츠하이머병이다. 몸에 아무런 이상이 없고 증상도 없지만 아밀로이드 플라크가 과도하게 축적된 단계를 가리킨다. 아밀로이드 가설을 구출하기 위한 시도에서 생겨난 결과물이다. 이 단계에 속한 사람들은 대부분 아직 치매가 발생하지 않았으나 전체 인구군과 비교하면 치매 발생 위험이 높다. 조기에 치료를 한다면 효과를 얻을 수도 있다. 하지만 새로 만들어진 이 분류로 인해 윤리적 문제를 비롯한 여러 갈등이 빚어졌다.[25] 치매 환자에게는 커다란 오명이 따라다니는데, 연구에 참가한 사람이 전임상기로 확인되었다면 그 사실을 알려줘야 할까? 어쩌면 치매로 발전하지 않을 수도 있고, 치매로 발전한다고 해도 효과적인 치료법은 아직 없는 상황이다.

이와 같은 윤리적 문제는 상당히 현실적이지만 나는 이것이 전임상기 알츠하이머병과 관련된 가장 심각한 문제라고는 생각하지 않는다. 예방은 듣기에는 참 그럴듯한데, 실제로 병을 예방하는 방법은 여러 가지가 있다. 폐암과 심장질환은 담배를 끊어서 발병률을 낮출 수 있고, 홍역은 백신을 접종하면 예방할 수 있다. 내가 염려하는 것은 위험군에 속했지만 병으로 발전하지 않은 수백만 명이 치료

8장. 무너진 아밀로이드 가설

라는 명목으로 매일, 수년 동안 먹어야만 하는 약을 개발하는 데 중점을 둔 전략이다. 위험군 중 대다수는 앞으로도 치매가 발병하지 않을 것이고 나중에 설사 치매로 발전하더라도 약의 복용 여부와 상관없이 몇 년 동안은 아무런 이상이 없을 가능성이 높다. 또한 개개인에서 나타난 결과만 보고 약이 효능을 발휘했는지 파악하기란 불가능하다. 건강하게 잘 지내는 사람이 약의 효과 덕분인지, 애당초 치매에 걸릴 사람이 아니었는지 우리로선 알 수가 없다. 마찬가지로 그중 일부가 나중에 치매를 앓는다고 해도 약 덕분에 인지기능이 저하된 속도가 늦춰진 것인지, 약을 복용하지 않았더라도 같은 속도로 병이 진행됐을지 알 수 없다.

실제로 그런 약이 존재한다고 가정해보자. '브레인업@'이라 부르기로 하고, 50세 이상 치매가 걱정되는 사람이라면 누구나 복용할 수 있다고 하자. 대충 떠올린 내용은 아니다. 지금도 수백만 달러가 투자된 연구들이 내세우는 핵심 전략과 일치한다. 나도 치매를 예방하고 싶지만 매일 약을 먹는 방식은 백신을 접종하거나 생활방식을 바꾸는 것과 달리 조심스럽다. 단기간에 그런 치료법이 나오지는 않겠지만, 매일 먹는 약이 출시되면 무슨 일이 일어날지 걱정된다.

'브레인업@'과 같은 약이 제약업계에는 얼마나 큰 횡재로 느껴질 수 있는지부터 생각해보자. 대형 제약업체가 사사건건 다 틀렸다고는 생각하지 않는다. 에이즈와 암에 효과적인 약을 제공한다는 점에는 나도 감사함을 느끼고, 그와 같은 성과에 대형 제약업체가 한몫했다는 점도 충분히 인정한다. 그러나 미국에서 브레인업@의 잠재고객인 베이비붐 세대는 7,500만 명이 넘는다. 아밀로이드가 과량

치매에 관한 새로운 생각

으로 축적된 사람, 또는 APOE e4 유전자를 보유해서 치매 위험도가 높은 사람으로 이용자를 한정한다고 해도 이 약으로 벌어들일 수익은 엄청나다. 지금까지 나온 모든 블록버스터 신약을 모조리 뛰어넘을 수도 있다. 그만큼 업계는 강렬한 유혹을 느낄 것이다. 그 유혹이 너무나 강렬한 나머지, 아직 아무런 증상도 나타나지 않은 노인들을 노린 약을 만들어낸다는 전략이 수립될 수 있다. 이러한 압력은 결코 인정할 수 없다. 유혹에 휩쓸려, 수많은 사람에게 아무 약이나 처방할 때 발생할 수 있는 위험성을 제대로 평가하지 않을 수도 있다. 이들이 잠재적 환자로 보는 사람들은 아직 아무런 증상이 없는 상태에서 약을 먹기 시작한다는 점을 잊지 말아야 한다. 약의 부작용과 극심한 질병으로 나타나는 증상 사이에서 균형점을 찾는 것이 아닌, 아직 생기지도 않은 병 때문에 약을 먹을 때 생기는 부작용을 생각해야 하는 것이다.

　뭐가 그렇게 위험하다는 것일까? 동시에 여러 약물을 복용하거나(다약제 복용) 광범위한 처방약을 정기적으로 복용하는 것은 노인 환자들 사이에서 발생하는 심각한 문제다. 노인들이 이용하는 여러 약들 중에는 건강에 위험한 영향을 줄 수 있는 약도 포함되어 있다. 노인 환자에게 처방되는 약의 종류가 '평균' 10가지라는 연구 결과도 있다.[26] 노인이 아닌 누구라도 처방받은 그 많은 약을 다 복용하기란 힘들다. 더욱이 노인들은 약병에 깨알처럼 적힌 작은 글씨를 읽거나 약병 뚜껑을 여는 것도 쉬운 일이 아니다. 이렇게 한꺼번에 먹은 약들이 서로 상호작용을 일으키면, 추락, 골절, 입원치료, 섬망 등 더 큰 문제로 이어질 수 있다. 그러므로 브레인업@의 전략은 이

8장. 무너진 아밀로이드 가설

미 약을 한 주먹씩 복용 중인 노인들에게 또 한 가지 약을 더할 수 있다는 점에서 절대 사소한 일로 넘길 수 없다. 훌륭한 노인전문 의사나 약사들은 환자에게 처방하는 약을 줄이기 위해 많은 시간을 들이는데, 브레인업@이 떡하니 등장한 것이다.

브레인업@은 노인 개개인에게는 물론 노인 인구 전체가 느끼기에도 값비싼 약으로 출시될 예정이다. 1년치 가격이 1만 달러 정도면 무난한 수준이고, 4만 달러가 될 수도 있다. 지난 수십 년 동안 약값은 배로 늘어났다. 베이비붐 세대는 인구도 많으니 수익은 더욱 짭짤할 것으로 예상된다. 아마도 수십억 달러는 벌어들일 수 있으리라. 65세 이상 노인이 지불하는 약값은 메디케어, 즉 세금으로 충당된다. 노인들이 원래 살던 집에서 계속 지낼 수 있도록 낡은 집을 손보겠다고 할 때, 보수비용이 지급되지 않는다. 노인들의 원활한 거동을 돕는 물리치료나 운동, 건강한 식생활, 사회 참여활동을 촉진하는 일은 모두 치매를 지연시키는 효과가 있지만, 마찬가지로 그런 일에 제공되는 지원금은 없다. 브레인업@의 잠재 고객은 노인이다. 당뇨병, 심혈관질환, 암 등 의학적 다른 문제도 이미 갖고 있을 만한 사람들 말이다. 즉 많은 도움이 필요한 사람들이 아직 생기지도 않은 병을 위해 또 많은 돈을 쓰게 될 것이다.

치매의 발병 시점을 늦추거나 치매를 예방하기 위해 전임상기 알츠하이머병 환자를 대상으로 실제로 진행되는 대규모 임상시험 하나를 살펴보자. 우리가 가정한 브레인업@ 전략이 현실에서 실행된 사례로도 볼 수 있다. 'A4 연구'로 불리는 이 임상시험은 레이사 스펄링과 제이슨 칼라위시Jason Karlawish를 포함해 명성 있는 알츠하이

치매에 관한 새로운 생각

머병 전문가들의 주도로 실시된다.[27] 1억 달러 이상이 투자될 이 임상시험에는 수년 동안 엄청난 인력이 동원될 계획이다. A4 연구에서는 PET를 통해 참가자 전원을 대상으로 아밀로이드의 과량 축적 여부를 확인한다. 또한 치매 증상이 나타나지 않는 사람만 참가자로 포함시키는 확인 절차도 실시된다. 증상은 없지만 아밀로이드가 과량 축적된 경우, 전임상기 알츠하이머병의 기준을 충족하므로 연구에 참가할 수 있다. 이 가운데 일부는 위약을 받고 나머지는 활성성분이 함유된 약을 투여받는다. 그리고 연구 시작과 종결 시점에 전원을 대상으로 인지검사를 실시한다. 연구진은 투약군과 위약군에서 인지기능이 악화된 사람의 비율에 차이가 나타나는지 확인할 것이다. 치매의 발병 시점을 늦추는 것이 이 시험의 목표다.

바이오젠Biogen이라는 업체도 아두카누맙Aducanumab이라는 약을 이용한 비슷한 연구를 설계해 그와 같은 희망을 고조시켰다. 이 시험은 2019년 완료를 목표로 시작됐다. 2015년 3월에 실시된 예비 시험에서는 활성성분이 투약된 참가자들에서 아밀로이드가 통계적으로 유의미하게 줄어들고 인지기능이 저하되는 속도도 느려진 것으로 나타났다. 아두카누맙도 부작용이 없지는 않다. 영어 약자로는 '아리아ARIA'라는 감미로운 이름이 붙은 '아밀로이드 관련 영상 이상'도 부작용에 포함된다. 뇌가 부어오르는 이 이상증상은 투여량이 많아질수록 악화되고 치매 발생위험도가 높은 APOE e4 보유자에서 더욱 심각하게 나타난다. 그럼에도 바이오젠은 이 예비 시험 결과가 나온 후, 발표한 아두카누맙에 관한 초기 보고서만으로 주식 가격이 40퍼센트 증가하는 성과를 얻었다.[28] 그후 바이오젠은 500명의 환

8장. 무너진 아밀로이드 가설

자를 임상시험에 추가했다. 해당 연구에 관한 우려가 어느 정도 수준인지 짐작할 수 있는 부분이다. 시장 분석가들의 불안감도 그만큼 높아졌다.[29]

A4 연구에 많은 것이 달려 있다. 하지만 우려할 만한 이유가 있다. 시험에 사용되는 약은 솔라로도 불리는 솔라네주맙으로, 앞서 중등도 또는 중증 알츠하이머병 환자에게 도움이 되지 않는다고 소개했던 바로 그 약이다. 알츠하이머병 환자처럼 보이지만 아밀로이드 플라크가 과량 축적되지 않은 대규모 집단에도 솔라는 도움이 되지 않았다. 참가자 수가 워낙 많아서 효과가 나타난 사람도 있을 만하지만 그런 경우는 나타나지 않았다. 1억 달러가 들어갈 A4 시험으로 도움을 얻을 수 있는 사람의 수도 그만큼 축소됐다고 볼 수 있다.

2016년 11월, 솔라네주맙을 만든 제약사 일라이 릴리[Eli Lilly]는 개발 노력이 또다시 실패했다고 발표했다. 2014년에 흐지부지 끝난 임상시험은 PET를 통해 아밀로이드가 축적된 사실이 확인되고 알츠하이머병에 따른 이상 증상이 경미하게 나타나는 것으로 입증된 참가자들이 대상자인 경우에 한하여 확대 실시할 수 있다는 허가가 내려졌다. 그러나 활성성분이 투여된 사람들은 위약군과 비교할 때 임상적으로 유의미한 효과를 얻지 못했다. 업체 측은 보도문을 통해 "솔라네주맙을 알츠하이머병으로 인한 경증 치매 치료제로 출시하기 위한 규제 절차를 더 이상 진행하지 않을 것"이라는 의사를 엄중히 전했다.[30] 그러나 솔라도 A4 연구도 아직 사라지거나 중단되지 않았다. A4 연구진은 이전 임상시험에서 유의미하지 않은 수준으로, 잠깐 깜박이는 빛처럼 나타난 개선 효과에 주목하고, 투약 용

치매에 관한 새로운 생각

알지 못했다. 환자들 중에는 아밀로이드가 그리 많이 축적되지 않았는데도 심각한 증상이 나타나는 경우가 있다. 또 어떤 환자들은 아밀로이드가 많이 쌓여 있는데도 증상이 나타나지 않는다. 어떤 연구자들은 이런 모순된 상황을 최소화하기 위해 아밀로이드가 과량 축적된 사람들은 시간이 지나면 치매에 걸릴 것이라고, 혹은 이미 미묘한 문제가 발생했지만 우리가 미처 깨닫지 못하고 놓쳤을지도 모른다고 주장한다. 하지만 어쩌나. 체내에 아밀로이드가 잔뜩 축적되고도 예리한 인지기능을 유지한 채 100세까지 사는 사람들도 있다. 만약에 내가 크게 성가신 문제를 일으키지 않고 100살까지 산다면 나도 그런 경우에 해당될 것이다.

아밀로이드의 축적과 실제로 나타나는 증상 사이에 나타나는 이 괴리에 관해서는 컬럼비아 대학교 인지신경과학 연구소의 책임자인 야코프 스턴Yaakov Stern의 견해가 가장 널리 받아들여지고 있다. 키가 크고 마른 체형에 나이가 지긋한 스턴 교수는 큼직한 안경을 걸친 쾌활한 사람이다. 그는 '인지보유량(인지비축분)'이라는 개념을 활용하여 왜 어떤 사람들은 아밀로이드 플라크가 다량 축적되는 현상을 비롯해 뇌에 커다란 병리학적 변화가 발생해도 그 영향을 받지 않고 인지기능이 우수한 수준으로 보존되는지 설명했다.[38] 인지보유량이 큰 사람은 뇌의 다양한 신경 네트워크와 그밖에 다른 보상기전을 활용하여 뇌의 손상도가 점점 높아져도 기능을 유지한다. 스턴이 밝힌 증거를 보면 가진 자와 못 가진 자의 인지보유량에 차이가 있음을 알 수 있다. 건강의 다른 영역에서와 마찬가지로 뇌 건강 역시 특권층이 특권을 누린다. 그들 자신은 스스로 얻은 것이라

8장. 무너진 아밀로이드 가설

고 하겠지만 말이다. 교육을 많이 받고 그 교육 덕분에 취직해서 일을 하면서 살면 증상이 나타나기 전에 뇌의 병리학적 변화를 이겨낼 수 있는 수준도 높아진다. 그런데 이 특권에 단점도 있다. 인지보유량이 큰 사람은 치매 증상이 일단 나타나면 인지보유량이 적은 사람보다 더 빠른 속도로 악화된다. 앞서 언급한 보상 기전이 실질적인 손상을 막다가, 더 이상 손쓸 수 없는 지경에 이르면 손끝만 닿아도 와르르 무너지는 상태가 되어 빠른 속도로 악화되는 것으로 보인다. 교육과 운동, 꾸준한 지적 활동, 사회 참여는 모두 인지보유량에 영향을 주는 요소에 해당한다. 치매를 예방하는 요소는 아니지만 증상이 나타나는 시점을 늦출 수 있다. 나는 스턴 박사에게 인지보유량을 보존하기 위해 어떤 노력을 하느냐고 물었다. 그는 업무 스케줄이 워낙 빡빡해서 그 사이에 시간을 내어 운동하기가 어렵다고 털어놓았다. 그 대신 그는 사무실을 오갈 때 계단을 이용한다고 이야기했다. "사무실이 18층 아닌가요?" 내가 다시 묻자, 이런 대답이 돌아왔다. "사실상 19층입니다. 하지만 이 정도 운동으로는 부족해요." 스턴 박사만큼 노력하기란 쉬운 일이 아니지만, 그가 무엇을 강조하는지는 명확히 알 수 있다. 유전자를 바꿀 수는 없어도 인지보유량은 바꿀 수 있다. 그러니 적극적으로 노력해야 한다.

치매 전문가들도 교육을 더 많이 받고 더 나은 일자리를 가진 사람일수록 더 건강하다는 불평등한 연결고리를 잘 알고 있다. 캘리포니아 대학교 샌프란시스코 캠퍼스 정신의학연구소의 부소장이자 세계적으로 명성이 높은 치매 연구자인 크리스틴 야페Kristine Yaffe도 마찬가지다. 얼굴 가득한 미소와 캘리포니아 사람 특유의 느긋한

치매에 관한 새로운 생각

태도만 보면 그가 놀랄 만큼 근면성실한 사람이라는 게 믿기지 않지만, 최상급 훈련을 받으려고 정신의학과 신경학 두 분야에서 모두 레지던트 과정을 마쳤다는 사실로 충분히 그런 면모가 드러난다. 야페는 사회적 계층에 따라 인지 건강에서 나타나는 격차를 연구할 때 연구자들이 느끼는 난감함에 관해 설명했다. "인구군에 따라 굉장히 큰 차이가 있는 것으로 보입니다. 사람들의 출발점만큼 인지기능의 변화 속도가 크게 달라지는 요소도 없는 것 같습니다. 그 출발점은 개개인의 종점에도 영향을 줍니다. 그런데 이런 격차가 왜 일어나는지 아무도 따져보려고 하지 않아요."[39] 사회적 결정인자가 건강에 어떤 영향을 주는지 보여주는 부분이다. 의학에서 발생하는 가장 커다란 도덕적 문제로도 볼 수 있으리라. 이와 같은 문제는 의학에만 초점을 둔 전략으로는 해결할 수 없다. 환자의 삶을 구성하는 모든 부분에서 건강 증진에 영향을 주는 요소에 대한 접근 방식이 바뀌어야 한다.

　치매를 막기 위해 현재 우리가 해야 할 일은 무엇일까? 검사를 받으면 도움이 될까? 아밀로이드를 탐지하는 특수 PET 기술을 활용하는 것이 과연 적합한지에 관해서는 논란이 계속되고 있다. 알츠하이머병 협회와 이 검사에 사용되는 방사성 분자를 만든 업체 일라이 릴리 등 검사의 필요성을 지지하는 쪽에서는 사람들이 체내 아밀로이드의 축적 상태를 확인할 수 있도록 이 검사비도 메디케어 보장 범위에 포함돼야 한다고 주장한다. 자신이 알츠하이머병에 걸릴 가능성이 높다는 사실을 알게 되면 앞으로 어떻게 대처해야 할지 체계

8장. 무너진 아밀로이드 가설

적으로 준비하고 장기요양 보험을 준비하는 한편, 발병 이후 어떻게 살아갈 것인지도 생각해볼 수 있다는 것이 이들의 견해다. 그러나 아밀로이드가 체내에 존재한다고 해서 언제 치매가 발병할 것인지 알 수 없고, 치매가 발생한다고 장담할 수도 없다. 그러나 보험보장에 관한 보도 내용에 이 핵심적인 차이가 명시되는 경우는 거의 없다. 언론은 아예 "알츠하이머병 검사"라는 명칭을 꾸준히 사용하지만 사실 이 검사로는 나중에 치매에 걸릴 것인지 여부를 판단할 수 없다. 연방정부는 연구에 직접 참여하기로 동의한 사람이 아니라면 이러한 검사 비용을 보장하지 않기로 결정했다. 옳은 결정이다.[40]

이에 반발한 일부 전문가들이 뭉쳐 알츠하이머병 협회가 지원하는 'IDEAS(치매 영상-아밀로이드 스캔 검사의 근거) 연구'를 시작했다.[41] 예비 단계에서 나온 결과에는 의기양양한 어조가 그대로 느껴진다. PET 스캔을 받은 환자의 약 3분의 2가 치매 또는 다른 병과 관련된 약 처방 내용이 변경되거나 그와 관련하여 상담을 받았다는 것이 주된 결과였다. 해당 연구진은 이것이 PET 스캔으로 얻을 수 있는 효과를 똑똑히 보여주는 근거라고 설명했다. 나는 이 연구에 참가한 전문가들의 풍부한 임상 경험과 지혜를 존중하지만, 그런 견해에는 동의할 수 없다. PET 스캔 결과로 알 수 있는 것은 아밀로이드가 과량 존재하는지 여부이다. 실제로 아밀로이드의 양이 과도하게 많으면 치매에 걸릴 위험성이 높지만 언제 병이 찾아올 것인지는 알 수 없고 나중에 정말 치매에 걸릴 것인지도 확신할 수 없다. 또한 이 검사에서 아밀로이드가 과량 축적되지 않았다고 확인된 사람도 '여전히' 치매에 걸릴 수 있다. PET 스캔으로 현재 치매 증상이 나타난 상

치매에 관한 새로운 생각

태인지, 또는 치매를 예측할 수 있는 전조 증상이 있는지, 최소 수준의 인지기능 손상이 발생했는지 등과 같은 기능 상태는 아무것도 확인할 수 없다. 이러한 내용은 신경심리학 검사로 확인할 수 있는데, 이 검사는 굳이 받지 않아도 된다. 이는 PET 스캔을 받을 경우 얻을 수 있는 장점으로도 제시된다. 그러나 신경심리학 검사에서 인지기능이 손상됐다는 결과가 나오는 경우에도 어떤 약이 더 알맞은지, 혹은 증상으로 나타나는 시점이 언제인지는 알 수 없다. 그래서 나는 의사들이 환자의 치료 방식을 바꿀 수 있었던 정보는 무엇이었는지 의문이 든다. 내가 환자라면 인지기능에 관한 철저한 평가를 받고 상담을 통해 그 결과에 어떻게 대처할 수 있는지 확인하거나 증상에 도움이 될 수 있는 약을 받는 쪽을 선호할 것이다. PET 스캔은 이 과정에 전혀 도움이 되지 않는다.

스티븐 콜베어Stephen Colbert는 실제로는 진실이 아니지만 진실이라고 느껴지는 것을 '진실스러움'이라고 칭했다. 이 개념을 여기에 빌려온다면 PET 스캔에는 '과학스러움'이 가득 배어 있다고 할 수 있으리라. 뇌에 아밀로이드가 축적된 모습은 언뜻 굉장히 과학적인 정보처럼 보일 수 있지만, 사실 그 외에 더 얻을 수 있는 건 없다. 오히려 가족력을 아는 것만큼도 도움이 안 되는 '과학스러운' 그림일 뿐이다. PET 스캔을 "알츠하이머병 검사"로 상품화하면 치매가 걱정되는 사람들이 실질적으로 치매 위험성에 관한 정보는 얻을 수도 없는 검사를 받느라 돈을 허비하게 된다. 차라리 그 돈을 과일이나 채소를 사먹거나 치매가 생긴 이후에 확실하게 머물 수 있는 집을 마련하는 데 보태는 것이 더 나은 소비가 될 것이다.

8장. 무너진 아밀로이드 가설

다는 점이다. 상관관계가 (안타깝게도) 전혀 없는 환자도 있었고, 밀접한 상관관계가 나타난 경우도 있었다. 같은 지역에 살고 치매의 병리학적 유형이나 병의 정도가 동일한 환자에서도 이 같은 차이가 나타났다. 여든다섯 살에 세상을 떠난 버나뎃 수녀는 플라크와 신경 엉킴이 다량 발견됐으나 치매 증상은 없었던 전형적인 사례였다. 이는 치매의 가장 중요하고 신기한 특성이다. 아밀로이드와 타우 단백질이 뭔가 영향을 주지만 그 방식은 사람마다 극히 다르다. 가령 뇌졸중이 있으면 플라크와 신경 엉킴이 치매 증상으로 이어질 가능성이 높아진다. 교육 수준이 높거나 치매로부터 인체를 보호하는 APOE e2 유전자가 있는 사람은 그와 같은 손상을 견뎌내는 능력이 더 우수하다.[44] 아밀로이드를 줄이기보다 아밀로이드가 축적되더라도 그 상태로 건강하게 살아가는 방법을 찾아야 하는지도 모른다. 우리 중에는 분명 그런 능력을 보유한 사람도 있다. 그 비밀을 나머지 사람들도 알게 된다면 얼마나 좋을까.

아밀로이드와 알츠하이머병의 관계에는 또 다른 문제가 있다. 알츠하이머병으로 보이는 증상이 나타나지만 알고 보면 아밀로이드가 과량 축적되지 않은 사람들이 있다. 마찬가지로 아밀로이드가 많이 형성되고도 아무런 증상이 나타나지 않는 사람들도 있다. 현시점에서는 아밀로이드가 다량 존재하고 치매에 걸린 사람은 아밀로이드가 병의 원인으로 여겨진다. 그러나 논리적으로 따져보면 반드시 그렇지는 않다. 아밀로이드가 없어도 치매에 걸릴 수 있고 치매에 걸려도 아밀로이드는 없을 수 있다면, 아밀로이드가 있고 치매에 걸린 사람들 중에 최소한 일부는 아밀로이드와 상관없는 치매 환

치매에 관한 새로운 생각

자일 수 있다. 그럼에도 알츠하이머병을 정의하는 방식으로 인해, 즉 아밀로이드를 강조하고 그 정의대로 연구 프로토콜이 정립되는 방식으로 인해, 현재 그런 환자들은 드러나지 않는 존재가 되었다. 아밀로이드와 무관하게 치매에 걸린 사람들을 병의 정의와 연구 대상에서 지워버린 것이다. 현재의 분류는 그들의 존재를 지우기 위해 고안된 것으로도 볼 수 있다. 뇌 스캔에 정말로 돈을 들일 가치가 있는지 판단하기에 앞서, 아밀로이드와 치매의 이 알쏭달쏭한 관계를 명확히 밝힐 수 있는 연구부터 더 많이 진행되어야 한다.

나는 치매 가족력이 있는 야코프 스턴에게 PET 스캔과 APOE e4 유전자 검사를 비롯한 검사들이 현재 치매 환자의 의사결정에 도움이 된다고 생각하는지 물었다. 그는 "저는 그런 검사에 관심이 없습니다. 원한다면 이곳(컬럼비아 대학교)에서 얼마든지 검사를 받을 수 있습니다. 아마 저는 무료로 받을 수도 있을 겁니다. 이곳은 훌륭한 연구기관이고 유전적 검사나 PET, MRI 등 모든 검사를 제 동료들이 실시합니다. 하지만 저는 그런 검사에 전혀 관심이 없어요. 그게 다 무슨 의미가 있는지 모르겠거든요. 제가 무엇을 해야 하는지 알려주는 검사는 없습니다. 어떤 식으로든 제게 도움이 된다고 생각하지 않아요"라고 답했다.[45]

나도 스턴 박사와 같은 생각이다. 나도 치매 가족력이 있으므로 위험군에 속한다. 그러나 건강에 이로운 생활습관으로 위험을 낮추는 것 외에 내가 취할 수 있는 조치는 없고, 관련 지식을 넓힐 수 있는 다른 정보도 없다. 정보가 많다고 해서 반드시 유익한 것은 아니다. 가령 내가 APOE e4 유전자 검사를 받기로 하고 검사 결과 해당 유전자 하나를 보유하고 있다는 사실을 알게 된다면 이미 알고 있었던 위험성을 재차 확인하는 것뿐이다. 혹은 유전자가 두 개 존재한다는 사실을 알게 될 수도 있다. 그 사실을 알고 나면 기분이 우울해지고 건강한 생활습관을 유지하려는 노력에 오히려 악영향을 미칠 수도 있다. 만약 APOE e4 유전자가 없다는 결과가 나온다면 축하할 만한 일일까? 그렇지 않다. 알츠하이머형 치매 환자의 '대다수'는 APOE e4 유전자가 없다. 그런 결과가 나오면 건강하다는 증명서라도 받은 기분이 들겠지만, 실제로는 헛된 장밋빛 꿈을 꾸게 될 뿐이다. 현 시점에서는 가족력이 있다는 것이 내게는 가장 유익한 정보다.

아밀로이드 가설의 문제점이 발견되자 타우 단백질의 역할을 강조하던 사람들이 다시 뭉치기 시작했다. 이들이 의기양양하게 목소리를 높일 만한 이유가 전혀 없지는 않다.[46] 실제로 뇌의 타우 단백질 양과 위치는 아밀로이드보다 치매 증상과 훨씬 더 밀접한 상관관계가 있다. 또한 노년층에서 아밀로이드가 축적된 사람의 비율은 약 3분의 1에 불과한 반면, 70세 이상에서 거의 전부 뇌에 비정상적인 타우 단백질이 발견된다. 스펄링은 다음과 같이 설명했다. "모든 사람이 뇌에 타우 단백질이 소량 존재하나 이 단백질이 확산되지 않으면 치매에 걸리지 않습니다. 그런데 아밀로이드가 없으면 타우 단백질은 확산되지 않습니다."[47] 어느 쪽이 닭이고 어느 쪽이 달걀일까? 아직 밝혀지지 않았지만 핵심적인 부분이다.

그 해답이 될 수도 있는 몇 가지 인상적인 단서가 있다. 2017년에 예일 대학교 연구진은 쥐의 시냅스를 회복시켜 기억력을 향상시

치매에 관한 새로운 생각

켰다. 뇌의 아밀로이드를 줄여서가 아닌, 아밀로이드와 특정 수용체의 결합을 방지하고 해로운 정보가 뉴런으로 전송되지 않도록 함으로써 얻은 결과였다.[48] 어쩌면 아밀로이드의 양을 줄이는 것보다는 뉴런에 해로운 영향을 끼치지 못하도록 방지하는 일이 더 중요할지도 모른다. 하지만 중대한 문제가 있다. 이렇듯 흥미로운 단서들에 관한 이야기만으로도 책 한 권이 나올 수 있지만, 이 연구는 아직 사람을 대상으로 실시할 만한 단계에 이르지 못했다. 조 버기스 박사는 이와 관련해 쥐를 이용한 또 다른 연구에 관해 다음과 같은 의견을 밝혔다. "쥐의 알츠하이머병은 여러 차례 치유한 적이 있다. 그러나 이 결과를 사람에게 적용하기는 어렵다."[49]

아밀로이드와 타우 단백질, 치매에 관한 현재의 연구 상황은 중대한 돌파구를 기다리고 있는 창의적 혼란기로 묘사하는 것이 가장 적절할 것이다. 아밀로이드 가설은 엄밀히 말해서 죽었다고 볼 수는 없지만 낡고 힘이 없다. 동시에 계속 발전하고 있다. 뇌에 해로운 영향을 주는 것은 아밀로이드 중 몇 가지 종류에 국한될 수도 있고, 노화가 진행 중인 뇌에 손상이 발생하면 아밀로이드를 제거하기가 더 어려워지는 것이 문제가 될 수도 있다. 또 유전적 위험인자로 인해 아밀로이드가 더 쉽게 형성되는 특징이 나타나는 사람이 생길 수도 있다. 나는 크리스틴 야페에게 노년기에 어떤 요소들이 치매 위험성을 높인다고 생각하는지 물었다. 그러자 다음과 같은 답변이 돌아왔다.

무엇보다 나이에 좌우된다고 생각합니다. 나이가 들면 큰 변화가 생

8장. 무너진 아밀로이드 가설

기고, 병리적 특징도 바뀌고 발병 기전도 달라집니다. 이런 변화는 대부분 여러 가지 다양한 일이 합쳐진 결과로 나타납니다. 어느 정도 손상이 발생한 상태로 노년기에 접어드는 사람도 있고, 그 정도는 지나온 삶과 유전적 특징, 인지보유량에 따라 달라질 수 있습니다. 뇌에 외상을 입은 적이 있는가? APOE e4 유전자가 있는가? 인지보유량은 큰지 아니면 적은지, 만성적인 정신질환이 있는지도 영향을 줍니다. 주요한 심혈관계 위험인자는? 당뇨병은? 모두 큰 영향을 줄 수 있습니다. (…) 현재 70세 이상이 가지고 있을 만한 요소들이죠. 그전까지는 그러한 이력이 뇌에 선명히 나타나지는 않았지만 이제는 노화라는 요소가 더해지고, 타우 단백질과 베타 아밀로이드라는 두 가지 단백질이 나란히 뇌에 축적되는 일이 발생합니다. 이 모든 일이 복합적인 결과로 이어집니다. 70세가 되었을 때 축적된 타우 단백질과 베타 아밀로이드의 양이 유전적 특성에 많이 좌우되는데, 다른 몇 가지 요소도 영향을 줍니다. 그리고 각각의 요소와 다른 요소들 사이에서 상호작용이 발생합니다. 40대나 50대에 알츠하이머병에 걸리는 사람들은 상염색체 우성 유전자가 있고 과거 20년 동안 아밀로이드가 대량 축적되어 환자가 됩니다. 그러나 나머지 사람들은 더 늦게 시작됩니다. 이것이 동시에 발생한 다른 질병과 우성이 아닌 다른 유전적 특징, 뇌의 외상, 가벼운 뇌졸중, 평생 지속된 우울증 등과 같은 요소들과 영향을 주고받으며, 표면적으로 드러나는 결과를 낳습니다. 단백질이 더 많이 축적되도록 촉진하거나 더 축적되지 않도록 방지하는 데 도움이 되는 특정 요소들이 존재합니다. 인지보유량은 바로 이런 부분에 영향을 줍니다. 80대, 90대까지 생존한 사람은 병

치매에 관한 새로운 생각

고, 사랑하는 사람들과 함께 시간을 보내자. 노래하고, 과일도 먹자. 새로운 기술을 배우거나 취미 생활을 해보자. 이런 일들이 치매의 발병 시기를 늦춘다고 보장할 수는 없다. 그러나 얻는 것이 무엇이건 유익한 일임에 분명하다. 무엇보다 여러분이 느끼는 행복감이 높아질 것이다.

9장

돈, 돈, 돈

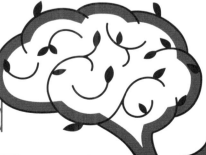

Dementia
Reimagined

| Money, Money, Money |

영화 '마션The Martian'에서 배우 맷 데이먼Matt Damon은 화성에 꼼짝없이 발이 묶인 결단력 있는 우주비행사 역할을 맡았다. 식량은 점점 줄고 앞으로 몇 년 동안은 구조대도 기대할 수 없는 상황이었다. 그는 어떻게 대처했을까? 절망하지 않고, 자신이 알고 있는 과학을 바탕으로 길을 찾아갔다. 자신의 배설물을 활용해 감자 키우는 방법도 찾아냈다. 덕분에 동료들이 우주를 건너 그를 구하러 올 때까지 오랜 시간 생존할 수 있었다. 영화는 해피엔딩으로 끝난다. 참 용감한 우주비행사가 아닌가! 그런데 우리의 영웅이 과학을 활용해서 어떻게 살아남았는지 자세히 살펴보자. 그는 번쩍이는 값비싼 기계가 찾아와 얼른 착륙하고 자신을 구해주기만을 가만히 기다리지 않았다. 그랬다면 십중팔구 목숨을 잃었으리라. 그가 택한 것은 옛날 방식이다. 기술 수준으로 치면 저급한 방식이었지만, 거기에 창의력을 더해 지금 당장 필요한 것과 앞으로 일어나기를 바라는 것 사이의 격차를 메웠다. 한마디로 머리를 쓰고 손을 움직인 것이다. 기술이 그를 지배한 것이 아니라 그가 기술을 마음대로 활용했다.

지금 우리는 과학으로 치매라는 문제를 헤쳐 나갈 길을 찾으려고 애쓴다. 치매 환자를 돌보는 비싼 비용을 피할 수 있도록 기적의 약이 나오기를 기대하며 수십억 달러를 투자한다. 제대로 된 치료법이나 예방법이 나온다면 정말 좋을 것이다. 그러나 그런 약이 나와

9장. 돈, 돈, 돈

도 베이비붐 세대는 구할 수 없다. 이미 병든 사람과 뇌에 병리적 변화가 진행 중인 사람들이 모두 존재하는 상황에서, 향후 20년 이상 치매 환자의 수는 계속 늘어날 것이다. 그 수치는 예상보다 훨씬 더 클 수도 있다. 이제는 감자 심기를 시작해야 할 때다. 연구 지원금과 환자를 돌보는 비용을 더 현명하게 배분하고, 환자 관리에서 발생하는 문제들을 해결할 수 있는 가장 좋은 방법도 떠올려야 한다.

지난 30년간 미국의 국가 정책의 핵심은 '신약 연구에 돈을 쓰는 것이 관리 비용을 아끼는 현명한 길'로 요약할 수 있다. 연구에 지원금을 할당해야 한다는 주장에는 이 싸움에서 반드시 승리를 거두어야 한다거나, 인구 고령화로 수백만에 이를 치매 환자를 돌보려면 감당할 수 없는 비용이 발생할 것이라는 설명이 일반적으로 뒤따른다. 하지만 우리는 이미 그런 상황에 처했다. 더 이상 피할 수 없다.

보다 현실적인 계획을 제시하자면, 우선 기적의 약에 모든 희망을 거는 것부터 그만둬야 한다. 치매의 신약 개발 실패율이 99.6퍼센트나 된다는 사실을 유념할 필요가 있다. 지난 15년간 새로 나온 약은 하나도 없고, 현재까지 개발된 약은 기껏해야 임시방편일 뿐이다. 두 번째로 치매의 성공적인 치료를 위해서는 다각적인 중재법이 필요하다. 치매로 이어지는 여러 갈래로 나뉜 경로에 대처해야 한다. 에이즈와 암도 이런 방식으로 진전을 거둘 수 있었다. 하나의 승리가 아닌 여러 곳에서 승리를 거두어야 하는데, 치매의 경우 아직까지 어느 한 곳에서도 그런 결과가 나타나지 않았다. 세 번째로 설사 치매 약이 개발된다고 해도 공짜가 아니라는 사실을 기억해야 한다. 암 치료에서 이루어진 성공은 최근 수십 년간 암 치료 비용이 두

치매에 관한 새로운 생각

배 이상 늘어나는 결과를 초래했다. 암을 더 효과적으로 치료할 수 있게 된 것은 대단한 일이지만, 치료에 그만큼 더 많은 돈을 쓰고 있다는 의미다. 약이 개발된다고 해서 돈을 아끼는 것이 아니라, 돈이 더 '든다.' 언젠가 치매 증상을 약화시킬 수 있는 약이 개발된다면 너무나 반가운 일이지만, 그렇다고 돈을 절약할 수 있는 것은 아니다. (그 덕에 누군가는 큰 부자가 될 가능성이 높다.)

효과 있는 약을 찾더라도 치매 환자를 장기간 돌봐야 한다는 사실이 달라지지 않는다는 점이 가장 중요하다. 왜 그럴까? 치매를 일으키는 뇌의 병리학적 변화는 수십 년에 걸쳐 일어나기 때문이다. 신약 하나가 시장에 나오기까지 대략 10년이 걸린다. 이 기간 동안 수백만 명이 치매 환자가 될 것이다. 이렇게 개발된 약이 병의 진행을 효과적으로 늦춘다 하더라도, 생존율이 증가할 것이므로 그만큼 돌봐야 할 치매 환자는 '늘어날' 수 있다. 장애가 있고 관리와 지원이 필요한 상태로 더 오래 생존하는 노인 인구가 훨씬 더 많아질 것이라는 의미다.

신약 개발을 지지하는 사람들은 제약 연구를 더 늘리기는커녕 줄여야 한다는 내 주장에 반대할 것이다. 그들의 말도 틀린 것은 아니다. 의사로서 나도 제약 연구를 포함한 치매 연구가 지속되어야 한다고 생각한다. 신약 개발 시험에서 실패가 거듭된 것도 사실 크게 우려하지 않는다. 그러나 그런 노력이 수백만에 달하는 베이비붐 세대의 치매를 치료할 수 없다는 사실을 이제 우리 모두가 잘 알고 있다. 내가 우려하는 것은 치매 환자를 관리하는 대책, 그리고 관리에 필요한 비용을 제공할 수 있는 현실적인 국가 정책이 마련되지

9장. 돈, 돈, 돈

않는 점이다. 치매 근절이라는 환상에만 무게를 두지 말고, 환자 관리라는 현실적인 방안에 더 집중한다면 이 부담스러운 문제에 대처할 수 있을 것이다.

관리 계획은 공감에서 비롯되어야 하며 경제적으로 감당할 수 있고 유연해야 한다. 번쩍이는 기계를 만들어내는 것만 과학이 아니다. 근거를 토대로 중요한 문제를 해결하는 것이 과학이다. 장기적으로 환자 관리에 드는 비용을 마련할 수 있는 현실적인 전략은 어떻게 수립할 수 있을까? 존엄성은 어떻게 지킬 수 있을까? 자유와 안전 사이에서 균형은 어떻게 찾아야 할까? 치매를 앓는 사람에게 좋은 죽음이란 무엇일까? 편안함과 선택권, 존엄이 결합된 환자 관리가 가능하려면 기술과 돈을 어떻게 쓰는 것이 현명할까?

5월의 어느 화창한 아침, 미르노바 세이드Mirnova Ceide 박사와 나는 치매 환자인 B부인이 사는 어느 아파트 앞에 도착했다. 계단 4칸을 오르니 건물 현관이 나왔고, 로비에서 다시 계단 4칸을 오르자 1층에 자리한 B부인의 집이 나왔다. 이 8칸의 계단은 B부인과 가족들에게 심각한 문제였다. 부인이 더 이상 걸어 다닐 수가 없었기 때문이다. 부인을 아파트 밖으로 데려가려면 여러 사람이 붙어서 부축해야하고 부인은 위험과 고통을 감수해야 한다. 뉴욕시 그리고 사실상 미국 전체에 형성된 주택 지역에는 이처럼 장애가 있는 사람들이 이동하기가 어려운 오래된 건물이 많다. 접근성이 좋은 곳으로 옮기려고해도 대기자 명단이 꽉 차서 몇 년은 기다려야 한다. B부인처럼 노쇠한 사람은 이 대기 기간이 현재 예상되는 남은 수명보다도 길 수 있

치매에 관한 새로운 생각

스가 필요한 상태가 되었을 때 가정에서 노인을 돕는 것이 어떤 의미가 있냐고 묻는 사람들과 매일 만난다. 에를리히와 나는 1970년대에 아마존 정글의 덩굴마냥 머리를 굵게 땋아 내리고 한 치도 물러설 기색 없이 뜨거운 토론을 이어가던 하버드 신입생 시절부터 알고 지낸, 오랜 친구 사이다. 에를리히의 말에, 나는 국가의 재정 정책은 공동체 혹은 국가가 돈을 어떻게 쓸 것인지 선택하는 일인 만큼 '그 자체'가 도덕적 선택이지 않느냐고 반박했다. 도덕과 돈, 안전, 삶의 질이 모두 얽힌 문제다.

에를리히 박사는 집에서 안전하게 지내려면 도움이 필요하지만 그런 서비스를 받지 못하고 그냥 지내야만 하는 환자가 메디케이드 지원 대상자로만 국한되지는 않는다고 설명했다. 에를리히 박사가 돌보는 환자 중 한 사람은 재산 규모가 메디케이드 지원 자격 기준을 약간 벗어나는 정도인데, 시력을 거의 다 잃고 인지기능도 손상됐다. 그런 환자가 에를리히 박사에게 랍비가 안식일에 아침 일찍 촛불 켜는 일을 하도록 허락해줬다고 이야기한 적이 있었다. 그 환자의 시력은 불을 초에 붙였는지 다른 것에 붙였는지도 분간할 수 없을 만큼 나빠진 상태였다. 초에 불을 붙이고 바로 끄는 것이 아니라 촛불을 켠 다음에 어느 정도 혼자 조용히 시간을 보낼 때, 불이 커튼에라도 옮겨 붙으면 어떻게 될까. 기겁한 박사는 랍비에게 전화를 걸어 그 일이 환자는 물론 이웃들에게도 얼마나 위험한 일인지 알려주었다. 이럴 때 랍비는 환자에게 초에 불을 붙이는 일이 유대 율법에 어긋난다고 이야기할 수 있을까? 환자가 촛불 켜는 일을 도와줄 사람을 찾거나 건전지로 작동하는 가짜 초를 준비해야 할까? 에를리

9장. 돈, 돈, 돈

히는 환자의(그리고 이웃들의) 안전을 해치지 않고 환자들이 집에 계속 머물 수 있도록 자원을 이리저리 끌어모을 줄 아는 전문가다.

뉴욕주에서는 요양시설 이용자를 줄이기 위한 정책을 시행 중이다. 요양원 이용 요건을 더 엄격히 강화하고 지원금을 줄이는 한편, 관련 시설에 병상 수를 줄이도록 압력을 넣고 있다. B씨 부부의 상황은 치매 환자 가족들이 겪는 전형적인 문제다. 많은 사람이 집에서 지내려 하고 자신이 살던 곳에서 늙어가기를 원한다. 주정부와 납세자는 선택의 자유를 보장하는 동시에 요양시설 이용에 들어가는 큰 비용을 부담하지 않기를 바란다. 하지만 집에 머물고 싶어 하는 사람들은 서비스를 필요로 하고 이들에게 그런 서비스를 제공하려면 마찬가지로 돈이 든다. 이들의 의사와 상관없이 이제는 시설에 들어가 관리를 받아야 한다고 말해야만 하는 시점은 언제일까? 무엇을 기준으로 이런 결정을 내릴 수 있을까? 더 이상 안전을 보장할 수 없을 만큼 시설에 들어가야 할 필요성이 커졌을 때? 지원에 들어가는 비용에 불만이 생길 때? 메디케이드로 어디까지 도움을 받을 수 있는지가 B씨 가족이 직면한 현실적인 문제다. 에를리히 박사는 이와 관련된 중대한 질문을 던진다. 집에서 지내는 사람을 돕기 위한 지원금은 어느 정도면 과도하다고 할 수 있을까? 지원 항목 중에서 합당하다고 볼 수 있는 범위는 어디까지일까? B부인을 집이 아닌 시설로 억지로 보내고 가족들과 떨어지도록 하는 데 드는 비용은? 어느 정도로 혜택이 발생해야 들인 돈을 정당화할 수 있을까?

장애가 있는 사람을 관리하기 위한 비용을 마련하는 일은 전혀 새로운 문제가 아니다. 19세기에 정부는 정해진 부지에 정신병원을

치매에 관한 새로운 생각

대거 설립하면서 환자를 치료하고 관리 비용도 줄일 수 있으리라 기대했지만 결과는 그렇지 않았다. 제2차 세계대전 이후 연방정부는 힘없는 노인들을 정신병원이 아닌 요양시설로 보냈다. "보호 관리"에 드는 비용이 더 적게 들 것이라는 희망에서 나온 결정이었다. 그러나 이 정책 역시 예상대로 되지 않았다. 이제는 많은 사람이 치매를 치료할 방법을 찾아야 한다고 주장한다. 환자 관리에 너무나 많은 돈이 들기 때문이다. 하지만 아직까지는 치료법이 없고 가까운 시일 내에 나올 것 같지도 않다. 더욱이 환자 관리의 필요성과 관리 비용이 줄어들 것이라고 기대할 만한 합당한 근거도 전혀 없는 실정이다. 만성적인 건강 문제로 인해 양질의 관리가 필요한 사람들을 위한 서비스에는 큰돈이 들고, 이런 상황은 앞으로도 계속될 것이다. 서비스의 품질과 환자의 위엄성이 희생되지 않도록 돈을 쓰는 것은 윤리적으로 가능하고, 심지어 그런 방법을 찾도록 권장되기도 한다. 그러나 병을 치료해서든 부담이 큰 부분을 다른 것으로 바꾸어서든 무거운 관리 비용에서 벗어나리라 결심한다 해도 실효성은 없다. 그렇다면 치매를 앓는 노인들을 관리하고 필요한 관리 비용을 제공할 수 있는 효과적인 방법은 무엇일까?

그럴듯한 해결책은 시간이 흐르면서 계속 바뀐다. 장애가 있는 쇠약한 노인들을 요양시설로 밀어 넣는 정책은 개인의 자유를 제한하는 등 많은 문제를 낳았다. 수십 년 전까지는 장애인의 자유가 정책에 그리 큰 영향을 주지 못했으나, 소수자, 여성, 환자, 정신질환자, 장애인 등 다양한 시민 권익 운동이 일으킨 변화가 하나로 뭉쳐져 인간의 보편적 권리에 관한 인식의 폭도 넓어졌다. 1999년 장애인에게는 가능한 한 최소 수준으로 제한된 환경에서 필요한 것을 충족할 수 있는 권리가 있다는 대법원 판결 이후, 미국의 국가 정책에 커다란 압력이 가해졌다. 지역사회에서 필요한 것이 다 충족된다면 사람을 억지로 시설에 데려가는 것이 더 이상 허용되지 않았다.[2] 이 결정으로 수많은 정책이 재점검되었고, 장애가 있는 사람이 시설이 아닌 곳에서 계속 살아갈 수 있도록 돕는 지역사회 기관들에 대대적인 지원이 쏟아졌다. 장애인의 의사와 당사자가 중시하는 가치를 고려하는 새로운 시대가 열린 것이다.

자율성에 중점을 둔 이러한 변화는 도덕적으로도 큰 발전을 가져왔다. 그러나 개개인의 선호를 고려하는 방식에도 복잡한 문제가 뒤따랐다. 장애가 있는 사람이 시설이 아닌 집에서 지낼 수 있는 데 재정적으로, 그리고 개인적으로 비용이 얼마나 들까? 그 금액이 특정 수준을 넘어서거나 특정한 상황에서 국가가 너무 과도한 금액이라고 말할 권리가 있을까? 환자의 가족이 부담해야 하는 금전적 비용과 더 넓은 의미에서의 비용을 제한하는 대책은 존재하나? B씨와 B부인의 경우 지금처럼 집에서 계속 지낼 수 있도록 메디케이드가 더 많은 지원금을 제공해야 할까? 그 비용이 요양시설에서 지낼 때 드는 비용을 넘어서더라도? 아니면 아예 다른 방법을 떠올려야 할지도 모른다. B씨 부부가 함께 지낼 수 있고 의료 전문가가 지금보다 더 많은 도움을 제공할 수 있는 새로운 주거 환경이면 적당할까? 미국 전역에서 가족들, 의료 서비스 제공자들 모두 심각한 도덕적 갈등이 내포된 이와 같은 의문과 맞닥뜨리고 있다. 누구의 견해가 적절하다고 할 수 있을까? 현실적인 방안은 무엇인가? B씨 부부

치매에 관한 새로운 생각

드 지원 자격이 될 수 있는 빈곤층이 될 때까지 저축한 돈을 전부 쓰라는 의미다. 실제로 과거 메디케이드 정책은 장기요양 서비스가 꼭 필요한 배우자가 하는 수 없이 노숙자의 삶을 택하는 일이 생길 만큼 가혹했다. 이제는 여러 주정부에서 함께 사는 두 사람이 은퇴 후 특정 범위까지는 주 거주지에서 함께 생활할 수 있도록 허용하며, 그 재산은 메디케이드 자격 요건을 평가할 때 반영한다. 장기요양 비용이 특정 금액 이상이면 메디케이드의 지원을 받을 수 있고, 동시에 추가적인 자산을 보유할 수 있도록 허용하는 몇 가지 혁신적인 변화도 이루어졌다.[8]

중산층을 빈곤층으로 내몰고, 그 이후부터는 가난한 사람들에게 장기요양 비용을 제공하기 위해 마련된 프로그램에 의존해서 살아가도록 하는 방안은 오래 지속될 수가 없다. 고령자가 점점 늘고 치매 환자도 계속 늘어나면 메디케이드라는 허술한 구명보트 하나로 모두를 구하는 건 불가능하다. 뉴욕주 전체 예산에서 메디케이드는 단일 항목으로는 가장 큰 비중을 차지한다. 전체의 약 3분의 1에 해당하니 교육이나 대중교통 예산보다도 많다.[9] 메디케이드 예산을 삭감해야 한다고 생각하는 사람들은 몸이 멀쩡한 데도 일하지 않는 성인이 수혜를 받는다고 추정하기도 한다. 그러나 실제로는 메디케이드 예산 중 상당 부분이 요양시설에서 지내는 치매 노인들에게 돌아간다. 침대에서 혼자 일어날 수 없고 대소변도 가리지 못하고 혼자 식사도 할 수 없는 사람들 말이다. 다른 가족들은 모두 세상을 떠나 혼자 남은 환자들도 많다. 도움이 필요한 이런 사람들은 앞으로 계속 늘어날 것이다. 장기요양 관리가 필요한 인구는 점점 늘어날

9장. 돈, 돈, 돈

전망이지만, 우리는 그 인구를 돌볼 준비가 되어 있지 않다.

크게 가난하지도 않고 큰 부자도 아닌 미국인들은 금전적 위기에 맞닥뜨렸다는 사실을 점차 선명하게 인지하고 있다. 그리고 간절하게 해결책을 찾고 있다. 은퇴 후 수십 년이 지나서도 요양시설에서 5년간 생활할 수 있는 비용을 충분히 감당할 수 있을 만큼 은퇴 자금이 두둑한 사람은 거의 없다. 하지만 그 정도 규모의 재산이 꼭 필요한 사람이 소수에 그칠 수도 있다. 그렇다면 써야 할 돈이 통제 범위를 벗어날 때를 대비해 그냥 보험을 들면 되지 않을까? 장기요양 보험은 언뜻 매력적인 선택처럼 느껴지지만 현 시점에서는 그리 실효성 있는 선택이 되지 않는 경우가 많다. 15년 전에는 100곳이 넘는 업체가 장기요양 보험을 판매했다. 당시에는 상대적으로 새로운 상품이었고, 전망이 굉장히 밝다고 여겨졌다. 보험회사의 관점에서 가장 이상적인 가입자는 50대 건강한 성인, 아직 은퇴할 시기는 아니지만 슬슬 은퇴 계획을 세워야 하는 사람이었다. 아직 노년층에 속하지 않은 이 연령대의 성인은 나중에 보험금을 청구해야 하는 상황이 발생할 가능성이 낮다고 여겨졌고, 매년 저렴한 비용의 장기요양 보험에 가입할 수 있었다. 보험은 1년 상품으로 판매됐다. 보험금을 내는 해에 청구할 일이 생기지 않으면 그 기간에 낸 돈은 다 사라진다. 다음해에 또다시 보험에 가입하고 그 이듬해에 다시 가입하는 식으로, 장기요양 서비스가 필요해 보험금을 청구할 때까지 매년 새로 가입해야 한다. 현재 50세인 사람은 1년 내에 장기요양 서비스가 필요할 가능성이 거의 없으므로 구미를 당길 만한 뭔가가 있지 않는 한 가입하지 않는다. 그래서 조기 가입을 촉진하기 위해 건강

할 때 가입하면 가입 시점에 책정된 저렴한 보험료를 유지할 수 있도록 한 것이다.

그런데 결과는 보험업계의 대참패였다. 몇 가지 이유로, 보험금을 충당하기 위해 벌어들여야 하는 보험료를 심각하게 잘못 계산한 때문이다. 노인 요양비용은 급속히 증가한 반면, 이자율은 이례적일 정도로 떨어져서 모아둔 돈으로 얻은 수익은 극히 미미했다. 뇌졸중, 심장질환, 암으로 사망하는 인구는 감소했지만, 많은 사람이 만성질환을 안고서 식사, 배변, 거동에 도움이 꼭 필요한 상태로 살아간다. 청구금액이 한도 끝도 없이 늘어나자 장기요양 보험을 취급하던 업체들은 줄줄이 막대한 손실을 입었다. 해당 상품을 판매한 대형 업체 중 한 곳은 한 해 동안 주식 가격이 50퍼센트나 급락했다.[10] 보험회사들은 규제 당국에 보험료 인상이 필요하다는 청원서를 냈다. 노인 가입자 중 일부는 의료비로 지급되는 보험료와 별개로 장기요양 보험금만 연간 7,000달러 정도를 수령한다.[11] 조기 가입해도 연간 비용이 적게 유지될 가능성은 점차 낮아지고 있다.

보험업계가 이런 상황을 반길 리 없다. 실제로 업체들은 장기요양 보험 상품에서 우르르 발을 빼고 있다. 해마다 지급되는 보험금은 늘어나는데 새로 가입할 능력을 갖춘 사람은 줄어드는 추세다. 기존에 앓던 의학적 문제가 조금이라도 밝혀지면 가입자에게 불리한 요소로 작용한다. ('적정부담의료법'에 따라 기존에 앓던 질병이 있는 사람이 '건강' 보험을 가입할 때 소비자를 보호하는 요건은 마련되었지만, 장기요양 보험이나 생명보험에는 적용되지 않는다.) 장기요양 보험에 가입하는 노인이 별로 없는 이유를 두고 많은 논란이 이어져왔다.[12] 사실 별로 신기한 일도 아니다. 보험료는 비싼데 보장 범위는 너무 좁고 가입 자격에서 제외되는 사람은 아주 많다. 성 불평등도 슬그머니 고개를 들었다. 남성은 무상으로 돌봐줄 배우자가 있을 가능성이 더 크고, 따라서 장기요양 서비스 비용이 별도로 필요할 가능성도 낮다. 이에 따라 남성들은 보험을 더 저렴한 값으로 더 손쉽게 가입할 수 있다. 여성은 남성보다 수명이 길고 특히 배우자보다 더 오래 사는 경우가 많아서 나중에 돌봐줄 배우자가 없을 가능성이 높으므로 장기요양 서비스가 필요할 경우도 높다. 그래서 헌신적으로 가족을 돌본 여성들에게 보험은 더 비싸고 가입하기도 더 힘든 상품이 된 것이다. 현재 장기요양 보험 가입자 비율은 그리 높지 않다. 대대적인 변화가 일어나지 않는 한, 앞으로도 늘어나지 않을 것이다. 현재 민간 장기요양 보험 시장은 위기 상태로 볼 수 있다.

연방정부가 나서면 이 문제를 해결할 수 있을까? 쉽지는 않겠지만 가장 가능성 높은 해결 방안인 건 사실이다. '적정부담의료법The Affordable Care Act, ACA'도 이를 해결하기 위한 시도에 해당한다. 고인이 된 테드 케네디Ted Kennedy 상원의원은 '지역사회 생활보조서비스·지원법(CLASS 법)'을 통해 장기요양 서비스 비용의 지불을 도울 수 있도록 하는 내용이 담긴 ACA 조항을 발의했다. 소비자가 자발적인 도움을 제공하고 정부가 보강하는 방식을 제안한 내용이었다.[13] 미 의회 예산처는 발의된 법안에서 제시된 것보다 훨씬 더 큰 비용이 들 것으로 예상했다. 이 소식이 큰 결정타가 되어 CLASS 법은 핵심 지지자였던 케네디 상원의원이 세상을 떠난 직후 함께 사라졌다. 장기요양 서비스가 필요하다고 주장해온 사람들도 CLASS 법에는 의구

치매에 관한 새로운 생각

심을 품었다. 전문가 대부분이 자발적 참여로 비용이 충당될 가능성은 없다고 보았다. 그보다는 청년과 노인을 비롯해 사람들이 더 광범위하게 포함되고 의무적으로 따라야 하는 계획이 효과적이라고 여겨진다. 하지만 그러한 새로운 안전망이 구축될 확률은 현재 전혀 없거나 있더라도 눈에 띄지 않을 만큼 낮은 수준에 머물러 있다. 나중에 현재의 베이비붐 세대를 돌보게 될 젊은 세대에 해결이 불가능한 문제를 만들어 떠넘기는 형국이다.

이와 같은 문제를 바로잡고 가격을 통제하면서도 필요한 요양 서비스를 제공하기 위해 노력하는 보건정책 전문가들이 있다. 나는 '보건·노화 정책 연구 프로그램'에 1년간 참여하면서 운 좋게도 이들 중 여러 명을 만날 기회를 얻었다.[14] 이는 정부기관에 소속된 노화 전문가와 다른 영역에서 일하는 노화 전문가를 서로 만나게 해주는 프로그램으로, 정부는 노화 관련 정책 개발에 필요한 전문 지식을 무료로 얻을 수 있고 학자들은 연방정부에서 어떤 일들이 어떻게 돌아가는지 확인할 수 있다. 나는 이 프로그램을 통해 보건복지부에서 '국가 알츠하이머병 프로젝트 법NAPA'을 지원하는 업무에 참여했다. 연방 공무원들과 직접 만날 수 있었고 그들에게 깊은 인상을 받았다. 이상과 혁신을 추구하는 영리한 사람들이었다. 번듯한 박사학위를 보유하고 다른 곳에서 더 수월하게 돈을 많이 벌면서 살 수 있는 사람도 많았다. 하지만 이들은 미국 국민들의 삶이 더 나아질 수 있도록 변화를 만들어낼 수 있기를 희망하며 주어진 일을 묵묵히 해내고 있다. 연방정부가 무작위로 일부 부처를 줄이려고 한다는 소식을 접할 때마다 나는 그때 만난 사람들을 떠올린다. 이들이 어떤 일을 하고 있는지는 대체로 알려진 정보가 없고, 마찬가지로 우리가 이들이 하던 일을 중단시키면 어떤 결과가 초래될지도 제대로 알려지지 않았다.

가장 큰 걸림돌은 요양 서비스를 제공하는 사람들에게 비용을 어떻게 지불할 것인지 그 방법을 찾는 일이다. 치매 환자를 돌보는 일은 일일이 직접 해야 하는 고된 노동이다. 밥을 먹이고, 씻기고, 대소변을 받아내는 일은 굉장히 힘든 육체노동이다. 이러한 관리는 상당 부분 가족들이 담당하지만 전부 그렇지는 않다. 유급 간병인이 집으로 찾아와서 도와주는 경우가 많다. 그러한 인력은 메디케이드가 지원하는 중개업체를 통해서 구하기도 하고 소비자가 직접 부담하거나 장기요양 보험으로 일부 비용을 보장받아 업체에 알선료를 내고 구하기도 한다. 비공식적 경로로 일하는 사람도 많다. 중개업체에 소속되지 않고 친구나 친인척을 통해 알게 되는 사람들이 그렇다. 그 가운데 89퍼센트는 여성이며 대다수가 유색인종이고 4분의 1은 외국인이므로 대체로 취약그룹에 해당한다.[15] 이들이 버는 돈은 최저 임금 수준이거나 그보다 적다. 유급 병가 같은 건 없는 경우가 많다. 가령 간병인이 독감에 걸렸을 때 자신이 돌보는 사람이 쇠약한 상태라 옮으면 사망에 이를 수도 있다는 사실을 알더라도 일을 계속해서 당장 돈을 벌 것인지, 아니면 환자가 병을 옮지 않도록 일을 쉴지 선택해야 한다. 상당수가 의료보험도 없다. '적정부담 의료법'을 통해 의료보험에 가입할 수 있는 사람이라도 현재와 같은 정책에서는 똑같이 위험한 상황이다. 이들은 급여가 워낙 적다 보니 가족들이 메디케이드와 저소득층 식비 지원 프로그램(푸드스탬프)과

치매에 관한 새로운 생각

같은 공공 지원 사업에 의존하는 경우가 많다.

이들이 하는 일은 '기술이 필요 없는 일'로 치부될 때가 많지만, 직접 해보면 그렇지만은 않다는 생각이 들 것이다. 씻지 않으려는 성인을 억지로 들어 올려서 욕조에 앉히거나 변기에 앉을 수 있도록 거들어보라. 가정에서 환자를 돌보다가 다치는 일도 빈번하다. 일은 힘들고 급여는 형편없이 적으니, 이직률이 50퍼센트를 넘는다.[16] 치매 환자와 가족의 입장에서는 사람이 계속 바뀌면 부담이 될 수 있다. 치매에는 편집증과 두려움이 흔히 동반된다. 환자와 밀접하게 접촉해야 하는 일들을 새로운 사람이 맡게 되면 일하는 사람이나 환자 모두 스트레스를 받는다. 인구 고령화가 진행되면 가정에서 일하는 간병인의 수도 앞으로 더 크게 늘어날 것이다.

자택 요양 서비스를 중개하는 업체들은 저마다 성격이 다양하다. 수익 창출이 목적인 업체도 있고, 비영리로 운영되는 곳도 있다. 어느 쪽이든 대체로 시급 중 절반은 중개업체가 갖고 나머지 절반은 근로자가 갖는다. 가정이나 메디케이드가 시간당 20달러가 넘는 돈을 지불하지만 정작 간병인이 가져가는 돈은 10달러 안팎이다. 일부 지역에는 아예 메디케이드 혜택을 받으려면 반드시 대행 업체를 통해 간병인을 고용해야 한다는 요건이 시행되고 있다. 이렇게 하면 정부기관이 관리 서비스의 품질과 간병인의 근로 시간을 관리감독하고 서비스 불만 사항에 관한 검토 절차를 관리할 수 있다. 일을 맡기로 한 근로자가 나타나지 않으면 중개업체가 대체 인력을 구해준다.

자택 요양 서비스 근로자들은 최저 임금을 시간당 15달러로 인상하기 위한 운동에 적극적으로 참여해왔다. 중개업체 대부분이 '자택 요양 근로자는 최저 임금과 시간 외 근무에 관한 연방 기준이 적용되지 않는 예외로 본다'는 판결을 끈질기게 붙드는 바람에 근로자들은 이들과 맞서야 했다. 2017년에 이 판결은 무효가 되었고, 마침내 자택 요양 서비스 근로자도 패스트푸드 음식점 근로자와 같은 수준의 보호를 받게 되었다. 이들은 수당과 교육, 근로자 보호 조치를 확보하기 위해 노동조합 결성도 추진 중이다.

모든 가정이 유급 간병인을 찾기 위해 중개업체를 이용하는 것은 아니다. 집에 와서 일하는 사람과 일이 행해지는 방식이 좀 더 엄격히 관리되기를 원하는 사람들도 있다. 고령 환자의 배우자는 복잡한 의학적 지시사항을 실행해도 되지만 오히려 전문적 훈련을 받은 유급 간병인이 그렇게 하면 안 되는 중개업체의 규정에 실망하는 사람들도 있다. 내가 만난 한 가족은 처음에 중개업체를 통해 간병인을 구했지만, 친구들로부터 간병인을 구할 수 있는 비공식적인 네트워크를 소개받았다. 러시아 출신 간병인들로 이루어진 이 네트워크의 근로자들은 교육 수준이 높고, 의료보건 분야에서 전문적인 훈련을 받은 사람도 많다. 이들은 보수가 현행 요금보다 더 높고, 물론 그 돈을 전부 자신이 갖는다. 골치 아픈 서류 작업도 필요 없다. 상당히 괜찮은 방식이지만, 이런 네트워크에는 정식 증명서가 없거나 수입을 신고하지 않는 인력이 있는 경우가 많다. 흔한 일이지만 불법이다.

대행업체를 거치지 않고 일할 사람을 구할 때 고용인과 근로자 모두에게 법적 책임이 따른다. 각 가정은 개별적으로 근로자를 채용

치매에 관한 새로운 생각

할 수 있다. 이 경우 근로자가 사회보장 혜택을 받고 세금을 납부하도록 세금을 공제한 후 급여를 지급해야 한다. 또한 미국에서 일할 수 있는 적법한 자격을 갖춘 사람을 채용해야 한다. 근로 자격이 있는 사람을 채용하고도 법을 어기고 필요한 서류 작업을 건너뛰는 사람도 많다. 그런 경우 근로자는 일하던 도중에 다칠 때 의지할 데가 없다. 보상을 받을 수도 없고, 더 나은 근무 조건이나 임금 체불, 수당 문제를 함께 해결해줄 노동조합도 없다. 고용주 역시 사회보장제도가 정한 비용을 납부하지 않을 경우 위험에 처할 수 있다. 그럼에도 이와 같은 일종의 암시장은 상당한 규모로 존재한다. 근로 자격을 갖춘 사람들이 꺼리는 일도 마다하지 않는 이민자들이 많이 사는 대도시에서 특히 횡행하고 있다.

장기요양 서비스 비용을 개인 재산으로 부담할 경우, 주머니 바닥까지 싹싹 긁어모아야 할 수도 있다. 타라 커티스Tara Cortes는 하트퍼드 노인 간호 연구소 총책임자이자 뉴욕 대학교 로리 메이어 간호 대학 교수로 노인 간호 분야에서는 세계적으로 잘 알려진 전문가임에도 부친 존 시걸John Siegal이 치매에 걸린 후 많은 것을 새롭게 깨달았다. 커티스의 아버지 존 시걸은 아메리칸 드림을 이룬 훌륭한 분이셨다. 1918년에 태어난 그는 어릴 때 부모님과 함께 폴란드에서 미국으로 이민을 와 열여섯 살에 결혼했고, 컬럼비아 대학교 재학시절 미식축구 선수로 활약했다. 시걸은 졸업 후 시카고 베어스 팀에서 스카우트 제의를 받았는데, 그때 선수로 활동하면서 치의학 공부를 병행하게 해 달라는 조건을 내걸고, 베어스 팀이 우승을 세 차례 거머쥘 수 있도록 도운 후, 치의학의 길로 들어섰다. 아흔일곱에

세상을 떠난 시걸은 시카고 베어스 출신 중 최장수한 선수로 꼽힌다.[17]

그는 노년기에 접어들면서 행동에 변화가 나타났다. 70년을 함께 산 아내가 대학시절 사귀던 사람과 다시 만난다고 의심했고, 천천히 그러나 쉼 없이 무너지기 시작했다. 그리고 3년 넘게 호스피스 시설에서 지냈다. 커티스 교수는 이렇게 전했다. "아버지는 보험을 굉장히 두둑하게 들어두셨어요. 호스피스 시설 이용료는 메디케어에서 나왔고요. 블루크로스(입원비 등을 보장해주는 건강보험의 일종-역주)에도 가입되어 있으셨죠. 미식축구 연맹에서도 아버지가 치매 환자가 된 후 사망 시점까지 매년 약 10만 달러를 지원했답니다. 그런데 이 모든 지원을 받고도 아버지는 돌아가시기 전 몇 년 동안 8만 달러의 비용을 부담하셔야 했어요."[18] 이처럼 장기요양비를 충분히 마련한 사람도 생애 마지막에는 메디케이드 지원 자격에 가까워지게 되었다. 몇 년간 자택 요양 서비스를 받는 동안 가진 재산은 바닥이 났다.

시걸의 요양비가 많이 든 이유는 요양시설로 가지 않고 가족들이 집에서 돌보기로 결정해서였다. 그러는 것이 옳다고 판단했기에 내린 결정이었다. 여러 명의 간병인이 팀을 이뤄 시걸을 간병했다. 낮에 교대로 일하는 사람 2명, 야간에 교대로 일하는 사람 2명이 따로 있고 이들을 돕는 보조 인력도 따로 한 명 더 있었다. 프로 미식축구 선수였으니 짐작하겠지만 시걸은 몸집이 커서 들어올리기도 쉽지 않고 다른 곳으로 옮기거나 목욕시키는 일도 만만치 않았다. 몇 년 동안 시걸을 헌신적으로 보살펴준 간병인도 여럿 있었지만,

치매에 관한 새로운 생각

도중에 그만둔 사람도 상당히 많았다. 조심성이 없고 심지어 환자를 모욕적으로 대한 사람도 있었다. 시걸은 보험도 충분히 들고 추가로 받는 돈도 있었다. 심지어 가족 중에 간병이 어떻게 이루어지는지 감독할 수 있는 노인의학 분야의 세계적 전문가도 있었다. 메디케이드의 도움은 필요하지 않았다. 최상의 시나리오로 볼 수 있는 시걸의 사례는 우리에게 경종을 울린다. 우리 대부분은 요양 서비스의 접근성과 품질, 지속 기간의 측면에서 이 사례와 크게 동떨어져 있다.

자택 요양 서비스 근로자가 더 나은 임금 조건으로 일할 수 있게 하려는 노력과 치매 환자가 집에 머무를 수 있도록 더 많은 요양 서비스를 제공하려는 노력은 직접적인 마찰을 빚는 것으로 보인다. 하지만 근로자가 노동을 지속할 수 있는 급여를 제공하지 못한다면, 치매 환자의 도덕적 관리도 불가능하다. 점점 더 많은 시민운동가가 이 문제를 해결하기 위해 나서고 있다. 릭 서핀Rick Surpin은 1985년 '가정 돌봄 협동조합CHCA'의 설립을 도운 자택 요양 서비스의 개척자로 꼽힌다. 골수 좌익인 서핀은 지역사회 기관에서 30년간 일하면서 사우스 브롱크스 지역의 저소득 여성들이 일할 수 있는 곳을 찾아주었고, 이 일은 근로자들이 공동 소유자로 참여한 공인 자택 요양 서비스 중개기관 설립으로 발전했다. CHCA는 미국 최대 규모의 협동조합이 되었다. 소속 근로자 모두 그 일이 꼭 필요한 사람들이다. 연수생의 66퍼센트는 미성년 자녀를 둔 가장이고, 42퍼센트는 고등학교도 졸업하지 못했다. 56퍼센트는 어느 곳에서도 일을 한 경력이 없었다.[19] CHCA가 이룩한 중대한 혁신은 자택 요양 서비스 종사자와 고용주가 동맹 관계를 형성하도록 한 점이다. 근로자와 소비자가 대립하기보다는 보다 나은 관리 서비스와 보다 나은 일자리가 제공되도록 함으로써 양쪽 모두에게 유익한 시스템을 만들어낸 것이다. CHCA는 직무 훈련을 무료로 제공하고 해당 프로그램에 참여할 수 있는 지원자를 엄격히 선별한다. 정해진 수습 기간을 마친 근로자는 건강 관련 복지 혜택과 유급 병가, 유급 휴가를 제공받는다. 장기 근속한 근로자는 풀타임 간병인을 필요로 하는 곳에서 일할 수도 있다. 소속 근로자들은 이사회의 일원이 되어 기관 정책 수립에도 참여한다. 이직률은 업계 전반과 비교하면 극히 낮다. CHCA와 이곳이 만든 정책은 자택 요양 서비스 업계 전반에 걸쳐 급여와 서비스 품질을 높이는 데 중요한 역할을 해왔다.[20]

맥아더 재단의 "천재" 기금 수상자 아이젠 푸Ai-jen Poo는 자택 요양 서비스 근로자의 처우 개선을 위해 2007년 전국 가사노동자 연맹NDWA을 설립했다. 서핀과 동료들이 발전시킨 원칙을 토대로, 근로자와 요양 서비스 이용자 모두의 존엄성 향상을 연맹의 목표로 정했다.[21] 2010년에는 '가사노동자 권리 법안'이 통과되어 뉴욕주 가사노동자의 근로 보호 범위가 확장되는 성과도 거두었다. 푸는 미래에는 노인과 장애가 있는 식구를 가족들이 직접 유급 간병인의 도움을 가끔 받아가면서 돌보고, 다른 사람을 돌보는 일의 가치를 인정받는 문화적 변화가 이루어져 모두가 그 장점을 누릴 수 있기를 꿈꾼다.

집에서 환자를 잘 돌보려면 무엇이 갖추어져야 할까? 먼저 집부터 점검해야 한다. 휠체어 이용자나 보행이 힘든 사람이 드나들 수

치매에 관한 새로운 생각

있는가? 현관이나 집 안에 계단이 있는가? 욕실을 포함하여 집 안에 있는 문은 휠체어가 드나들 수 있을 만큼 충분히 넓은가? 집의 환경이 적합한지 평가하고 바꿔야 할 부분이 있으면 충고하는 역할은 누가 담당할 수 있나? 돈은 누가 지급할 것인가? 최근 경사로와 휠체어 승강기, 큼직한 문과 적합한 조명 시설이 갖추어진 재활시설이 노인들이 생활할 수 있는 적소로 각광받고 있다.[22] 재활시설을 이용하면 돈이 들더라도, 그보다 비용이 훨씬 더 많이 드는 요양시설로 가기 전 시간을 벌 수도 있다. 집에 비데를 설치하거나 돈을 좀 더 들여서 변기와 비데를 함께 바꾸는 것도 요양시설을 굳이 이용하지 않아도 되는, 비용 면에서 효율적인 방법이 될 수 있다.[23] 치매를 앓는 노인은 목욕을 극히 싫어하는 경우가 많은데, 여기에 대소변을 못 가리는 문제가 더해지면 상황은 훨씬 나빠진다. 비데로 청결이 유지되도록 하는 편이 더 쉽고 안전할뿐더러, 가정에서 감당할 수 있는 간병 기간을 늘일 수도 있다. 엘리베이터를 설치하기는 힘들지만 의자째 이용할 수 있는 리프트만 설치해도 집을 드나드는 접근성이 달라진다. 하지만 해결이 안 되는 문제도 있다. 엘리베이터 없이 걸어서 올라가야 하는 5층집의 경우, 불이 나면 보행이 불가능한 사람은 대피할 수가 없다.

지역사회에는 노인을 지원하는 훌륭한 프로그램이 있다. 치매를 앓는 노인뿐만 아니라 노년층 전체에 엄청난 도움이 될 만한 프로그램들이 운영되고 있다. NORC로도 알려진 '자연발생적 은퇴 공동체'는 노인들을 위해 형성된 곳은 아니지만 주민 대다수가 60세 이상이다. NORC는 1986년 뉴욕시에 자리 잡은 대규모 아파트 단지를 시

9장. 돈, 돈, 돈

작으로[24] 현재 미국 전역에 형성되어 노인들이 건강이나 사회적 교류와 관련된 서비스를 이용할 수 있도록 돕는다. NORC는 보통 도시 지역에서 경제적으로 취약하고 신체 기능이 떨어지는 사람들 위주로 운영되며, 정부 지원금을 받아 유급 직원들이 필요한 업무를 담당한다. NORC와 같은 공동체는 집에서 계속 지내거나 어쩔 수 없이 요양시설로 가야 하는 현재와 같은 상황에 대대적인 변화를 가져올 수 있다. 사회복지사가 건물 현관에 마련된 사무실에서 대기하고, 병원에 갈 때 차량을 요청할 수 있는 서비스나 식사 배달 서비스, 운동 강좌 등이 마련되면 한 건물에 노인들이 정착해서 충분히 안전하게 생활할 수 있을 것이다.

보스턴에서 부유한 지역으로 꼽히는 비컨 힐에서도 이와 비슷한 '마을 운동'이 시작됐다. 현재 미국에는 이렇게 '마을'이라 불리는 공동체가 여러 곳 있다. 대체로 여기서 이야기하는 '마을'은 경제적으로 보다 안정적이고 신체 기능이 크게 떨어지지 않은 고객들에게 서비스를 제공하며, 지원 업무는 상호 교환 방식의 자원봉사로 이루어진다. 회원제로 운영되며, 필요한 비용도 대부분 회비로 충당된다.[25] NORC와 '마을 운동'은 큰 차이가 있지만 둘 다 서비스 접근성을 향상시키고 사회 접촉을 강화함으로써 사회적 고립을 줄이기 위해 노력한다. NORC는 주로 주민과 정부 서비스 사이에 다리를 놓고, '마을'은 가령 집수리가 필요한 이에게 할인된 가격으로 서비스를 제공하는 업체 목록을 알려준다. 그리고 둘 다 다양한 사회 활동을 장려한다. NORC와 '마을' 모두 치매를 앓는 노인들을 위해 마련된 건 아니다. 그러나 치매 증상이 경미하거나 중등도 환자가 이와 같은 프

치매에 관한 새로운 생각

로그램에서 제공하는 서비스와 사회적 네트워크를 이용할 수 있다면, 요양시설에 들어가야 하는 시기를 늦추거나 그러한 필요성을 없앨 수도 있다. 또한 집에서 혼자 그런 환자를 돌봐야 하는 배우자의 부담도 줄일 수 있다.

더 심각한 장애가 발생한 사람을 위한 성인 간병 프로그램도 있다. NORC가 지역민이 참여하는 구기 대회를 개최한다면, 이 같은 성인 간병 프로그램은 환자의 식사와 배변을 돕고 혼자 마음대로 돌아다니지 않도록 보호하는 서비스를 제공한다. 이러한 프로그램이 마련되면 환자를 돌보는 가족들이 잠시 한숨 돌리고 간병 외에 일자리를 유지하는 한편 다른 식구를 돌보도록 지원할 수 있다.[26] 성인 간병 프로그램의 주된 목표는 환자가 요양시설로 들어가야 하는 시점을 늦추는 것이지만, 연구 결과로 볼 때 그 목표에 정말로 도움이 되는지 여부는 명확하지 않다.[27]

큰 성공을 거둔 사례로는 노인 통합 관리 프로그램PACE을 들 수 있다. 1971년, 샌프란시스코의 온 록On Lok 노인 센터에서 처음 시작된 프로그램이다. '온 록'은 광둥어로 '평화롭고 행복한 집'이라는 뜻이다.[28] PACE 프로그램의 도움을 받기 위해서는 요양시설 입소 자격에 해당하는 장애가 있어야 하며, 메디케어나 메디케이드 수혜 대상이어야 한다. 이용자는 자신이 머물고 싶은 집에서 행복하고 안전하게 지낼 수 있고, 정부는 큰 지원금이 들어가는 데다 별로 마음에 들지도 않는 요양시설의 관리 서비스에 의존하지 않아도 된다는 점에서 PACE는 우리가 찾고 있는 윈윈 전략이 될 수 있다. PACE 프로그램으로 병원과 요양시설의 이용률은 낮아지고 대부분의 참가자는 신체 기능이 개선되거나 유지된 것으로 나타났다.[29] 더불어 물리치료와 낮 시간에 환자를 돌보는 서비스, 1차 의료, 사회복지사 방문과 같은 예방 목적의 저비용 서비스가 시행되어 비용을 절감할 수 있다. 이와 같은 서비스 덕분에 이용자는 비싼(게다가 큰 파국으로 이어질 때도 있는) 응급실 방문과 입원 치료, 요양시설을 피할 수 있다. PACE는 메디케이드 비용을 줄이는 데 효과가 나타난 후, 총 114곳에서 채택되었고 그 숫자는 점점 늘어나고 있다.[30]

일단 환자가 요양시설에 들어가면 지역사회로 돌아올 확률은 낮다. 이런 상황을 막기 위해 '사람을 위한 돈Money Follows the Person'이라는 프로그램이 마련되었다. 축약어를 참 좋아하는 관료들이 줄여서 MFP라고 부르는 이 프로그램은 지역사회의 각종 서비스를 지원하는 한편, 요양시설 외에는 장기요양 기금을 쓰지 못하도록 한 메디케이드 규정에 예외 요건을 마련하여 환자가 다시 집에 돌아오는 걸 막는 장벽을 없애고자 노력한다.[31] MFP에서는 지역사회가 실시하는 프로그램이 환자 관리 기능을 넘겨받은 시점부터 1년간 지원금을 제공한다. 현재까지 총 4만 명 이상이 이 프로그램의 도움을 받아 요양시설을 나와 지역사회로 돌아갔다.[32] 이들 중 일부는 다시 요양시설로 들어갔지만, 집에서 더 많은 시간을 보낼 수 있었다는 사실에 감사함을 느낀 사람이 많다.

앨타럼 연구소 산하 노인 관리·진행성 질환 센터 책임자 조앤 린Joanne Lynn 박사가 만든 '노인 의료관리 커뮤니티'는 노년층이 집에서 지낼 수 있도록 지원한다. 이 커뮤니티는 인상적이고 어떤 면에서는 급진적인 방법을 활용한다. 린 박사는 쇠약한 사람들을 돌보는 일을

치매에 관한 새로운 생각

하는데, 박사 자신은 끝없이 샘솟는 에너지를 가진 사람이라 극명한 대비가 느껴진다. 박사는 어린 시절 웨스트버지니아의 여러 산을 마음껏 돌아다니며 식용 버섯과 독버섯을 스스로 구분해 골라 먹으면서 자랐다. 학계에서 린 박사가 높이 평가받는 이유 중에는 호스피스 운동의 창시자라는 업적도 포함되어 있다. 그녀는 의과대학 졸업 후 철학을 가르치던 시절, 자신에게 도움이 될 만한 것을 찾던 중에 호스피스 서비스에 관심을 갖게 되었고, 노년층의 노쇠함을 집중적으로 연구했다. 노쇠함은 의도치 않은 체중 감소와 기력 소진, 허약, 보행이 어려워지는 현상 등으로 정의되는데, 치매 환자는 이러한 변화로 이어지는 다른 여러 장애를 함께 겪는 경우가 많다. 현재 린 박사는 전문적인 지식을 활용하여 호스피스 분야에서 설득력 있는 비평가로 자리 잡았다. "호스피스 서비스의 바탕에는 환자가 예상되는 시점에 세상을 떠날 것이라는 생각이 깔려 있어요. 따라서 삶이 언제 세상을 떠날지 알 수 없는 방향으로 나아가고 있다면 호스피스는 개념이 잘못 수립된 게 되지요."[33] 린 박사는 이렇게 설명한다. 현재 마련된 지원 대책에 실망감을 느낀 박사는 개개인에게 맞는 치료 계획을 제공하고 지역별로 이웃 공동체를 구성할 수 있는 '노인 의료관리 커뮤니티'를 만들었다. "우리는 의료 서비스에 해당하는 모든 것에는 돈을 지불하지만, 환자 지원 서비스에는 그렇게 하지 않죠. (…) 가장 우선적으로 필요한 것 (…) 주거, 식량, 쉴 곳, 그리고 우리를 보살펴줄 누군가를 먼저 구하고 이를 위해 돈을 지불할 방법이 마련되어야 합니다. 지금 우리 사회에는 노쇠한 인구가 다수를 차지하는데, 우리는 이들을 지원할 사회적 대책을 마련하지 못했어

9장. 돈, 돈, 돈

요."**34**

　노인 의료관리 커뮤니티는 개발자인 린 박사를 꼭 닮아 매우 간단하면서도, 관리 서비스 제공 방식에 혁신적 변화를 제안한다. PACE와 같은 검증된 프로그램들을 결합하되 지리적으로 이웃한 지역으로 한정하는 것이다. 린 박사는 한 동네에서 시행되는 다양한 프로그램을 하나로 연계시키는 방식이 합당하다고 주장한다. 임상의가 한 지역의 환자들을 만나러 다닐 수 있게 되면, 오가는 시간을 최소화하여 시간과 돈이 모두 덜 낭비된다. 문제는 대부분의 프로그램이 이와 같은 방식으로 운영되지 않는다는 것이다. 사람들은 서비스 제공자가 반드시 모든 지역에서 서비스를 제공하지 않으면, 가난한 동네는 다른 곳과 동등한 서비스를 제공받지 못할 것이라고 추정한다. 가난한 지역이 간과되는 경우가 많은 것도 사실이나 그렇다고 서비스 제공자가 더 넓은 지역에 분산적으로 활동한다고 해서 결과가 더 나아진다는 근거도 없다. 린 박사는 한 동네에 초점을 맞추고 서비스를 유연하게 제공하지 않는 한, 사람들이 집에 계속 머물 수 있도록 도우려는 노력은 허사가 될 수 있다고 주장한다. "집에 필요한 식품을 확보할 방법이 없고 병원 예약 시간에 맞춰서 갈 방법도 없는데, 직접 찾아와줄 의사도 없다면 치매 환자를 집에서 돌보는 건 불가능합니다."**35** 이에 린 박사는 노인 의료관리 커뮤니티가 환자가 필요로 하는 기본적인 지원을 더 원활하게 제공함으로써 쇠약해진 노인들이 병원에서 지내지 않도록 돕는 한편, 비싸고 도움은 안 되는 의료 서비스를 줄여 이용자가 돈을 충분히 절약할 수 있도록 도울 수 있음을 보여주는 인상적인 데이터를 제시했다.**36** 앞으로

치매에 관한 새로운 생각

시범 사업을 시작할 수 있기를 희망하고 있지만 아직 필요한 지원금을 확보하지 못했다. 박사의 주장이 옳다면, 노인 의료관리 커뮤니티로 사람들이 보다 적은 비용으로 자신이 원하는 집에서 안전하게 지낼 수 있는 길을 열게 될 것이다. 이는 우리가 찾는 해결책이기도 하다.

다른 선진국에서 노쇠하고 치매에 걸린 사람들을 어떻게 돌보는지 살펴보면 많은 것을 배울 수 있다. 엘리자베스 브래들리Elizabeth Bradley와 로렌 테일러Lauren Taylor는 저서 《미국 의료보건 서비스의 역설The American Health Care Paradox》에서 전통적인 의학적 건강관리에 돈을 들이는 것만으로는 건강에 유익한 결과를 얻지 못한다고 설명했다.[37] 실제로 다른 선진국들이 이미 오래전부터 미국보다 건강 측면에서 더 좋은 결과를 얻고 있다는 사실은 많은 사람에게 혼란을 안겨준다. 미국이 그 어떤 나라보다 의학적 건강관리에 많은 돈을 쓴다는 점을 감안하면 그럴 수밖에 없다. 미국의 문제는 사회복지 사업에 돈을 덜 쓴다는 것이다. 의학적 건강관리에 들이는 돈에 사회복지에 들이는 돈을 더하면 미국은 선진국들 가운데 중간 수준에 머무른다. 미국 국민의 건강 수준이 현재 중간 정도인 현실과도 일치하는 결과다. 사회복지 사업에 돈을 쓰면 엄청난 차이가 생긴다. 린 박사가 노인 의료관리 커뮤니티 프로그램에서 제안한 식사와 이동수단 제공, 사회복지사 방문과 같은 서비스야말로 다른 선진국의 건강 수준이 미국보다 나은 분명한 이유다.

미국이 더 나은 사회복지 서비스를 제공하도록 만드는 것은 굉장히 힘든 일이다. 미국에서는 그냥 시간을 들여서 값비싼 기술, 특히 값비싼 의학기술을 개발하는 방식이 훨씬 더 쉽다고 여겨진다. 장애가 있는 사람을 돕는 것에 그치는 "반쪽짜리 기술"은 별로 좋아하지 않는다. 미국은 '고치는' 쪽을 선호한다. 하지만 치매를 앓고 있는 쇠약한 노인들은 우리가 고칠 수 없다. 이들이 필요로 하는 것은 도움이다. 하지만 미국은 그런 도움을 제공할 만한 여력이 없다고 생각한다. 별로 도움이 안 되는 의학적 중재 방안을 비롯해 다른 곳에 이미 돈을 다 써버린 것도 이렇게 판단하는 근거가 된다.

문을 닫거나 더 많은 지원을 받을 수 있는 단기 요양 환자에게 병상을 내어주는 쪽으로 전환하는 요양시설이 늘어나면서, 요양시설에서 지내는 사람들의 수와 요양원 침상 수는 모두 대폭 줄고 있다. 메디케이드의 지원금도 계속해서 불안할 정도로 줄어드는 추세다. 요양시설에서 지내는 환자들은 이와 같은 삭감을 누구보다 가장 두려워한다. 치매를 앓는 노인 환자들이 가능한 한 집에서 오래 머무를 수 있도록 필요한 비용을 지급하기 위해 미국 전역에서 각종 프로그램이 속속 생겨나고 있지만, 전체적인 분포는 균일하지 않다. 사회복지사나 1차 진료가 가능한 의료기관이 한 건물에 마련된 NORC만 하더라도 교외 지역이나 농촌보다 도시에 형성하는 것이 훨씬 더 수월하다. 지원금이 풍족하지 않고 의료보건 분야의 기반시설이 체계적으로 마련되지 않은 지역에서는 치매 환자들의 삶이 더욱 위험하고 외로움도 커질 수 있다. 여건이 되면 가족이나 종교 단체, 이웃에 의존할 수 있지만 그 정도가 전부인 경우도 있다. 그마저도 불가능할 때도 있다. 실제로 65세 이상 노인 인구의 상당수가 혼자서 살고 있다. 도와줄 가족이나 친지가 전혀 없는 사람도 많다.

미국에는 치매 환자를 돌보는 데 필요한 비용을 제공할 수 있는 실효성 있는 계획이 없다. 삶의 질과 수명 중 어느 쪽도 향상되지 않을 곳에 돈을 다 써버리고 유익한 도움은 받지 못한다. 조앤 린 박사가 지적한 것처럼 65세 이상이면 누구나 값비싼 병원 치료비를 지원받을 수 있지만 실제로는 도움을 얻으려다가 수많은 문제에 부딪혀 결국 입원 치료를 받지 못한다. 여러 훌륭한 사람들이 이런 문제를 해결하기 위해 싸우고 있다. 하지만 현 시점에 미국의 의료보건 정책에는 아주 보기 흉한 구멍이 뻥 뚫려 있다. 치매 환자 관리에 드는 비용을 마련해야 하는 문제는 베이비붐 세대가 낳은 자녀들의 관점에서 볼 때, 쏜살같이 날아오는 유성과도 같다. 반드시 해결해야 하는 문제, 그것도 얼른 해결해야만 하는 문제다. 현 정부는 이 문제를 쳐다보지도 않지만, 그렇다고 문제가 알아서 사라지지는 않을 것이다.

10장

사랑으로
일하는 사람들

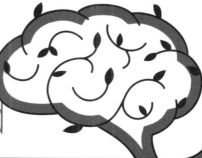

Dementia
Reimagined

| Laborers of Love |

돈이 해결할 수 있는 문제도 있지만 그렇지 않은 것도 있다. S부인은 맨해튼의 어퍼이스트사이드에 자리한 으리으리하고 낡은 건물의 우아한 아파트에 살고 있다. 체구가 아주 작고 굉장히 결단력 있는, 재미있고 솔직한 사람이다. 직업이 화가라서 그런지 부인의 집도 한 폭의 그림 같다. 3면에서 조명이 집 안을 비추는데, 진하고 깊은 색들이 보석처럼 반짝인다. 먼저 세상을 떠난 남편은 환자였고, 그를 돌보는 일은 쉬운 일이 아니었다. S부인은 지난 결혼생활을 떠올리며 내게 이렇게 이야기했다. "60년 동안 서로를 떠나지 않으려고 애를 썼고, 어느 것에도 원만하게 뜻이 맞았던 적은 없었지만, 그래도 어떤 면에서는 좋았어요."[1] 남편 S씨는 80대에 들어서면서부터 상태가 나빠지기 시작했고, 부인은 의사에게 아무리 설명하고 도움을 얻으려고 해도 자신의 힘으론 불가능하다는 사실에 점점 큰 좌절감을 느꼈다. 과거 전립선에 문제가 생겨 비뇨기과에 다닌 적이 있는 S씨는 요실금이 생겼지만 다시 병원에 가지 않으려고 했다. "도움도 받지 않으려고 하고 기저귀도 쓰려고 하지 않았어요. 외출도 하지 않았죠. 그런데 부엌에 들어와서는 바닥에 그대로 소변을 봤어요. 거실에서는 그러지 않았으니 어느 정도는 조절이 되는 것 같았지만 이게 대체 무슨 일인지 싶었어요. 어느 시점부터는 남편과 외출도 할 수 없었습니다. 나가서 무슨 일이 생길지 겁이 났거든요."

10장. 사랑으로 일하는 사람들

S씨는 성격도 변했다. 아내를 대하는 방식도 완전히 바뀌었다. 한 번도 그런 적 없던 사람이 아내에게 욕도 했다. "제가 남편에게 뭔가 부탁하면 이런 대답이 돌아왔어요. '꺼져버려. 진짜 귀찮은 인간이야 당신.'" 부인을 떠밀고 물리적으로 위협하는 일도 벌어졌다. 모두에게 이런 행동을 한 것은 아니다. 자제력은 남겨두었다가 손님이나 잘 모르는 사람 앞에서 멀쩡한 척 행동할 때 쓰는 것 같았다. 60여 년을 함께 산 아내는 반대로 막 대하는 대상이 되었다. 그러더니 고집이 세지고 비이성적인 주장을 펼치기 시작했다. 한밤중에, 그것도 겨울에 아파트를 나가려 했고, 여행을 가야겠다며 바지 주머니에 항상 200달러를 넣어놓고는 "여행 경비"라고 했다. 요실금 때문에 주머니에 꼬깃꼬깃 넣어둔 지폐를 몇 번이나 세탁했는지 모른다. 그러고도 매번 또 돈을 챙겨 넣는 사람이나, 반복해서 세탁해도 닳지 않는 지폐나 둘 다 얼마나 질긴지 부인은 제대로 확인할 수 있었다. 수면 패턴도 변해 밤중에 몇 시간씩 깨어 있었다.

S씨 부부는 자식들이 모두 성인이 되어 집을 떠난 후, 온 가족이 함께 살던 아파트를 팔고 방 두 칸짜리 작은 집으로 이사했다. 그렇게 생긴 여윳돈은 은퇴 후 생활비로 쓸 계획이었다. 그러나 S씨의 상태가 악화되고 대소변을 가리지 못해 한밤중에 돌봐야 할 일이 많아지자 S부인은 야간에 남편을 도와줄 사람을 구해야 했다. 간병인이 작은 방에서 지냈다. 80대인 S부인은 축축해진 침대를 남편과 같이 쓸 수 없어 거실 소파에서 잤다. 장기적으로 볼 때 썩 괜찮은 방법은 아니지만, 치매 환자와 함께 사는 노인 부부가 흔히 택하는 방법이다. S부인은 성인이 된 자녀들과도 의논하고, 자신이 비용을 어디

치매에 관한 새로운 생각

까지 감당할 수 있는지 파악해보았다. 남편은 한때 돈 문제에 있어서는 굉장히 빈틈없이 정확한 사람이었지만, 그와는 의논하지 않았다. 부인은 결국 방이 3개 있는 아파트로 이사를 했다. 바라던 일은 아니었지만, 아직 이렇게 변화를 시도해볼 수 있다는 사실이 만족스러웠다. 자식들이 다 떠나고 홀로 남은 부부, 훌훌 떠나버린 자식들, 그런 것들을 붙들고 살던 시절은 끝났다. 이제 S씨와 S부인, 간병인 한 사람이 각자 방을 한 칸씩 쓸 수 있게 되었다.

생활공간이 바뀌자 S부인이 남편을 돌보는 데 들이는 노력에도 변화가 생겼다. 나이가 들면 자신과 건강에 문제가 생긴 배우자, 그리고 두 사람을 도와줄 사람이 어디에서 잠을 자고 생활할 것인지 생각해야 한다. 뉴욕처럼 집값이 비싼 도시에서는 집 크기를 줄이고 싶은 유혹이 상당하지만, 경제적으로 신중하게 판단하고 결정한 이사가 나중에 더 큰 경제적 부담으로 돌아올 수 있다. S씨 부부의 경우 방의 개수만 문제가 된 것이 아니었다. S씨가 방문해야 하는 병원들 중에는 브라운스톤으로 지어진 저택 형태의 건물에 자리한 곳도 있었다. S부인과 간병인은 S씨가 보행 보조기에 이어 나중에는 휠체어를 쓸 수 있도록 도운 다음 계단을 내려가서 초인종을 눌렀다. 현관문을 통과한 후에는 또다시 두 번째 초인종을 누르고 보조기나 휠체어에 의지한 S씨를 겨우겨우 좁은 복도로 데리고 들어가야 했다. 이 모든 과정은 위험하고 고되었다.

S부인은 도와줄 인력을 하나의 팀으로 꾸렸다. 상당한 비용이 들었지만 자택 요양비용의 일정 비율을 보장해주는 장기요양 보험으로 어느 정도 충당됐고, 나머지 막대한 금액은 부인이 지불했다. S씨

10장. 사랑으로 일하는 사람들

의 생애 마지막 4개월 동안은 24시간 교대로 일하는 간병인들이 그를 보살폈다. S씨의 가족은 운이 좋은 사례에 속한다. 대부분의 미국인은 재산이 풍족하지도 않은데 메디케이드의 도움도 받을 수 없어 환자를 이 정도 수준으로 관리할 수가 없다.

S부인은 자신을 가장 많이 도와준 M씨가 간병인으로 일해주지 않았다면 남편이 떠나기 전 몇 개월을 이겨내지 못했을 것이라고 이야기한다. 두 여성 사이에는 깊고 확고한 애정으로 빚어진 유대감이 형성됐다. M씨는 과거에도 오래된 아파트 건물에 사는 다른 가족을 위해 일한 경험이 있지만, 정식으로 의료보건 교육을 받지는 않았다. 하지만 타고난 재능이 상당했다. 관찰력이 예리해 함께 지내는 시간이 늘어날수록 S씨에게 어떤 것이 도움이 되고 어떤 것은 오히려 악영향인지 금방 파악했다. S씨를 돌보는 일은 쉬운 일이 아니었고, 간병을 맡겠다고 온 사람들이 전부 꿋꿋하게 견딘 것도 아니었다. S씨는 사람들의 머리를 잡아당기고, 욕하고, 밀치고, 고함을 질렀다. 특히 목욕을 시키려고 하면 그런 반응이 더 격렬하게 나타났다. 넘어질까 봐 걱정되는 일도 많았는데, 자신이 불안할 때면 공격성도 커졌다. 안 된다는 말을 들어도 행동이 과격해져서, M씨는 그에게 안 된다는 말을 하지 않는 법도 터득했다. 나중에는 소음에도 예민해져서 M씨가 한마디도 못하게 했다. 그 상태에서 말을 하면 S씨가 폭발하리라는 사실을 잘 아는 M씨는 그의 요구대로 말하지 않았다. 그가 슬슬 열 받기 시작하면 얼굴이 어떻게 변하는지도 간파해서 그런 조짐이 보이면 잠시 그를 혼자 두고 다른 곳으로 가 있었다. S씨를 어떻게 그렇게 잘 다룰 수 있었느냐고 묻자, M씨는 이렇

치매에 관한 새로운 생각

게 대답했다. "연민이었어요. [치매는] 나중에 저에게도 생길 수 있는 일이고, 그렇게 된다면 좋은 대우를 받고 싶다는 생각이 들었어요. S씨에게 안타까운 마음도 많이 들었어요. 제 아버지도 같은 병을 앓으셨거든요."

나는 S부인에게 남편의 행동이 갈수록 과격해져 다루기 힘든 상태가 되었을 때 요양시설로 보내야겠다는 생각을 해본 적이 있느냐고 물었다. S부인은 생각해본 적은 있는데, 요양시설에서 아주 짧지만 상당히 불쾌한 경험을 한 뒤 생각이 바뀌었다고 전했다. 부부가 더 큰 아파트로 이사를 가기로 했을 때, 이사 기간 동안 S씨와 간병인은 지역 요양시설에서 며칠을 지내기로 했다. 그런데 입소하기로 한 일요일 저녁 두 사람이 그곳에 도착했을 때, 시설 측은 이들이 온다는 사실을 잊었는지 방도 준비되어 있지 않았고, 간병인이 S씨의 방에서 함께 지내도록 해달라는 요청도 처리되어 있지 않았다. 직원들은 아무런 체계도 없이 일했고 전혀 도움도 되지 않았다. 당시 S씨는 암도 앓고 있었다. 그 일이 있은 후 S씨의 병세는 빠르게 악화됐다. S부인은 요양시설에 남편을 두지 않겠다고 결심했다. "도저히 그럴 수가 없었어요."

이들 부부는 최고의 의료기관들이 줄줄이 자리한 맨해튼에 살았지만 의학적으로 믿음직한 조언을 얻은 것 같지는 않다. 그리 드문 일이 아니다. 치매 환자를 잘 돌보기 위해서는 여러 사람으로 이루어진 팀이 필요한데, 미국 의학계는 개개인의 전문가에게 그 역할을 맡긴다. 이들은 제각기 다른 네트워크를 이루고 있으면서 서로 절대 소통하는 법이 없고 통합되거나 큰 그림을 보지도 않는다. 의사마다

10장. 사랑으로 일하는 사람들

환자의 신장이나 귀 등 특정 부분만 살펴본다. 그 주변 피부나 몇 가지 정도는 함께 볼 수도 있지만 여러 문제를 가진 한 명의 사람으로 살펴보지는 않는다. 환자 한 사람이 갖게 된 여러 문제 중에는 의학적 영역이 아닌 것도 많다. 지난 10년간 치매 환자를 돌보고 평가하는 기준은 대폭 바뀌었다. 수많은 의사가 치매를 침대에서 꼼짝없이 누워서 지내야 하는 말기 질환으로만 인식하고, 증상이 경미한 환자는 간과한다. S부인은 가는 곳마다 장벽과 맞닥뜨리고 좌절감을 느꼈다. S씨의 주치의는 심장전문의라 남편의 행동 변화에 관해서는 아무리 이야기해도 그리 심각하게 받아들이지 않았다. 북적대는 레스토랑에서 만난 불친절한 웨이터마냥, "그건 제 소관이 아니군요"라는 말만 되풀이했다.

그렇게 시간이 한참 흐른 후, S씨가 이미 대소변을 가리지 못하고 인지기능이 크게 악화된 뒤에야 그 주치의는 S씨를 신경학자가 아닌 정신의학 전문의에게로 보냈다. 일반적으로 치매 평가는 신경학자가 주도적으로 담당하지만, 정신의학자들 중에서도 숙련된 솜씨로 치매 환자를 관리하고 도움이 필요하면 다른 분야의 전문가들과 협력하는 사람이 많다. 특히 노인의학 분야의 정신과 전문의들 중에 그런 의사들이 있다. 가장 좋은 길은 여러 질병을 고려해서 노인 환자를 진찰하는 노인의학 전문가의 상담을 받는 것이다. 이들은 사회복지사와도 협업하는 경우가 많아서, 환자 가족이 보건 정책이나 수당과 관련하여 도움을 받을 수 있도록 연결해주기도 한다. 행동 문제와 인지기능 관련 증상이 모두 발생한 S씨와 같은 환자는 여러 분야의 사람들이 한 팀으로 협력해서 관리하는 것이 최상이다.

치매에 관한 새로운 생각

내가 일하는 몬테피오레 연구소도 여러 분야 전문가들이 힘을 모아 환자를 함께 관리하는 '뇌 노화 센터'를 비롯해 비슷한 방식을 채택한 병원들을 후원한다. 하지만 실제로 치매 환자가 마땅히 제공받아야 하는 철저하고 세심하면서 유능한 관리를 받는 경우는 여전히 매우 드물다. S부인은 뒤늦게 만난 그 정신의학자에 관해 "친절한 사람이었지만 유능하진 않았다"고 말했다. S씨는 머리가 굉장히 좋은 사람이었고, 상담 때 사회적으로 적절히 행동할 줄 아는 능력을 발휘했다. 의사는 S부인에게 그가 자신에게 언어폭력을 드러내지 않았으니, 아내에게 그렇게 한다고 해도 자신이 도와줄 수 없다고 말했다. 키가 150센티미터 정도밖에 되지 않는 S부인이 한밤중에 자신을 밀치고 밖으로 나가는 S씨를 어떻게 해야 하는지 아무런 충고도 해주지 않았다. 말쑥하고 단정한 노신사가 부엌 바닥에 습관적으로 소변을 본다고 이야기해도 의사는 그런 상황을 제대로 이해하지 못했거나 크게 신경 쓰지 않는 것 같았다. S부인은 정신과 의사와 S씨가 그날 나눈 대화의 대부분은 지역 레스토랑에 관한 이야기였다고 설명했다. 의사는 S부인에게 셋이서 함께 대화를 해보자고 하지도 않았고, 부인과 진단 결과를 공유하지도 않았다. 어떠한 약도 처방받지 못했다. S씨의 정서적인 상태 혹은 인지기능이 어떻게 바뀌었는지에 관한 평가 결과도, 선택 가능한 치료 방법도, 앞으로 S부인이 어떻게 이겨내야 하는지도 알려주지 않았다. 이런 정보 중 어느 하나라도 대신 설명해줄 수 있는 다른 전문가를 소개해주지도 않았다. 같은 정신과 전문의로서 나는 S부인의 이야기를 듣고 너무 부끄러웠다. 남편을 잃고 슬픔에 잠긴 S부인의 이야기만 들은 거지만, 세

10장. 사랑으로 일하는 사람들

부적인 부분은 충분히 있을 법한 내용이라는 생각이 들었다. 의사라고 해서 모든 환자를 다 고칠 수는 없다. 하지만 현장에서 일하는 의사는 진단을 내리고 치료 계획을 수립하기 위해 노력해야 하고, 그럴 수 없다면 그런 일을 할 수 있는 사람에게 환자를 보내야 한다.

S씨가 넘어져서 머리를 세게 부딪치는 사고가 생긴 후, 부부는 처음으로 신경학자와 만나게 되었다. 치료를 받고 몇 개월이 더 지나 상처가 다 아물 때쯤, 신경학자는 S씨가 치매에 걸렸다고 알려주었다. 의사 입에서 치매라는 단어가 처음으로 나온 순간이었다. S부인이 남편에게 일어난 변화를 감지하고 다른 의사들에게 그 변화를 처음 알린 때로부터 몇 년이 지난 후였다. 지금도 S부인은 남편이 어떤 종류의 치매를 앓았는지 알지 못한다. S씨는 세상을 떠날 때까지 기억력의 특정 부분은 남아 있었다. 새 아파트로 이사 간 후 M씨가 길을 잘 찾지 못할 때마다 S씨가 길을 알려주기도 했다. 하지만 기분이나 성격, 실행기능, 판단력은 크게 변했다. 그래서 S부인은 치매라는 진단을 받고도 놀라지 않았다. 이미 오래전부터 뭔가 잘못됐다고 내내 이야기를 해왔는데, 이제야 의사가 동의한 것이다. 내가 S부인에게 무엇이 갖추어졌다면 남편을 돌보는 일이 훨씬 수월했을 것 같으냐고 묻자, 부인은 이렇게 답했다. "가족들의 이야기에 귀를 기울이는 의사요. 무슨 일이 일어나고 있는지 직접 목격하는 사람이 바로 가족이니까요. 관찰자의 말을 존중하는 의사가 있었다면 좋았을 것 같아요." 정말 소박한 희망 아닌가. S씨 부부는 이토록 간단한 존중도 받지 못하는 그런 일들을 겪지 말았어야 했다.

S씨 가족에게 한줄기 도움이 된 곳은 호스피스 시설이었다. 암,

치매에 관한 새로운 생각

치매, 심장질환을 비롯한 여러 질병이 겹쳐 S씨에게 더 이상 희망이 없다는 사실이 명확해진 후, 호스피스 시설을 이용하게 되었다. 부인은 그곳에서 접한 좋은 경험들을 쏟아냈다. "정말 얼마나 도움이 됐는지 몰라요! 절대 못 잊을 겁니다. 담당 간호사도 훌륭했어요. 숨을 거두기 전에는 3일 밤을 남편 곁에 있어주었답니다. 곁에 앉아서 기도를 해줬어요. 너무나 놀라운 분들이에요. 한밤중에 호출해도 반드시 누군가가 나타나요."

생의 마지막 단계는 결코 쉽지 않다. 나는 S부인에게 나이가 더 들고 쇠약해지면, 그리고 혹시 치매에 걸리면 어떤 관리를 받고 싶은지 물어보았다. "전 죽고 싶어요." 부인은 아주 진지하게 대답했다. 의사 조력자살의 필요성을 주장하는 운동에 관해서도 알아보았고, 오리건주, 캘리포니아주, 스위스에서 그와 관련하여 제공되는 것들에 관해서도 조사했다. 아직 서둘러 결정해야 할 일은 아니지만, 환자를 돌본 경험은 걱정으로 남았다. 부인은 자신이 맡아야 했던 역할이 싫었다. 남편이 알아보기도 힘든 사람이 되어가는 모습을 지켜보는 것도 싫었다. 그렇다고 자식들이나 다른 누군가가 대신 그 역할을 해주기를 바라지도 않았다. 돈으로 몇 가지 도움을 받을 수 있었지만 사랑하는 사람이 처음 보는 사람처럼 변해가는 과정을 쭉 지켜보지 않을 방법은 없었다.

치매 환자를 돌보는 일이 그 사람에게 어떤 영향을 주는지 연구하는 일은, 곧 선한 사람들에게 어떤 나쁜 일이 일어나는지 예상해보는 일과도 같다. 간병을 맡은 사람들은 가족을 돌보면서 생기는

10장. 사랑으로 일하는 사람들

고통을 짊어진다. 또래보다 건강이 나빠지고 우울증과 심장질환 발생률도 높아진다.[2] 다른 조건은 비슷하지만 집에서 치매에 걸린 가족을 돌보지 않는 사람들보다 수명도 짧다.[3] 간병 때문에 바깥 활동을 포기하는 경우, 소득이 줄고 은퇴 자금으로 모을 수 있는 돈도 줄어든다. 사회보장제도로 받을 수 있는 지원금도 함께 줄어들고, 나이 들어 혹시라도 장애가 생길 경우 기댈 수 있는 자원도 줄어든다.[4] 치매는 가족력이 있는 질환인 만큼 치매에 걸린 부모를 돌본 사람은 나중에 치매에 걸릴 확률이 다른 사람들보다 높다.

이러한 결과는 새로운 내용이 아니다. 오래전부터 다양한 연구를 통해 입증된 사실이다. 그럼에도 간병을 책임져야 하는 사람들이 그 역할을 포기하지 않는 경우가 많다. 집에서 사랑하는 사람을 돕는 일이 그만큼 엄청나게 중요하기 때문이다. S부인처럼, 이들은 아끼는 사람을 도저히 시설로 보낼 수 없다고 느낀다. 간병이라는 행위에서 놀라운 이야기들, 데이터로는 파악할 수 없는 경험이 생생하게 담긴 개개인의 이야기가 탄생해온 것도 이러한 이유에서다. 영국의 철학자이자 소설가인 아이리스 머독Iris Murdoch의 남편 존 베일리 John Bayley가 쓴 회고록을 보면 그가 간병인으로서 얼마나 다정한 사람이었는지 선명하게 드러난다. 더불어 그 경험에 거의 압도된 상황이 감동적으로 담겨 있다.[5] 베일리와 머독은 둘 다 옥스퍼드 대학교 교수였다. 날카로운 지성을 보유한 머독은 소설가로도 큰 성공을 거두었고, 철학 교수로도 활약했다. 그러나 노년기에 무너진 인지기능이 의도치 않게 한 텔레비전 인터뷰를 통해 방송되는 불운한 일이 발생했다. 기억력이 떨어져 기본적인 질문에도 답하지 못한 것이다.

치매에 관한 새로운 생각

성과 중 하나는, 의료보건 전문가가 실시하는 수준 높은 교육 프로그램이 가정에서 가족을 돌보는 사람들에게는 의무적으로 제공되지 않는다는 점을 지적한 일이다. 가족이 더 나은 교육을 받는다면 장애가 생긴 가족을 돌보면서 겪는 고충과 안 좋은 결과를 모두 예방하는 데 도움이 될 수 있다는 점을 감안하면 이는 중요한 문제다. 가족이 어디까지 책임질 수 있는지 합리적 한계를 정해두는 것도 도움이 될 수 있다.

캐럴은 훈련과 감시감독 수준이 높더라도 의료 전문가가 획일적 방식으로 낯선 환자의 몸을 밀접하게 다루는 것과 가족이 사랑하는 사람의 몸을 다루는 것은 심리적으로 큰 차이가 있다는 사실도 지적했다. 중환자실에서 간호사가 성인 환자의 기저귀를 교체하는 일과 자신이 어린 시절을 보낸 집에서 성인 아들이 어머니의 기저귀를 교체하는 일은 엄청나게 다르다. 캐럴은 이를 다음과 같이 설명했다. "전문가들은 이런 정서적 측면을 이해하지 못합니다. 물리적으로 충분히 할 수 있는 일도, 뭔가 끔찍하게 잘못된 것 같은 기분을 느끼지 않고는 해낼 수 없다는 사실을 말이죠." 종합하면 현재의 의료 시스템은 자신의 가족을 직접 돌보는 가족들이 간병인으로서 맞닥뜨리게 될 기술적 측면과 심리적 측면 중 어느 하나라도 제대로 대비할 수 있도록 돕지 못한다는 것이다.

캐럴은 간병 자체가 간병인에게 가장 힘든 일이 아니라는 사실도 깨달았다. 그녀는 상당히 공격적이고 매몰찬 사람들과 상대한 경험을 포함하여 의료 시스템을 견디는 일이 가장 힘들게 느껴졌다. 보험회사에서 작성하라는 양식을 수십 장 작성하고, 끝도 없이 통화

10장. 사랑으로 일하는 사람들

를 하고, 지금까지 낸 보험료에 따라 마땅히 받아야 할 보험금을 받기 위해 신청하고, 이러저러한 전문가와 만나기 위해 약속을 잡고, 겨우 찾아가서 전문가를 만나는 일은 몹시 괴로웠다. 게다가 어렵게 만난 전문가는 "공감 능력이 없거나 전문성이 떨어지고 자신이 하는 일이 고장 난 TV 고치는 것과는 차원이 다른 일이라는 사실을 의식조차 하지 못하는" 사람들이었다.

가족이 간병인 역할을 하는 것이 얼마나 힘든지 누구보다 잘 알게 된 캐럴은 자신의 경험을 그냥 흘려보내지 않을 생각이다. 지난 세월 남편 하워드를 집에서 보살피고 아이들과 최대한 함께할 수 있도록 애쓴 것은 캐럴에게 큰 의미가 있는 일이었다. 이제는 세상을 떠났지만, 하워드는 여전히 캐럴과 아이들에게 중요한 존재로 남아 있다. 다른 사람을 돕는 법을 배우고 활용할 수 있었던 것, 그 과정에서 인생의 새로운 목표를 발견하고 스스로 변화할 수 있었던 것도 행운이라고 느낀다. "개인의 경험을 사회적 문제로 확장시키는 것이 제게는 무엇보다 의미 있는 일입니다. 사람들에게 중요한 일이니까요. 기분이 더 나아지는 일은 아니지만, 흩어진 조각을 하나로 모을 수 있는 일이에요."

캐럴은 "생명윤리의 관점에서 가족이 환자 개인의 자율성에만 초점을 맞추도록 하는 것은 가족들에게 피해를 주는 일"이라고 지적했다. "그렇게 중점을 두는 것도 중요한 가치가 있지만 유일하게 가치 있는 일은 아닙니다. 가족들도 환자 개인의 자율성 못지않게 고려되고 존중받으면서 간병의 세계에 들어올 수 있어야 합니다."[10] 장애가 있는 사람이 집에서 지내고 시설에 들어가지 않고도 필요

치매에 관한 새로운 생각

한 지원을 받을 수 있도록 돕는 일은 도덕적으로 보다 탄탄한 건강 정책으로 가는 중요한 단계다. 우리 사회는 환자를 가능하면 집에서 보살피기로 선택하고 무급 또는 유급으로 일하는 사람들을 어떻게 도와야 하는지 그리 진지하게 고민하지 않는다. 오늘날에는 가족들이 책임감이 없다고 한탄하면서 각 가정이 알아서 간병인의 책임을 다한다면 정부가 굳이 큰돈을 들여 관련 프로그램을 운영할 필요가 없다고 주장하는 사람도 있다. 이는 이미 대부분의 간병이, 특히 치매 환자를 돌보는 일이 아무런 보상 없이 가족 내에서 이루어지는 경우가 상당 비율을 차지한다는 사실이 탄탄한 근거로 입증된 현실을 간과한 주장이다. 이러한 주장에는 치매는 나이가 들면 생기는 질환이라는 사실도 고려되지 않았다. 수많은 치매 환자가 가족, 친척들보다 더 오래 산다. 왜 환자를 돌보지 않느냐고 비난하려고 해도 그럴 가족조차 없는 경우도 있다는 의미다. 장애가 있는 가족을 돌보는 사람들, 그리고 그들이 필요로 하는 지원 사이에서 우리가 어떻게 균형을 잡아야 하는지, 생명윤리학에서는 지금까지 거의 아무런 해답도 제시하지 못했다.[11]

뉴욕 대학교 정신의학과 교수이자 역학자인 메리 미틀먼Mary Mittelman은 가족 간병인들에게 더 나은 지원을 제공하기 위해 노력해온 저명한 학자들 중 한 사람이다. 미틀먼은 아라비아해 한복판에 떠 있는 배에서 만나도 뉴요커라는 사실을 한눈에 알아볼 수 있는 사람이다. 뉴요커 특유의 억양이 살짝 배어나기 때문이기도 하지만 그보다는 말하는 속도가 빠르고 생기가 넘치며 싹싹하고 굉장히 솔직한 모습에서 그런 인상을 받게 된다. 주변 사람들에게 웃음을 주는 미틀먼의 매력은, 조금 과장하면 치매 연구 분야에서 대체로 귀중한 자질로 여겨지는 특징이기도 하다. 미틀먼이 널리 이름을 알리게 된 가장 큰 성과는 가족 간병인들에게 도움이 되는 상담 프로그램을 개발하고 실행, 평가한 일이다. 믿기 힘들 만큼 간단하면서도 효과가 굉장한 프로그램으로,[12] 주요 간병인과 다른 가족, 그밖에 환자에게 도움을 주는 사람들을 위한 상담 세션과 필요할 때 대신 전화를 받아주거나 조언을 제공하는 추가적인 선택 서비스로 구성된다. "정책적으로 우리가 함께 힘을 모을 수 있는 방법이 없어요. (…) 치매를 예방할 수 있는 약을 찾는 노력에는 이미 어마어마한 돈과 노력을 쏟고 있죠."[13] 미틀먼은 이렇게 설명했다. 직접 언급한 것처럼, 이제 미틀먼은 아직 윤곽조차 잡히지 않은 그 멀고 먼 치료법에 희망을 걸 수 없는 나이가 되었다. 지난 수년 동안 연구해온 가족 간병인 프로그램이 새삼스럽게 더 큰 관심을 받고 있지만 그 이유를 살펴보면 별로 반길 만한 변화가 아니라서 좌절감을 느낀다고도 전했다. "우리가 발표한 논문에 나와 있듯이, 만약 미네소타주에서 이 프로그램을 주 전체에 시행한다면 매년 9억 9,800만 달러를 절약할 수 있습니다. 이런 방안을 논의하는 것은 정말 기쁜 일이지만, 논의의 관심사가 실제로 가족을 간병하는 사람들의 스트레스나 우울증을 얼마나 줄일 수 있는지, 이들의 신체 건강을 얼마나 강화할 수 있는지가 아니라는 사실은 저로선 상당히 불쾌합니다. 핵심이 다르니까요."[14] 이 같은 중재 프로그램이 적용되지 않은 가정과 비교한 결과, 미틀먼의 연구에 참여한 가정은 환자인 가족 구성원을 요양시설로 보내는 시점이 상당히 늦춰졌다는 점이 미틀먼이 이야기하는 핵

치매에 관한 새로운 생각

심일 것이다. 심지어 치매가 많이 진행된 환자를 돌보는 가정도 마찬가지였다. 간병하는 가족을 지원하면 이들이 일자리를 더 오래 유지할 수 있다. 이는 미네소타주를 비롯해 다른 지역에 엄청난 이득이 된다.

치매를 대하는 현재의 접근 방식이 어떻게 달라져야 한다고 생각하는지 묻자, 미틀먼은 잘 설계된 심리사회적 중재 방안이 치료 계획 전체를, 그것이 불가능하다면 가장 많은 부분을 차지해야 한다고 답했다. 하지만 현재는 설계부터 엉성하고 유효한 결론을 얻기에는 턱도 없이 적은 참가자를 대상으로 진행되는 경우가 많다고 지적했다. 같은 분야에서 연구 중인 동료 학자들도 예외는 아니라고 했다. 그러면서 그는 심리사회적 중재 방안을 찾기 위한 연구가 매우 중요하며, 연구 지원금이 늘어나고 연구 기준이 높아지는 동시에 혁신과 발전도 더 많이 이루어지기를 희망한다고 밝혔다. 치매 연구에 뛰어든 여러 연구자들과 마찬가지로 미틀먼 역시 가족 중 치매에 걸린 사람이 있다. 지금은 세상을 떠난 어머니다. 미틀먼은 어머니가 생전에 더 나은 관리를 받을 수 있었다면, 그리고 어떻게 해야 어머니를 더 잘 관리할 수 있는지 알려준 지침이 있었다면 좋았을 것이라는 아쉬움을 안고 있다. 가족 간병인 중재 프로그램을 새로운 그룹에 처음 소개할 때, 어머니가 치매 말기였을 때의 상황을 자주 이야기하는 것도 이런 이유에서다. 당시에 미틀먼은 어린 두 자녀를 키우고 있었고 요리라곤 해본 적이 없는 남편은 직장에 다니느라 바빴다. 아버지로부터 "이제 네가 엄마를 돌봐야 할 때가 왔어"라는 말을 들었을 때 미틀먼은 어떻게 하라는 말인지, 엄마 간호를 맡게 되

10장. 사랑으로 일하는 사람들

면 무슨 일이 벌어질 것인지, 어디서부터 어떻게 시작해야 하는지 아무것도 알 수가 없었다. 원래 짊어지고 있던 다른 책임은 다 어떻게 처리해야 하는지도 그저 캄캄했다. 그래서 미틀먼은 자신의 기초 연구가 다른 사람들이 치매 환자인 부모님을 보다 애정 있고 수준 높게 관리할 수 있는 길을 열어주기를 희망한다.

실제로 정말 우수한 프로그램의 도움을 받는 가족도 있고, 도움 비슷한 것도 전혀 받지 못하고 간병하는 가족도 있다. 이 두 가지 상반된 상황을 모두 경험하는 이도 있다. 알츠하이머병 협회의 뉴욕 지부였던 '케어링 카인드Caring Kind'에서는 간병 가족 지원에 중점을 둔다. 치매의 가장 초기 단계를 포함하여 병의 단계별로 지원 그룹을 제공하고 간병 가족을 위한 지원도 별도로 제공한다. 나도 이들의 회의를 직접 지켜보면서 참가자들의 강인함과 연민, 이들이 짊어진 엄청난 책임을 확인하고 깊은 인상을 받은 적이 있다. 회원들은 숙련된 임상 사회복지사로 팀 전체 조정자 역할을 맡은 샤론 쇼Sharon Shaw의 탁월한 능력에 열광했다. 무능력한 조정자가 이끄는 다른 지원 그룹에서 일해본 적이 있다고 밝힌 몇몇 사람은 당시에 자신들이 도와주려고 했던 간병 가족들의 스트레스가 오히려 '더 증가하는' 것을 지켜볼 때 느낀 괴로움을 전했다. 이들은 샤론은 간병을 맡은 가족이 어떤 기분인지, 지금 무엇을 필요로 하는지 알아채는 능력이 있다고 칭찬했고, 이에 샤론은 참석자들이 지원 그룹에서 활동하면서 다른 사람의 마음을 읽는 법을 잘 배운 증거라며 겸손하게 대응했다. 지원 그룹 자체가 효과적이고 큰 도움이 되는 것이라고도 덧붙였다. 샤론에게서 지식과 따듯한 마음이 빛처럼 환하게 퍼져 나

치매에 관한 새로운 생각

온다는 사실을 나 역시 인정할 수밖에 없었다. 샤론은 탁월한 조정자다.

그날 회의에서 참가자들이 꺼낸 이야기는 대부분 치매 환자를 돌보는 사람이 얼마나 고립될 수 있는가 하는 문제였다. 친구들과도 멀어지고 해야 할 일은 끝이 보이지 않는다. 한밤중에도 갑자기 일이 생길 수 있다. 배우자가 아직 깨어 있어서 같이 잠을 못 자거나, 배우자가 용변을 보다 사고를 치는 바람에 오밤중에 이를 치워야 하는 날도 있다. 이런 상황에 처한 사람들이 하나의 그룹이 되면 고독감을 덜고 실질적인 조언을 구할 수 있었다. 가령 환자가 불안해서 어쩔 줄 몰라 할 때 진정시키는 요령이나 새로 나온 약 또는 어떤 약의 부작용에 관한 정보를 서로 공유할 수 있었다. 함께 배우며 혼자가 아님을 확인하고 간병인으로서 어떤 일을 하고 있는지 이해받고 인정받았다.

참가자마다 제각기 다른 문제를 겪고 있었다. 환자의 기억력 감퇴는 대체로 이들에게 가장 심각한 문제가 아니었다. 한 여성은 남편이 주기적으로 자신을 알아보지 못하더니 급기야 잔뜩 화가 나서 경찰을 부른 적이 있다고 이야기했다.

"우리 남편처럼 다정했던 사람은 없을 거예요. 그런데 이제는 행동 문제를 겪고 있죠. 제가 같은 집에 사는 식구가 아니라고 일단 확신하면 무슨 말을 해도 설득이 안 돼요. 경찰이 집에 찾아온 일만 두 번이에요. '저 여자를 여기서 내보내세요!' 남편은 이렇게 소리쳤죠. 처음에는 경찰 네 명이 왔는데, 그중 둘은 가족 중에 알츠하이머병을 앓는 사람이 있어서 이런 상황을 익숙하게 받아들였어요. 그들이

10장. 사랑으로 일하는 사람들

남편을 다른 방으로 데려간 후, 저는 거실에 남아 울었어요. 15분쯤 지나고 세 사람은 방에서 나왔고, 남편이 '한잔하러 갈까요!'라고 하더군요. 마치 아무 일도 없었던 것처럼 말이에요."[15]

잠깐 침묵이 흐르고, 다른 참석자가 다정하게 물었다. "또 그렇게 불안해하면 어떻게 하시나요?" 그러자 이런 대답이 들렸다. "세로켈[항정신병약]을 써요." 다른 사람이 다시 물었다. "자신을 위해서인 가요, 아님 남편을 위해서인가요?" 그 말에 사람들은 웃음을 터뜨렸다. 다들 겪어본 일이었으니까.

반복되는 일이 가장 힘들다고 이야기하는 사람도 있었다. 한 남편은 아내가 똑같은 문장 몇 개를 몇 시간 동안 반복해서 말하는 증상이 있다고 토로했다. 상상 속에서 누군가와 대화를 하는데, 가끔 문장 순서가 바뀌기도 했다. 혼잣말로 결혼 전 성이 뭐냐고 묻고는 예전에 살았던 동네에서 알고 지낸 사람을 향해 무언가를 질문했다. 그러다 문득 거울을 보면 대화가 다른 내용으로 바뀐다. 하지만 매번 같은 덫에 걸려서 같은 말을 끝없이 반복한다. 이런 상황을 그저 반복이라고만 표현한다면, 곁에서 지켜보는 일이 얼마나 끔찍한 경험인지 알 수 없을 것이다. 이 환자의 뇌에서 끊어진 네트워크는 일종의 새장cage을 만들어냈다. 아내는 그 속에 갇혀 나올 방법을 모르고, 남편은 직접 들어가 꺼내줄 수가 없다.

지원 그룹 사람들과 함께 있을 때가 아니면 이런 이야기를 할 수도 없다. 사람들은 들으려 하지 않는다. 옛 친구들, 다른 가족들은 치매 환자가 잘 지내고 있는지 물어보지만, 환자를 보살피는 간병인이 어떻게 지내는지 묻는 사람은 거의 없다. 지원 그룹에서는 서로

치매에 관한 새로운 생각

가 서로의 안부를 묻고, 자신의 상태를 솔직하게 털어놓는다. 서로의 구명 밧줄이 되는 것이다.

간병인이 유급으로 일하건 그렇지 않건, 치매가 계속 진행되고 어떤 지점을 넘어서면 환자가 보조 인력 없이 그대로 집에 계속 머무를 수 없다. C부인의 경우, 다정하고 말 많은 성격에 치매는 중등도로 진행된 상태였다. 정식으로 교육받은 경험이 거의 없다는 점을 포함하여 치매의 위험인자로 알려진 요건을 거의 다 갖춘 환자였다. 8학년 때 너무 '거칠다'는 이유로 퇴학당해 글만 겨우 읽을 줄 아는 정도였다. 10대 시절에는 건물 옥상에서 본드를 흡입하다 추락 사고를 겪었다. 이 사고로 전신에 심각한 외상을 입었고, 특히 머리를 크게 다쳐 외상성 뇌손상이 발생했다. 지금은 술을 끊었지만 오랜 세월 알코올을 남용했다. 심각한 우울증과 심혈관질환이 있고 당뇨로 다리 하나는 절단 수술까지 받아야 했다. 현재 C부인은 자신의 아파트에서 지낸다. 엘리베이터로 드나들 수 있는 이 아파트에 입주하려고 몇 년을 기다려야 했다. 메디케이드 지원금으로 간병인을 한 사람 채용했다. 간병인은 주중에 매일 찾아와서 몇 시간 동안 부인을 돕는다. C부인이 괜찮은지 확인하고, 식사를 만들고, 청소하고, 부인이 하루를 무사히 보낼 수 있도록 도와주는 등 맡은 역할을 톡톡히 해내는 사람이다. C부인은 잠드는 시각과 깨어나는 시각이 엉망이 되어버렸지만, 깼을 때 밖이 컴컴하면 얌전히 집 안에서 TV를 보면서 날이 밝고 도우미가 올 때까지 기다린다. 자그마한 아파트는 구석구석 먼지 하나 없고 포근하다. 다리가 불편해도 편안하게 TV를 볼 수 있도록 거실 바닥에는 커다란 베개가 여러 개 놓여 있다.

10장. 사랑으로 일하는 사람들

창틀에는 (브롱크스 사람들에게는 그 지역에서 탄생한 여신으로 추앙받는) 제니퍼 로페즈의 사진이 끼워진 액자가 놓여 있다. 슈퍼마켓에 가거나 근처 공원에 갈 때는 모터 엔진이 달린 스쿠터를 이용한다. 현재 생활에 필요한 것은 다 갖추어진 상태다.

치매 환자가 간병인 없이 혼자 생활한다면 자신에게도 주변 사람들에게도 위험하다. 세이드 박사의 환자 중에는 그 위험성이 굉장한 수준에 이른 경우도 있었다. 아흔다섯인 D부인은 인지기능이 점점 더 심각하게 손상되는 상태로 혼자 지냈다. D부인을 염려한 사회복지사들이 찾아와서 부인의 생활 여건을 개선하려고 1년 넘게 적극적으로 노력했지만 전부 실패로 돌아갔다. 인근 지역에 먼 친척이 한 명 있었지만 편집증이 악화된 D부인은 친척이 집에 찾아와도 문을 열어주지 않았다. 나중에는 그 친척은 물론 아무도 집 안으로 들여보내주지 않았다. 하지만 세이드 박사는 소통에 남다른 재능을 가진 사람이다. 아무도 믿지 못하는 사람도 박사에게만은 마음을 연다. D부인도 세이드 박사가 찾아가서 설득하자 현관문을 살짝 열고 그 틈으로 얼른 들어오게 해주었다. 부인은 그동안 제대로 식사를 하지 못해 굉장히 마른 상태였다. 집 안은 지저분하다는 말로는 설명할 수 없는 상황이었고, 빈 공간마다 오래된 종이며 쓰레기가 쌓여 있었다. 벽 한쪽에서는 지독한 악취가 풍겨 나왔고, 부인도 엉망진창이었다. 욕조에는 쓰레기가 가득 차 있고, 하수구는 멀쩡한지 확실하게 확인할 수도 없었다. 편집증으로 거실 창문은 판자로 전부 막아놓았다. 거실에는 낡은 빨래바구니가 있고, 그 안에 부인이 키우는 비둘기도 여러 마리 보였다. 방문 간병인이 청소해주고 부인을

치매에 관한 새로운 생각

돌봐주겠다고 여러 번 요청했지만 전부 거절했다. 아들이 하나 있지만 수천 킬로미터 떨어진 곳에 살고 있었다. 그도 70대 노인인 데다 환자였다. 도저히 부인을 이대로 둘 수가 없는 상황이었다. D부인은 더 이상 혼자 안전하게 살 수 없었다. 사실 이미 꽤 오래전에 그런 지경에 이르렀다. 같은 건물에 사는 이웃의 안전을 위해서라도 그대로 둘 수는 없었다. 세이드 박사는 D부인과 멀리 떨어져 사는 아들, 사회복지사, 인근 지역에 사는 친척, 응급실과 신중하게 논의한 후 911에 전화를 걸었다. 부인과 함께 응급실까지 동행해서 부인을 안심시키고 병원 사람들이 부인을 놀라게 하거나 거칠게 다루지 못하도록 지켜보았다. 그리고 부인이 머물 수 있는 요양시설을 찾았다. D부인은 아파트를 떠나야 한다는 사실에 불쾌감을 드러냈지만, 다른 방도가 없었다. 치매와 고립은 어떤 시점이 되면 치명적인 조합이 된다. 세이드 박사와 같은 의료보건 분야의 전문가들도 자율성을 존중하기 위해 애를 쓴다. 집에 머무르고 싶어 하는 사람이 그렇게 지내면서 도움을 받을 수 있도록 열심히 방법을 찾는다. 하지만 자유를 존중하려다가 비참하게 방치되는 결과가 초래될 수 있는 지점에 이르면 결단이 필요하다. 오늘날에도 먼 옛날 도로시아 딕스Dorothea Dix가 발견한 맹추위에 떨던 여성과 별반 다를 것 없이 살아가는 치매 환자가 발견되기도 한다. 200여 년의 세월이 흐르는 동안, 배운 것도 많지만 자유와 안전 사이에서 균형을 찾는 기술과 도움이 필요한 사람을 제대로 돕는 기술은 아직도 완벽히 갖추어지지 않았다.

10장. 사랑으로 일하는 사람들

간병은 늘 힘든 일이지만 반드시 나쁜 일만은 아니다. 힘든 일과 나쁜 일은 다르다. T부인의 경우 세상을 떠난 남편을 간병했던 경험이 소중한 기억으로 남았다. 부인은 남편을 잃고 불과 몇 개월 만에 서로 알고 지내던 친구들을 통해 R과 처음 만났다. R의 아내는 T부인의 남편이 세상을 떠난 때와 거의 비슷한 시기에 목숨을 잃었다. 두 사람은 친구들과 함께 저녁 식사를 했고, 그날 저녁 R은 몇 블록 떨어진 집까지 부인을 데려다주겠다고 자진해서 나섰다. 그리고 다음날 꽃을 선물로 보냈다. 두 사람은 곧바로 서로가 서로에게 꼭 알맞은 사람임을 확신했다. 그래도 1년이 넘는 시간을 기다렸다가 마침내 부부가 되었다. 두 사람 모두 자식들이 있었지만 그때는 다들 성인이 되어 각자의 삶을 살고 있었다. "참 로맨틱한 시절이었답니다." T부인은 환하게 웃으며 이야기했다.[16] 가장 참담한 기분에 젖어 있을 때, 삶의 기대치가 바닥까지 내려갔다고 생각했을 때, 새로운 사랑을 발견하고 행복한 결혼생활이 시작된 것이다. 이후 20년 넘게 모든 것이 순조로웠다. 두 사람 다 사회성이 좋아서 친구들, 자녀들, 날로 불어나는 손주들과 두루두루 어울리며 살았다. 두 사람은 참 운이 좋다고 느꼈다. 정말로 그랬다.

그러다 R은 업무에 곤란을 겪기 시작했다. 아들과 함께 운영하던 사업에 차질이 생기는 바람에 두 사람 사이에 팽팽한 갈등이 생겼다. R의 엉뚱한 판단은 사업에 영향을 끼쳤다. T부인은 뭔가 잘못됐음을 인지했지만 그게 무엇인지는 알지 못했다. R은 친구들과 즐겁게 잘 지냈고 부인에게도 항상 다정했다. 항상 그랬듯이 친근한 남편이었다. 그래도 두 사람은 신경전문의를 찾아갔다. 아들이 자꾸

치매에 관한 새로운 생각

검사를 받아보라고 해서 가본 것일 뿐, R은 자신에게 문제가 있다고 는 생각하지 않았다. 의사는 R의 기억력이 크게 떨어졌다고 진단했 다. 그러나 T부인은 이 말에 신경 쓰지 않았다. "아주 끔찍한 의사에 요! 어쩜 그렇게 공감할 줄을 모르죠?" 두 사람은 다른 의사들을 만 나보았고, 그동안 R의 상태는 계속해서 악화됐다. 밝은 성품은 그대 로였지만 업무 능력과 판단력, 의사결정력은 사라져갔다. 넘어져서 팔을 심하게 다쳐 큰 고통을 겪는 일도 생겼다. "그것이 막바지로 꺾 인 지점이었어요. 넘어진 후부터 안색이 누런빛을 띠기 시작하더군 요. 전남편이 췌장암으로 세상을 떠나서 저는 검사 결과를 받아보기 전이었지만 또 시작이구나 싶었죠."[17]

그 다음 단계는 빠르게 진행됐다. T부인은 남편의 침실을 다른 방으로 옮겼다. 밤새도록 깨어 있어서 부인도 도저히 잠을 잘 수가 없었기 때문이다. 도와줄 사람도 더 구해서 마지막 몇 달 동안은 총 3명의 남자 간병인이 팀을 이뤄 교대로 일했다. R은 점점 쇠약해졌 고, 부인은 이 간병인들과 함께 식사할 일이 많아졌다. 자연히 그들 과 아주 가까워져서 어떻게 사는지도 다 알게 되었고 모두의 할머니 역할도 하게 되었다. 내가 T부인과 만나 인터뷰를 하는 동안에도 그 들 중 한 명이 인사를 하러 부인의 집에 들렀다. R은 아직 사람을 알 아볼 수 있을 때는 부인이 기저귀를 갈아주기를 원했다. 남자 간병 인이 하려고 하면 너무 민망해했다. T부인도 기꺼이 그렇게 했고 남 편에게 해줄 수 있는 일이 있다는 것에 만족했다. "하지만 결국에는 누가 누구인지도 알아보지 못했어요." 그때부터 기저귀 교체는 누가 맡아야 하는지 신경 쓰지 않아도 되는 일이 되었다.

10장. 사랑으로 일하는 사람들

T부인은 치매와 암이 한꺼번에 찾아온 것을 일종의 축복이라고 여겼다. 치매로 인해 R은 암을 두려워하지 않았으니까. 뭔가 알아채더라도 기억하지 못했다. 동시에 암으로 인해 치매에도 한계가 생기고, 치매의 고통을 견뎌야 하는 기간도 한정됐다. 내가 만난 T부인은 많은 일을 축복으로 여기는 사람이었다. 그리고 놀라울 만큼 회복력이 강하고 낙관적인 사람이었다. 남편을 돌보는 일은 너무나 힘들었고 두 번째로 사별을 겪어야 했지만, 부인은 괴로워하지 않았다. 도와준 가족들에게 고마운 마음이 먼저였다. 특히 "바위"처럼 T부인을 지탱해준 딸아이와 다른 자녀들, R의 상태가 좋아졌던 순간들, 정말 헌신적으로 일해준 간병인들에게 감사했다. 지역에서도 도움을 얻을 만한 좋은 프로그램을 몇 가지 찾을 수 있었다. 뉴욕시에서 기억력이 소실된 사람과 그 가족들을 위해 운영하는 '기억 나무' 프로그램에 R과 함께 참여했고, 의자에서 하는 요가 수업, 예술작품 감상 수업에도 참여했다. 치매 환자를 위한 프로그램이라는 사실을 R이 알았다면 아마 절대 안 가려고 했겠지만, 아내가 늘 곁에서 함께하니 별 고민 없이 따라간 것 같았다. 여러 사람들과 만나고, 잘 따라가지 못해도 일일이 왜 그러는지 설명하지 않아도 되었고, 바람을 쐬면서 교류할 수 있는 기회였던 만큼 T부인에게는 너무나 좋은 시간이었다. 부인에게는 훌륭한 지원 팀도 있고 애정과 지원을 아끼지 않는 대가족도 있었지만, 이와 같은 프로그램이 선사하는 변화는 상당했다.

나는 T부인에게 나중에 쇠약해지고 혹시 치매에 걸린다면 어떤 관리를 받고 싶은지 물었다. 질문이 떨어지자마자 부인은 지내고 싶

치매에 관한 새로운 생각

한다. 문제는 그런 목표가 실제로 달성되는 곳이 너무 적다는 것이다. 그래서 요양원에 가족을 맡기는 것을 두려워하는 가정도 많다. S 부인도 S씨가 모욕적인 말을 쏟아내고 머리카락을 마구 잡아당겼지만 차마 그를 요양원에 보내지 못했다. 배우자는 요양원에 보낼 수 없지만 자신은 들어갈 수 있다고 이야기하는 사람들도 있다. 집에서 지내면 사랑하는 사람은 물론 자신도 더욱 양질의 관리를 받을 수 있고 개개인에 꼭 맞는 간병이 가능하다고 생각할 수 있지만, 그렇지 않을 수도 있다. 무엇이 적합한지 제대로 판단하기 위해서는 어느 정도 융통성을 갖고 마음을 열어 어떤 방법이 효과적인지 찾아볼 필요가 있다.

가능하면 집에서 오래 지내려고 하는 사람들이 많다. 도움을 얻을 곳이 많고 그런 바람을 받아들이는 사람이 많을수록, 그 소망이 실현될 수 있는 기간도 길어진다. 하지만 독자적으로 다 해결하겠다고 너무 과도하게 고집을 부리면 재앙과 같은 결과가 빚어질 수 있다. 집에서 관리하면 더 힘들어지는 증상도 있다. 실제로 가족들은 환자의 편집증이나 대소변 실수, 불규칙적인 수면 패턴, 불안, 이곳저곳 돌아다니는 증상을 도저히 감당할 수가 없다고 느낄 때가 많다. 치매 환자에게 어떤 방식으로 돌봐주기를 원하는지 물어본다고 해서 그런 관리가 가능해지는 것도 아니다. 하지만 누군가는 환자를 돌봐야 한다. 우리는 치매 환자와 환자의 간병인이 원하는 것, 그리고 필요로 하는 것을 모두 제공할 수 있는 시스템을 마련해야 한다. 그렇지 않다면 지금 우리가 제공할 수 있는 도움이 어디까지인지 받아들여야 한다.

10장. 사랑으로 일하는 사람들

가족도 없고 돈도 없는 사람이 집에서 머무는 건 어려운 일이다. 도움을 받아야 하지만, 메디케이드는 환자나 자격 요건을 충족하는 환자의 가족, 하다못해 이웃 사람이라도 간병인을 관리감독할 책임을 맡겠다고 나서지 않는 한 간병인을 제공하지 않는다. 가족이 있더라도, 간병은 우리가 떠올릴 수 있는 가장 힘들고 고된 그 어떤 노동보다 훨씬 더 힘든 일임을 감안해야 한다. 치매 환자가 가족과 유급 간병인 양쪽 모두 또는 어느 한쪽에 의존할 수 있고, 환자를 돌보는 사람들도 또 다른 사람들에게 기댈 수 있는 지원 네트워크가 구축되어야 한다. 그러한 네트워크가 이제 막 구축되는 중이다. 간병인도 도움이 필요하다. 지금보다 더더욱 많은 지원이 제공되어야 한다. 치매라는 질병에 관한 교육도 실시되어야 하고, 치매 환자가 필요로 하는 구체적인 요구들을 처리하는 방법에 관한 교육도 필요하다. 그리고 한숨 돌릴 시간도 필요하다. 나중에 자신도 환자와 같은 상황에 처하면 관리를 받을 수 있다는 확신을 갖고 살 수 있어야 한다. 이러한 것들이 갖추어지지 않는다면 우리는 수백만 명에 달하는 치매 환자가 자신의 바람대로 집에서 지낼 수 있도록 도와줄 수가 없다. 물론 돈이면 해결되는 일도 있지만 돈이 성공적인 결과를 얻는 유일한 요소는 아니며 반드시 가장 중요한 요소가 되는 것도 아니다. T부인은 치매에 걸린 배우자를 집에서 돌보는 일이 쉽지 않았지만 의미 있는 경험이었다고 이야기한다. S부인은 그보다 더 힘든 시간을 보냈고 남편이 적절한 관리를 받을 수 있도록 헌신적으로 노력했다. D부인은 집에 비둘기만 들여보낸 채 홀로 위험하게 지냈다. 어떠한 도움도 원치 않았고 받아들이지도 않았다. D부인이 원하

치매에 관한 새로운 생각

는 대로 둘 수는 없었고 이웃들의 안전을 보장할 수도 없었다. 간병인을 경시하는 것은 우리 스스로를 위험에 빠뜨리는 일이다. 그들이야말로 안전망이고, 치매와 더불어 살아갈 수 있게 해주는 열쇠다.

10장. 사랑으로 일하는 사람들

11장

조금만 더 다정하게

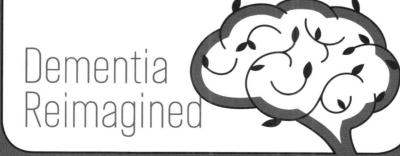

Dementia
Reimagined

| Try a Little Tenderness |

치매에도 즐거움이 공존할 수 있다. 여러분도 그 가능성을 떠올릴 수 있도록 한 가지 방법을 제시하려고 한다. 음악을 즐기고 음악에 반응하는 능력은 여느 인지기능보다 오래 지속된다. 자연스러운 대화가 어려워진 사람도 아주 오래전에 배운 노래 가사를 기억하고 따라 부르는 경우가 많다. 행복을 느끼기 힘든 중증질환자도 좋아하는 음악에는 반응할 수 있다. 그래서 나는 나중에 치매에 걸리더라도 행복한 기분을 느낄 수 있도록 내가 좋아하는 노래들을 목록으로 정리했다.[1] 하지만 여러분에게 잘 보이려고 근사하게 꾸미지는 않았다. (루이스 조던Louis Jordan이라면 이렇게 말하리라. "당신이 날 어떻게 생각하는지는 그리 중요하지 않아요. 내가 당신을 어떻게 생각하는지에 많은 변화가 달려 있죠.") 다음 목록은 대부분 내가 젊은 시절에 즐겨 듣던 음악들로 채워졌다. 아무것도 신경 쓰지 않고 춤에 푹 빠졌던 곡들도 있고, 사랑하는 사람들을 떠올리게 하는 곡들도 있다. '아일랜드 꼬마 싸움꾼 공주님'(저자의 어머니가 치매를 앓을 당시 얻은 별명-역주)이 먼저 가 계신 왕국에 나도 따라가게 되면, 아마도 이 음악들이 나를 잠시나마 다시 이 세상으로 돌아오게 해줄 가능성이 높다.

어스 윈드 앤 파이어Earth, Wind & Fire의 "레츠 그루브Let's Groove"

아레사 프랭클린Aretha Franklin의 "리스펙트Respect" (또는 "에인 노 웨이

Ain't No Way. 두 곡 중에 뭘 골라야 할지 지금도 망설여지지만, 분명히 말하는데 나는 아레사 없이는 못 산다.)

루이스 조던Louis Jordan의 "빈스 앤 콘브레드Beans and Cornbread"

커티스 메이필드Curtis Mayfield의 "무브 온 업Move On Up"

쿨 앤 더 갱Kool & the Gang의 "겟 다운 온 잇Get Down On It"

알 그린Al Green의 "레츠 스테이 투게더Let's Stay Together"

더 스테이플 싱어스The Staple Singers의 "아 윌 테이크 유 데어I'll Take You There"

소니 롤린스Sonny Rollins의 "세인트 토머스St. Thomas" (내 남편이 좋아하는 곡)

버펄로 스프링필드Buffalo Springfield의 "포 왓 이츠 워스For What It's Worth" (큰아이가 고등학생일 때 남편과 함께 학교에서 연주했던 곡)

레이 찰스Ray Charles의 "컴페어 투 왓Compared to What"

더 코모도어스The Commodores의 "브릭 하우스Brick House"

머라이어 캐리Mariah Carey의 "올웨이즈 비 마이 베이비Always Be My Baby" (두 아이 모두에게 해주고 싶은 말)

제임스 테일러James Taylor의 "유 캔 클로스 유어 아이스You Can Close Your Eyes" (둘째 자장가로 불러줬던 노래)

밥 딜런Bob Dylan의 "라이크 어 롤링 스톤Like a Rolling Stone"

오티스 레딩 주니어Otis Redding Jr.의 "트라이 어 리틀 텐더니스Try a Little Tenderness"

빌리 홀리데이Billie Holliday의 "아 윌 비 싱 유I'll Be Seeing You"

치매에 관한 새로운 생각

내가 치매 환자가 된 모습을 낙관적으로 그려보기란 정말 힘든 일이지만, 이 노래들을 들으면 도움이 된다. 여러분의 목록은 다르게 구성될 것이다. 꼭 한번 만들어보기 바란다. 그렇게 지난 삶을 돌아보면 즐거웠던 순간들, 때로는 마음 아팠던 순간들도 떠오를 것이다. 그러한 기억은 회상이 더 이상 쉽지 않은 일이 되었을 때 앞을 보고 미래로 나아갈 수 있는 에너지가 된다. 그리고 치매 환자가 된 자신에게 주는 선물이 될 것이다. 물론 커다란 문제 앞에서는 아주 작은 선물에 지나지 않겠지만 말이다. 그래도 나는 여러분도 나도 이렇게 관점을 바꾸었으면 좋겠다. 치매가 찾아온다고 해서 무조건 모든 시간을 두려워해야 하는 것은 아니다. 미래의 자기 자신을 조금만 더 다정하게 대할 수 있도록 노력해보자.

치매가 두려운 질병이라는 것은 의심할 여지가 없는 사실이다. 미국에서는 85세에 이른 국민의 30~50퍼센트가 치매를 겪는다.[2] 나도 그들 중 한 사람이 될 것이라 예상한다. 여러분 중 상당수도 그럴 것이다. 나도 싫지만 상황이 그렇다. 엄마의 미소와 목욕 후 아가의 머리에서 나던 냄새까지, 무언가를 기억하는 능력은 우리의 정체성과 밀접한 관계가 있다. 힘들게 얻은 이 능력을 잃는 건 힘든 일이다. 그런 일이 실제로 벌어지지 않아도 기분이 어떨지 충분히 예상할 수 있을 정도다. 이런 두려움은 다가올 미래를 회피하게 한다. 하지만 미래를 똑바로 직면하지 못하면, 치매와 함께해야 하는 우리의 삶을 충만하고 행복하게 이어갈 수 있는 가능성을 잃게 된다.

치매는 진행 속도가 느리다. 진단을 받은 그날부터 당장 기억력이 사라지지는 않는다는 의미다. 기억이 점진적으로 사라져가는 과정을 어떻게 볼 것인지는 컵에 물이 절반밖에 없다고 볼 것인지, 아니면 절반이나 차 있다고 볼 것인지 선택하는 것과 같다. 사실 전자가 더 쉽다. 내가 절반이나 채워졌다고 보는 시각이 중요하다고 강조하는 것도 그런 이유에서다. 우리 중 많은 수가 나중에 치매 환자가 되고, 인지 능력이 조금씩 소실된다는 것이 우리가 처한 현실이다. 이런 상황에서 과연 즐거움을 찾을 수 있을까? 어느 호스피스 병동에서 본 글귀처럼, 남아 있는 모든 날을 좋은 날로 만들려면 어떻게 해야 할까?

치매에서 뭐라도 즐거움을 찾아보자는 나의 제안에 망설여지는 독자도 있으리라 생각한다. 침대에 누워 꼼짝도 못 하고, 대소변도 못 가리고, 침을 흘리는 자신의 모습이 떠오르는 사람도 있을 것이다. 그리고 가족들이 그런 모습을 보지 않기를 바랄 것이다. 하지만 내 이야기를 조금만 더 끈기 있게 들어주길 바란다. 여기서 내가 이야기하는 건 치매의 막바지가 아닌 초반이다. 이 단계에서는 많은 환자가 자유롭게 걸어 다니고, 가족의 생일을 함께 축하하고 여름날 소풍도 함께 즐긴다. 치매의 중증도가 경미한 수준에서 중간 정도에 머무르는 기간은 몇 년씩 지속된다. 내 어머니, 할머니도 그랬다. 이 기간에는 가족들, 친구들과 어울려 지낼 수 있고 평생 즐겨온 일들 중 많은 것을 그대로 즐길 수 있다. 더 이상 할 수 없는 활동도 몇 가지 생기지만, 실행 가능할 뿐만 아니라 예전처럼 계속해서 마음껏 즐길 수 있는 일도 많다. 치매를 안고 살아야 하는 실상을 미화하려는 의도는 없다. 하지만 치매가 찾아와도 생존할 수 있고, 심지어 잘 살아갈 수 있는 방법이 있다면 그 방법을 알고 싶은 것이다.

치매에 관한 새로운 생각

치매를 앓아도 괜찮은 삶을 산다는 건 인지기능에 장애가 생겨도 최대한 독립성과 존엄성을 유지하는 것을 의미한다. 역설적이지만 도움의 손길을 받아들이는 것이 독립성을 유지하는 가장 좋은 방법이다. 하지만 어떤 도움을 언제 받아야 할까? 병으로 취약해진다면 어떤 보호를 받는 것이 적절할까? 균형을 올바르게 잡기는 힘들다. 치매 증상이 약하거나 중간 정도인 환자들 대부분이 집에서 생활한다. 이 경우 환자는 혼자 살든 도와주는 사람이 있든 충분히 깨끗하고 안전한 집에서 지내고, 식사를 하고, 친구나 가족과 만날 수 있어야 한다. 병원 진료를 받고, 종교가 있으면 종교 생활을 할 수 있는 곳을 찾아가고, 그밖에 무엇이든 필요한 곳에 어디든 갈 수 있어야 한다.

치매의 막바지 단계를 무시하려는 것이 아니다. 내가 하고 싶은 이야기는 그 마지막 단계를 두려워하느라 그 이전의 삶을 향상시킬 수 있는 방법을 보지 못할 수 있다는 것이다. 그러한 두려움은 치매 자체에 관한 감정에 국한되지 않는다. 손에 잡히지 않는, 심리적인 어떤 감정이 섞여 그와 같은 두려움을 빚어낸다. 우리는 힘이 빠지고, 쇠약하고, 장애가 생긴 자신의 모습을 굳이 떠올리지 않으려고 한다. 그런 때가 오면 다 알아서 할 수 있고 스스로 결정을 내릴 수 있다고 생각할 수도 있다. 하지만 당연히 그런 이미지가 전부 진실은 아니다. 우리는 다른 사람에게 기대어 살아간다. 의존성, 나약함은 인간을 이루는 특징이다. 우리는 태어난 직후 대소변을 가리지 못했고 죽기 전에 다시 한 번 그런 상태가 될 수 있다. 대소변을 못 가리는 것, 그밖에 다른 신체 기능의 문제를 축소하려고 하는 말이

11장. 조금만 더 다정하게

아니다. 현실적인 문제는 대처할 수 있지만 우리를 그보다 더욱 당황하게 만드는 것은 아기처럼 무기력한 상태로 되돌아간다는 생각에 실린 상징적 무게다. 이것은 보는 관점에 따라 발생하는 문제이며, 따라서 다른 관점으로 바라볼 수 있는 일이다. 한 예로, 장애가 있는 사람들은 의사나 장애가 없는 사람들에 비해 자신의 삶의 질에 더 높은 점수를 주는 경우가 많다.[3] 신체적으로든 인지기능의 측면에서든 문제를 안고 살더라도 얼마든지 좋은 삶이 될 수 있다. 장애인들이 매일 이를 입증한다. 기능이 점점 사라지는 변화는 피할 수 없는 노화 과정이다. 우리는 이 현실 속에서 어떻게 해야 행복하게 지낼 수 있는지 그 방법을 찾아볼 필요가 있다. 그렇지 않으면 행복하게 지낼 수 없다. 다른 선택은 없다.

나는 타고난 낙관주의자와는 거리가 멀다. 치매와 맞서는 일이나 역시 즐겁지 않다. 오히려 정반대다. 나는 가슴보다 뇌에 더 많이 기대고, 솔직히 똑똑한 척, 잘난 척하길 좋아하는 속물이다. 학계에 몸담고 있는 만큼 여러 콘퍼런스에도 참석한다. 감명 깊고 통찰력 있다고 느낀 이야기를 들은 적도 있지만, 객석에 앉아서 "저렇게 시끄러운 얼간이 같은 작자를 대체 누가 무대에 올린 거야?"라는 생각을 얼마나 자주 했는지 모른다. 여기서 밝히자니 좀 민망한 이야기지만 실제로 그렇다. 나는 평생 책벌레로 살아왔고, 의대에서 학생들을 가르치고 있다. 절묘하고 복잡한 개념을 가르치는 일을 정말 좋아하고, 미래 세대의 호기심을 자극하려고 노력한다. 긴 세월 학교를 다니는 동안 터무니없이 치열한 경쟁에 시달렸지만 나는 그 시간들도 좋았다. 그래서 내가 하루하루 명민함을 잃어가는 모습을 떠

치매에 관한 새로운 생각

올리면, 아주 세게 한 방 얻어맞은 것 같은 기분이 든다. 하지만 내 자신과 뇌의 상태가 변화하는 그 방향으로 나도 서서히 나아가야 한다는 사실을 잘 알고 있다. 성공하지 못할 수도 있다. 그래도 시도조차 하지 않는 건 멍청한 일이다. 절대 그런 멍청한 길을 내 발로 갈 수는 없다.

낙관적 태도가 필요한, 중요한 이유가 있다. 문제가 나를 집어삼키도록 두면, 해결책을 기대하거나 찾을 수 없다. 최소한 찾아보려고 노력해야 나아질 수 있는 방법도 발견할 수 있다. 꼭 긍정적인 기분까지 느껴야 가능한 일도 아니다. 그냥 해결할 방법이 있을 수도 있다는 마음으로 행동하면 된다. 문제가 있으면 맞서고, 싸워보고, 원인을 찾다보면 물리칠 방법이 나올 수도 있다. 부분적인 해결책이라도 일단 시도해보고 어떤 효과가 있는지 잘 살펴보면서 여러 방안을 최대한 하나로 결합시켜보자. 치매의 경우 나를 비롯한 베이비붐 세대가 꼭 필요로 하는 시점까지 치료법이 나올 가능성은 없다. 하지만 우리가 맞닥뜨리게 될 세세한 방해물을 없애면 오랜 기간 삶의 질을 향상시킬 수 있다.

이번 장에서는 치매에 따르는 몇 가지 문제를 살펴보고 치매 환자가 되더라도 행복하게 살고 싶은 목표에 어떻게 하면 더 가까이 다가갈 수 있는지 고민해볼 생각이다. 치매가 찾아와도 즐길 수 있는 활동은 무엇인지 알아보고, 가장 문제가 될 만한 증상이 무엇인지도 생각해볼 예정이다. 치매에는 기억력 상실이 따르지만 이 문제 때문에 행복을 포기해야 하거나 집에서 지내지 못한다고는 할 수 없다. 아무데나 돌아다니는 것, 불안감, 대소변을 못 가리는 것이

11장. 조금만 더 다정하게

그보다 더 큰 문제가 된다. 운전, 섹스, 돈도 심각한 문제에 속한다. 내가 생각하는 해결 방안이 실제로 효과가 있을지, 있다고 해도 얼마나 지속될지는 알 수 없다. 그래도 나는 즐거움이 사라지지 않는 길을 찾고 내가 맞이하게 될 미래를 고통 속에서 구하려고 노력 중이다. 이렇게 노력하는 것만으로도 두려움은 줄고, 오늘 내 기분도 한결 더 나아진다. 다가올 내일을 더 즐기게 되는 보너스도 얻을 수 있다.

나는 내 어머니와 할머니에게 찾아왔고 앞으로 나와 같은 세대 수백만 명이 겪게 될 만발성 치매에 대비하기 위한 계획을 세우고 있다. 운동과 식생활 관리, 인지기능 관리를 통해 치매의 발병 시점이 늦춰진다면 얼마나 좋을까. 하지만 이런 성실한 노력이 다 실패로 돌아가고 내 어머니처럼 70대에 치매가 생긴다면? 그런 일이 벌어졌을 때 남은 시간을 그냥 살아내는 것이 아니라 더 오랫동안 행복하게 살기 위해서는 어떤 도움이 필요할까?

나는 집에 머무를 가능성이 가장 높다. 남편이 내 곁에 함께 있었으면 좋겠다. 마른 체형을 가진 남편은 존경심이 들 만큼 부지런하고, 스스로도 나이가 들어도 건강을 유지할 수 있다고 자신한다. 선하게 산다고 해서 함께 오래 장수한다고 보장할 순 없다. 나 역시 우리 두 사람이 함께할 팀의 일원으로 한 몫을 할 수 있다면 좋겠다. 어떤 역할을 하게 될지 지금은 알 수 없지만, 그렇게 된다면 나는 집에 더 오랫동안 머물 수 있을 것이다.

나는 아무것도 안 하는 것을 못 견딘다. 치매 환자였던 엄마도 그랬다. 바쁘게 생활하는 것이 내게도, 누가 됐건 나를 돌봐줄 사람에

치매에 관한 새로운 생각

게도 도움이 될 것이다. 맨 처음 고민해볼 문제는 치매에 걸려도 할 수 있는 활동을 찾는 것이다. 사람들 이름을 잊어버려 민망한 상황이 반복되고 매주 모여서 하던 카드게임의 규칙을 기억하지 못하면 어울려 지낼 사람들이 줄고 그로 인해 우울증이 찾아오거나 기능 손실이 확대될 가능성이 높다. 이제는 치매 증상이 약하거나 중간 수준인 환자들이 참여할 수 있는 프로그램이 많이 마련되어 있다. 나도 내가 할 수 있는 활동을 찾아볼 것이다. 더불어 외출하고 다른 사람들과 함께 지내는 새로운 방법도 찾아야 한다. 여러 사람들 속에서 존재감이 두드러졌던 적은 한 번도 없지만 그런 태도도 바꿔볼 생각이다. 치매 환자를 돕는 지원 단체들은 대부분 간병인과 동행해야 한다는 요건이 충족되는 경우, 환자들이 사람들과 사귀고 집에만 있느라 쌓인 지루함과 고립감을 털어낼 수 있는 기회를 제공한다. 뉴욕 현대미술관MoMA이 시작해서 유명해진 'MoMA에서 만나요'⁴ 프로그램과 같은 박물관 견학도 가능하다. 각자 사는 지역에 알맞은 프로그램이 없으면 지금 자진해서 하나 만들어보는 건 어떨까. 미래의 자기 자신과 다른 사람들에게 도움이 될지도 모른다.

치매 초기에는 정원을 손질할 수 있다면 좋겠다. 엄마는 내가 어릴 때부터 집 뒷마당 한구석에 장미 정원을 가꿔보도록 했다. 그때부터 지금까지 나는 정원 일을 좋아한다. 몇 년 동안은 누가 생일 선물로 뭘 받고 싶은지 물으면 새로운 장미 묘목을 이야기했을 정도다. 그럴 때면 광택이 반짝이는 묘목 카탈로그를 펼쳐놓고, 무엇을 골라야 할지 몇 시간씩 고민을 하곤 했다. 그 멋진 사진들에 담긴 식물이 우리 집 정원에서 들쑥날쑥 제멋대로 자라나는 식물과 전혀 딴

판이라는 서글픈 사실도 뒤늦게야 깨달았다. 원래 정원사는 그런 과정을 거쳐 성장한다. 지금 우리 집에도 정원이 있고, 근처에 지역 공동 정원도 있다. 보는 식물마다 이름을 알아맞힐 수 있는지, 흙을 얼마나 많이 파봤는지는 내게 그리 중요치 않다. 그냥 가만히 앉아서 식물을 바라보는 것, 새와 나비가 찾아오는 모습을 보는 것만으로 나는 행복하다. 그래서 나의 미래 계획에도 정원 가꾸기를 포함시킬 생각이다. 지역 공동 정원은 여러 세대의 참여를 장려하여 사회적 유대감이 형성될 기회를 제공하므로 더 큰 도움이 될 수 있다. 미국 북부 지역에서는 겨울이 되면 식물 가꾸는 활동이 실내에서 이루어진다. 잘 깜빡하는 사람은 식물을 너무 걱정한 나머지 물을 과도하게 많이 주고, 잊었을까 봐 또 주다가 시들게 할 수 있다. 그 대신 스프레이로 수분을 공급하면 식물이 그렇게 죽을 일도 훨씬 줄어든다. 치매에 걸린 사람도 하루 종일 정원에서 식물에 물을 칙칙 뿌리도록 둘 수 있다는 의미다. 바깥 날씨가 추운 계절에도 그렇게 실내에서 즐거운 기분을 만끽할 수 있다.

책 읽기도 내가 즐길 수 있는 방법을 마련해야 하는 또 다른 활동이다. 어린 시절, 나는 다섯 명이나 되는 형제자매들과 함께 살면서 방해받지 않고 책을 읽을 수 있는 조용한 장소를 찾아 숨어 있곤 했다. 그 시절 우리 집 앞에는 3층 건물 높이로 자란 소나무가 한 그루 있었다. 나는 그 나무 위로 올라가서 혼자 숨어 지내던 나만의 장소를 찾아 그곳에서 몇 시간이고 책을 읽었다. 이제는 나무에 올라가서 책을 읽지는 않지만 그 외에는 달라진 것이 없다. 위안을 얻고 싶을 때, 축하받고 싶을 때 나는 항상 책을 본다. 독서는 중독성 있는 활동이다. 출퇴근길에 차를 몰지 않고 지하철을 이용하는 것도 그래야 책을 읽을 수 있기 때문이다. 살면서 내가 가장 큰 존경심을 느낀 사람, 함께 있을 때 그 어느 때보다 큰 즐거움을 느낀 사람 중 몇몇은 소설 속 인물들이다. 치매가 찾아와 뇌 기능이 흐려지고 이로 인해 독서에도 한계가 생기리라는 생각을 하면 마음이 서글퍼진다.

하지만 적응할 수 있을지도 모른다. 케이 레드필드 제이미슨Kay Redfield Jamison은 양극성 장애를 어떻게 이겨냈는지를 기록한 멋진 회고록 《요동치는 마음An Unquiet Mind》에서 병 때문에 책 읽기가 어려워진 후에는 동화책을 읽었다고 이야기한다.5 《버드나무에 부는 바람Wind in the Willows》으로 제이미슨이 충분히 만족감을 느꼈다면 나도 그럴 수 있다. 치매에 걸려도 나는 좋은 책, 다양한 책을 읽고 싶다. 나는 어머니가 내게 그랬던 것처럼 아이들이 어렸을 때 책을 읽어주었다. 아직 그 책들이 집에 남아 있으니, 가족들이 내게 한 번 읽어보라고 권유할 수 있을 것이다. 기억력이 약화되면 좋아하는 책을 읽고 또 읽어도 새로울 테니, 자꾸 까먹는 것이 독서에서는 골칫거리가 아니라 장점이 될 수도 있다. 어제까지 읽은 내용을 기억해내지 않아도 된다. 같은 책을 또 읽어도 언제나 만족스러울 것이다. 어떤 책의 주된 독자층이 누구건, 독서를 즐길 수 있다면 나이에 안 맞는 책을 읽는다고 해서 품위가 손상된다고 생각하지 않는다. 《스튜어트 리틀Stuart Little》, 《매들린Madeline》, 《바르톨로뮤와 우블렉Bartholomew and the Oobleck》, 《안 싸우면 물어뜯을 일도 없잖아!No Fighting, No Biting!》 같은 책을 다시 읽게 될 날을 즐겁게 고대한다. 더 이상 책을 읽을 수 없게 되면 오디오 동화책을 즐길 수 있다. 앞서 작성한 음악 목록에도 추가할 예정이다. 언젠가는 책을 완전히 포기해야 할 날이 올 것이다. 내가 정말 좋아하는 일을 계속 이어가기 위한 적응 과정이 내게 주어진 생을 얼마나 연장시킬 수 있는지 궁금하다. 독서가 치매라는 큰 문제를 해결해주지는 않겠지만 한동안 내게 행복을 안겨줄 수 있다. 그것만으로도 좋은 시작이 아닐까.

치매에 걸린 노인에게 어린이에게나 맞는 활동을 하도록 하는 건 잘못된 일이라고 투덜대는 사람도 있으리라 생각한다. 실제로 치매 환자가 어린아이 모습을 한 인형을 즐겁게 가지고 노는 것은 환자를 어린애 취급하는 것이므로 잘못된 일이라고 주장하는 사람들과 그렇지 않다고 반박하는 사람들이 팽팽히 맞서고 있다.[6] 나는 만약 내가 치매에 걸렸을 때 그러한 활동에서 즐거움을 느끼고 아무에게도 피해를 주지 않는다면 계속해야 한다고 생각한다. 인형을 가지고 놀면 더 안 좋은 방법을 쓰지 않아도 환자가 불안한 마음을 가라앉힐 수 있다는 의미로도 해석할 수 있다. 요양시설에서는 지난 몇 년 동안 항정신병 약의 남용과 오용을 줄이기 위한 대대적인 움직임이 일어났다. 약은 심각한 부작용이 따르고(섬망, 입원 치료, 고관절 골절, 사망), 불안증 치료에 많이 사용되지만 딱히 효과적이지도 않기 때문이다.[7] 위험성이 있고 효능이 없다는 것과 별도로 값도 굉장히 비싸다. 이런 상황에서 불안에 떠는 사람이 인형 놀이로 차분해진다면 최악의 방법이라고 할 수는 없다.

파로Paro라는 아기 물개 모양의 로봇도 있다. 커다란 눈망울을 가진 이 로봇은 치매 환자를 진정시키는 용도로 활용되며 약물 치료를 효과적으로 대체해왔다. 장난감이 중요한 용도로 활용되는 사례다.

치매에 관한 새로운 생각

파로의 활용을 반대하는 일부 사람들은 장애가 발생한 사람들이 로봇이 진짜 살아 있는 생물처럼 생각하도록 "속이는 일"이라고 지적하거나 간병은 반드시 로봇이 아닌 사람이 담당해야 한다고 주장한다.[8] 나는 이 두 주장 다 설득력이 없다고 생각한다. 인지기능이 저하된 사람들이 안전한 방법으로 편안하게 지내도록 하는 것이 나의 목표이니, 가짜 애완동물이 그 역할을 할 수 있다면 얼마든지 활용할 것이다. 내가 파로의 활용에 거부감을 느끼는 딱 한 가지 이유가 있다면, 6,000달러라는 가격이다. 장난감 업체 해즈브로Hasbro에서는 '조이 포 올 태비 캣'Joy for All Tabby Cat'(누구에게나 즐거움을 주는 얼룩 고양이라는 뜻-역주)이라는 이름의 고양이 인형을 —혼란스러워하는 할머니의 사진을 붙인 제품 상자에 담아— 95달러에 출시했다.[9] 부가 기능을 대폭 줄여서 파로와 같은 용도로 개발한 상품이다. 두 인형 모두 털이 복슬복슬하고 발톱에 긁힐 일이 없다. (두 상품을 직접 사용할 때 나타나는 효과를 비교 분석한 연구 결과도 흥미롭다.) 간병할 인원은 부족하고, 도움이 꼭 필요한 사람에 비해 일할 사람의 비율은 줄어들고 있다. 인력이 부족할 때 우리는 환자를 억제하는 방법에 의존해왔다. 처음에는 신체를 구속했고, 보다 최근에는 화학물질을 이용한다. 나는 그런 방법보다는 안전하고, 저렴하고, 훨씬 귀여운 로봇 고양이가 낫다고 생각한다.

앞서도 언급했듯이 음악은 인지기능이 저하된 사람들도 즐거움을 느낄 수 있는 중요한 수단이다. 앞에서 제시한 나의 음악 목록은 '뮤직 앤 메모리Music & Memory'라는 프로그램을 활용하여 작성한 것이다. 간병인들이 요양원 거주자들을 대상으로 음악을 들려주고 긍정적인 반응이 나온 곡을 찾아서 아이팟에 개개인에 맞는 목록을 만들 수 있도록 고안된 프로그램이다.[10] 중증 치매를 앓는 내향적인 환자도 간호사가 틀어준 음악에 싱긋 웃고 흥얼거리다 발로 박자를 맞추기 시작하는 모습을 그대로 담은 인상적인 다큐멘터리도 있다.[11] 그 모습을 보면 따라하고 싶은 마음이 절로 든다. 여러분도 치매 환자지만 노래를 부르고 음악을 연주하는 사람들에 관한 이야기를 접하거나 직접 본 적이 있을 것이다. 이 책 첫 부분에 소개했던 합창단 '언포게터블Unforgettables'도 떠오르리라. 간병인과 치매 환자가 함께 노래하는 이 합창단은 즐거움이 물결처럼 출렁이는 노래를 열창하며 듣는 이들의 마음을 휩쓸었다.

음악이 치매에 선사하는 수많은 긍정적 효과는 세계 곳곳에서 확인할 수 있다. 영국 알츠하이머병 협회는 치매 환자들이 그룹을 이루어 매주 노래와 재미있는 운동, 게임을 하도록 도와 큰 인기를 얻고 있는 '싱잉 포 더 브레인Singing for the Brain' 프로그램을 후원한다.[12] 미국 알츠하이머병 협회는 웹 사이트에 한 페이지를 할애하여 음악 치료를 소개하면서 신경학자 올리버 색스Oliver Sacks의 말을 인용했다. "음악은 감정을 일으키고, 감정은 기억을 가져다줄 수 있다."[13] 나는 노래를 즐기지는 않지만 춤을 정말 좋아한다. 춤 역시 인지기능 저하 속도를 늦추는 데 도움이 된다.[14] 캐나다 국립 발레 학교와 베이크레스트 노인진료센터에서는 관련 근거를 바탕으로 춤 치료 프로그램을 개발 중이며, 특히 치매 환자들을 위한 프로그램을 만들고 있다.[15] 나 역시 나중에 치매 환자가 되더라도 노래나 춤, 또는 그냥 가만히 감상하는 방식으로 음악을 계속 즐길 수 있다면 좋겠다.

주의, 극단적 수다가 관례처럼 이루어지는 패턴에서 벗어나, 감정과 느낌이 훨씬 더 많은 부분을 차지하는 방식을 택하는 길"로 우리를 인도할 수 있다고 본다.[21] 그는 치매 환자도 개개인의 특질이 그대로 남아 있으며 이러한 특질에 가치를 두어야 한다고 강조했다. 괴로워하는 모습이 담긴 사진을 내걸어 치매 환자를 두려워해야 할 대상으로 나타내기보다 그들을 인식하고, 존중하고, 신뢰해야 한다고 밝혔다. 킷우드, 포스트를 비롯한 여러 저술가들은 한 사람의 모습을 전부 담아낸 초상화를 그리는 화가들에 비유할 수 있다. 오래전 영국에서 토마스 웨이클리Thomas Wakley라는 의사는 구빈원을 무덤으로 가기 전에 머무르는 대기실이라고 묘사했다. 오늘날 사려 깊은 전문가들은 치매 환자를 돌보는 일을, 죽음에 이르기 전 남은 시간을 때워주는 것이 아닌 잘 살아갈 수 있는 길을 제시하는 일로 만들기 위해 노력한다.

나는 치매에 관한 이러한 철학이 현대식 도덕적 치료라고 생각한다. 현장에서 일하는 실무자들은 그런 명칭을 사용하지 않지만 말이다. 치매를 앓는 사람의 존엄성을 강조하는 방식은 19세기에 정신질환자를 처벌 대상으로 여기던 시각을 없애고 연민을 강조했던 급진적 변화를 떠올리게 한다. 치매를 대하는 새로운 도덕적 치료법을 친절한 태도가 치매를 낫게 한다는 의미가 내포된 방법이라 해석할 수는 없다. 그보다는 현대 신경과학적 지식에 연민을 결합하여 인지 기능의 특정 손상 유형을 찾는 데 주력하면서 환자와의 소통을 강화하고, 불안, 초조함 같은 증상을 줄이는 기술을 활용하는 방식이라고 볼 수 있다. 19세기에 등장한 접근 방식과 마찬가지로 이러한 새

11장. 조금만 더 다정하게

로운 프로그램은 약물을 사용하는 방법 대신 물리적 환경과 소통 방식, 활동을 개발하는 방향에 의존하는 경우가 많다.

설계 전문가인 존 지셀John Zeisel은 주거형 보호시설의 문제를 해결할 방법을 찾아달라는 요청을 받았다. 별로 특별할 것 없었던 이 요청은 지셀이 일하는 방향에 큰 변곡점이 되었고, 그는 치매 환자들의 행복을 향상시키는 길을 찾는 전문가가 되었다.[22] 도덕적 치료의 개념이 등장한 초기에 이를 지지했던 토머스 커크브라이드와 마찬가지로, 지셀은 치매 환자들이 침대와 의자에 묶여 있는 모습을 보고 큰 충격을 받았다. 이들이 아무데나 돌아다니는 문제는 시설의 설계를 바꾸면 해결할 수 있다고 판단했고, 사람을 한곳에 비참하게 묶어두는 것보다 더 나은 해결 방법이 반드시 있으리라 확신했다. 치매 환자가 자유롭게 돌아다녀도 안전을 염려하지 않아도 되는, 그런 공간을 만들면 되지 않을까? 지셀은 누가 지켜보지 않아도 환자가 위험에 처할 가능성을 줄일 수 있도록 치매 병동에 가짜 출입문을 만들었다. 그리고 환자가 일정 방향으로 계속 걸어갈 수 있는 원형 보행로를 만들고, 도중에 헷갈리지 않게끔 도와주는 일종의 신호도 여러 개 두었다. 넘어지는 사고를 최소화하기 위해 러그를 깔지 않고 잡동사니도 놓지 않도록 했다. 과거에는 치매로 시설에서 생활한 사람들이 세상을 떠날 때까지 몇 년씩 실내에서만 지내는 일이 빈번했지만, 지셀을 비롯한 여러 사람들의 노력 덕분에 이제는 환자들이 울타리가 설치된 마당 등 안팎을 마음대로 드나들면서 기분을 전환할 수 있는 안전한 야외 공간이 딸린 시설이 많아졌다.

지셀은 심리학자인 폴 레이아Paul Raia와 함께 치매는 치유가 불가

치매에 관한 새로운 생각

능하지만, 그렇다고 이것이 치료할 수 있는 방법이 없다는 의미는 아니라고 주장했다.**23** 두 사람은 친절한 태도와 과학 중 하나만 택하는 대신 두 가지를 모두 선택했다. 이들은 사람이 "생각하고, 느끼고, 소통하는" 방식이 치매로 인해 어떻게 바뀌는지 연구했다.**24** 또한 기억력 소실에만 중점을 두지 않고 치매 환자의 정서적 유대가 그대로 보존된다는 점, 언어 기술과 충동 조절 능력이 사라진다는 점에도 주목했다. 그리고 이러한 지식을 활용하여 환자의 기능을 보존하고 소실된 기능을 해결할 방법을 찾는 프로그램을 설계한 후 이와 같은 접근 방식을 '향상habilitation'으로 칭했다. 사라진 기능이 회복되도록 하는 재활re-habilitation과 달리 향상은 아직 남아 있는 기능을 활용하도록 만드는 데 주력한다. 주된 목표는 간단하다. "긍정적인 감정을 유도하고 그 상태가 최대한 오래 유지되도록 하는 것"이다.**25** 향상을 추구하는 사람들은 치매 환자들이 행복하게 지내기를 바란다. 나도 동의한다. 그리고 이와 같은 접근 방식을 활용하면 치매의 진행 속도를 늦추고 약물 사용을 줄일 수 있다고 생각한다.

향상을 비롯해 이와 비슷한 방식은 치매 환자를 돌보는 사람들이 환자와 효과적으로 소통할 수 있는 길을 알려준다. 언어 기술이 계속 사라지는 사람에서 나타나는 문제 행동은 말만으로는 바뀔 수 없고 언어 지시를 반복한다고 해서 효과가 있는 것도 아니다. 향상과 같은 방식에서는 환자를 돌보는 사람이 자신의 행동을 바꾸거나 환자의 주변 환경을 바꿔야 한다고 가르친다. (상황에 따라 조정해서 활용할 수 있는 지혜로운 방법이다. 내 오랜 친구 중에 여럿이서 노 젓는 배를 즐겨 타는 사람이 있는데, 팀 코치가 이렇게 이야기했다고 한다. "같은 배에 탄 누군가가 문

| 343 |

11장. 조금만 더 다정하게

제를 일으키고 있다는 확신이 든다면, 자신이 하던 일부터 바꿔야 한다." 친구는 배가 위태롭게 흔들릴 때마다 코치의 말이 정확히 옳다는 것을 깨달았다고 전했다.)

문제 행동이 발생한 원인을 해결하는 것이 말도 제대로 못하는 사람에게 그만하라고 이야기하는 것보다 상황을 바꾸는 데 더 효과적이다. 통증 때문에 불안해하면 통증을 치료하고, 무서워서 공격성을 보이면 환자가 겁내는 것을 찾아 없애야 한다.

향상은 치매 환자를 우리가 사는 세상에 억지로 끼워 맞추지 않는다. 반대로 간병인이 돌보는 환자에게 맞추라고 권한다(노래 '미드나잇 트레인 투 조지아midnight train to Georgia'의 가사에 나오는 열차처럼). 단, 이를 위해 환자가 정신을 다른 곳에 쏟도록 유도하는 것은 허용되지만, 진실을 무기로 이용하는 것은 허용되지 않는다. 아내가 세상을 떠났다는 사실을 기억하지 못하는 남편과 같은 전형적인 문제에도 이러한 방식을 적용할 수 있다. 즉 간병인은 아내가 사망했다는 사실을 감추지 않되 그 사실을 반복적으로 환자에게 알려서 매일 애통한 심정으로 지내도록 만들지도 않는다. 숙련된 간병인은 환자가 (죽은) 아내를 찾으면 곧바로 대답하는 대신 이렇게 말한다. "지금 여기에 없는 것 같네요. 스크랩북에 사진을 모아두셨죠? 돌아오실 때까지 그 사진을 함께 볼까요? 저한테 아내 이야기를 들려주세요."

그리고 또 한 가지, 아주 민감한 문제에 관해 이야기할 때가 왔다. 대소변을 가리지 못하는 문제다. 앞서도 언급했지만, 치매 환자가 될 가능성이 있는 사람과 간병인 모두 이 문제를 두려워한다. 하지만 이 문제도 무조건 우리의 즐거운 삶을 망가뜨리는 것은 아니다. 그냥 기술적 문제가 하나 더 생긴 것으로 보면 된다. 주변을 엉망

치매에 관한 새로운 생각

진창으로 만들거나 수치심을 느끼지 않고, 과도한 결박을 활용하지 않고 몸에서 새어 나오는 물질을 적절히 처리하려면 어떻게 해야 할까? 전혀 새로운 고민거리도 아니다. 아기들도 이런 상황에 처해 있고, 폐경기에 이른 여성들도 마찬가지다. 하수처리 시설이 마련되지 않았다면 도시는 존재할 수가 없었다. 동반자의 문제를 외면하면서 그가 행복하게 지내기를 바랄 수는 없다. 우수한 요양시설에서는 규칙적으로 치매 환자가 용변을 보도록 하고, 특히 식사 후에 화장실을 이용하도록 돕는다. 착용하는 것만으로 수치심을 유발하거나 불편하지 않다면 크기가 작고 흡수력이 좋은 성인용 기저귀를 이용하는 것도 도움이 될 것이다. 속옷과 비슷하게 생긴 제품도 있다(트렁크처럼 생긴 것 말고 몸에 딱 붙는 흰색 속옷 형태). 판매자와 구매자가 생기면 혁신과 개선도 뒤따른다. 일본에서는 현재 유아용 기저귀보다 성인용 기저귀의 판매량이 더 높다. 요실금은 심각한 문제지만 수치스러운 일은 아니며 자살의 원인이 되어서도 안 된다. 어디까지나 해결 가능한 문제이고, 나는 똑똑한 사람들이 잘 해결해주리라 생각한다.

환자를 돕는 사람이 겪는 문제뿐만 아니라 환자가 겪는 문제도 해결해야 효과적인 치매 관리법이라고 할 수 있다. 그것이 간병인을 돕는 진정한 길이기도 하다. 환자의 문제가 해결되면 양쪽 모두가 그 성과를 누릴 수 있다. 아무데나 돌아다니는 것, 밤새도록 깨어 있는 것, 불안해서 고함치며 우는 행동을 해결할 방법이 생기면 환자는 곁에 누가 있든 평온하게 지낼 수 있다. 곁에 있는 사람이 가족이라면 집에 더 오랜 기간 머무를 수 있다는 의미가 된다. 요양시설에서 함께 지내는 사람들이라면 다 함께 더 기분 좋게 생활하고 더 나은 대우를 받을 수 있으며 냐가달라는 요청을 받을 일도 없어진다. 이와 같은 관리 방식은 대규모 수용시설에 환자를 집어넣고 사망할 때까지 기다리는 것과 같지 않다. 오늘날 실행 가능한 방식이기도 하다. 갑자기 천사가 나타나거나 도저히 감당할 수 없을 만큼 직원 수를 늘려야만 가능한 일도 아니다. 꾸준한 리더십과 충분한 교육이 이루어지도록 하겠다는 확고한 의지가 있으면 된다. 치매 환자 개개 인이 더 행복하고 편안하게 지낼 방법을 찾으려고 노력하면 된다. 내가 환자의 한 사람이 된다면, 그런 관리를 받고 싶다.

덧붙여 이야기하고 싶은 활동이 있다. 나는 자발적으로 치매 연 구에 피험자로 참여했고, 앞으로도 계속 이 활동을 하고 싶다. 또한 생명윤리학자들이 자발적으로 의학 연구에 피험자로 자원해야 한다 고 생각한다. 연구에 자원하는 사람들이 꼭 알아야 할 정보를 알려 주는 것이 중요하고 더 많은 사람이 자원할 수 있는 분위기가 조성 되어야 하며 특히 소수집단의 참여를 독려해야 한다고 다들 그럴듯 하게 이야기한다. 하지만 이제는 우리 스스로가 나서야 할 때가 됐 다. 치매 연구만큼 피험자가 시급한 분야는 없다. NIH는 향후 10여 년간 연구 자원자 70,000명이 필요할 것으로 추정하고, 이 자발적 피 험자를 구하는 일이 연구가 진척되는 데 가장 큰 걸림돌이 될 거라 고 우려했다.[26] 나 역시 시간을 질질 끌기만 하다가 마침내 참여했 다. 핑곗거리는 많았다. 나는 바쁜 사람이고 겁쟁이라 못 한다고도 생각했다. 그러다 참가자 명단에 이름을 올렸다. 과학자들이 연구를 더 많이 할 수 있어야 치매에 관해서도 더 많은 것을 알게 될 것이고,

치매에 관한 새로운 생각

그러한 연구 결과는 결국 나와 내 가족에게 도움이 될 것이다.

홀쩍 자원하기에 앞서, 나는 연구에 참여하면 어떤 일들을 겪게 되는지 조사해보기로 했다. 소설에 등장하는 소녀 탐정 낸시 드류 Nancy Drew가 내 모델이 되었다. 1930년대에 처음 세상에 등장한 이 매력적인 열여섯 살짜리 탐정은 금발머리를 휘날리며 파란색 로드스터를 몰고 모험에 뛰어든다. 실존 인물이었다면 이제 100살이 넘었을 것이다. 만약 낸시가 치매를 조사한다면 괜찮은 조수가 한 명 필요하리라. 뉴욕 지하철 4호선 역 중에서도 지린내가 진동을 하는 125번가 역에서 자신만의 모험을 떠나곤 했던, 지금은 백발이 성성한 의대 교수는 어떨까? 소설 속에서 낸시는 버려진 통나무집에 들어갔다가 옷장 안에 갇히는 등 온갖 궁지에 몰린다. 낸시의 조수라면 나도 마땅히 함께 고생을 해야 하리라. 그리고 나는 기꺼이 그렇게 할 생각이다.

먼저 나를 피험자로 받아줄 만한 연구를 찾아야 했다. 생각보다 힘든 일이었다. 노년층에 초점을 맞춘 연구에 참여하기에는 아직 나이가 그만큼 들지 않았고 치매 가족력은 있지만 지금 치매 환자는 아니기 때문이다. 그나마 직업이 의사라 의학적 검사를 대부분 무서워하지 않는 건 유리한 면일 것이다. 나의 병력이나 가족력을 알아내려고 산더미처럼 두툼한 작성 양식을 건네도 나는 (거의) 얼마든지 채울 의지가 있다. 물론 내가 정한 제한 조건도 있다. 아직 생기지 않은 병(치매)의 예방을 위해 FDA 승인을 받지 않은 실험 약물을 복용할 생각은 없다. 아마도 누군가는 그렇게 하겠지만 말이다.

인터넷으로 검색하던 중, 나는 캘리포니아 대학교 샌프란시스코

11장. 조금만 더 다정하게

캠퍼스의 연구진이 운영하는 '뇌 건강 레지스트리'를 발견했다.[27] 일단 재밌어 보였다! 뇌를 활용하는 게임을 하고, 수면 상태와 식생활, 기분, 건강 이력에 관한 설문지를 작성하면 된다. 그러면 연구진이 3개월에서 6개월 간격으로 연락해서 다시 게임을 실시하도록 한 뒤 뇌의 건강 상태를 확인한다. 방대한 데이터를 수집해 인지기능에 발생하는 변화 중에서 치매를 예측할 수 있는 요소를 찾는 것이 이들 연구진의 목표다.

나는 워싱턴 DC에서 열차를 타고 집에 돌아오던 길에 그 사이트를 발견했다. 반가운 마음에 여러 인구통계학적 데이터부터 입력했다. 간단했다! 그러자 조용한 곳으로 가서 인지 검사를 받아보라는 안내 문구가 나왔다. 열차 안이 아주 적합한 장소는 아니었지만 나는 소란스러운 곳에서도 곧잘 일을 해온 터라 계속 진행했다. 흔들리는 열차와 수시로 끊기는 인터넷, 천장 스피커로 울려 퍼지는 안내방송이 결과에 영향을 주었을까? 아무도 알 수 없지만, 시험을 형편없이 치른 건 사실이다. 화면에 뜨는 카드가 앞서 나온 적이 있는 카드면 버튼을 눌러야 하는데, 연습 단계에서 본 카드도 "본 적이 있는 카드"에 포함되는지는 몰랐다. 그래서 틀린 답을 제출했고 크게 당황했다. 잠시 쉬면서 마음을 추스르고 싶었지만 어떻게 해야 멈출 수 있는지도 알 수 없었다. 카드는 계속 나왔고, 결국 카드 한 줄을 통째로 오답으로 날렸다. 인중에 땀이 맺히고 머리도 약간 어지러웠다. 갑자기 서글픔이 몰려왔다. 인지기능이 손상된다는 것이 이런 거구나 싶었고, 이론으로만 보던 일이 현실로 그것도 지금 바로 내게 닥친 것 같았다. 고개를 들고 창밖을 내다보는데, 창문이 하나

치매에 관한 새로운 생각

수 있는 법이다. 우리는 그 검사도 계속 진행했고, 마침내 나는 셰이머스와 함께한 고행을 마칠 수 있었다.

셰이머스는 따뜻하고 용기를 잘 북돋아주는 사람이었다. 내가 주어진 질문에 답을 맞혔는지 여부와 상관없이 자신감을 잃지 않도록 격려해주었다. 찰스 디킨스Charles Dickens의 소설 《데이비드 카퍼필드David Copperfield》에 나오는 이야기처럼, 교사가 든든한 버팀목이 되어줄 때 배우는 사람도 더 나은 성과를 얻는다. 나는 아직 몇 년은 충분히 건강하게 지낼 수 있을 것만 같은 기분으로 검사실을 나왔다. 그리고 처음 컴퓨터에 참가 등록을 하고 검사를 받을 때와 얼마나 다른 경험을 했는지를 깨닫고 놀랐다. 다양한 검사를 받으면서 내가 어떤 분야에서 다른 사람들보다 뛰어난지도 깨달은 것 같다. 지구상에서 살아가는 사람은 모두가 그렇다. 어떠한 경우든 적임자가 가이드를 맡으면 결과는 크게 달라진다. 엄마가 살아계실 때, 의사와 마주 앉아 그가 퍼붓는 질문을 듣고 있던 때가 떠오른다. '대통령은 누구죠?' '지난 선거에는 누가 출마했죠?' 참 차갑고 공감 능력이라곤 없는 의사였다. 엄마는 대답하지 못했고, 격하게 화를 냈다. 의사를 향해, 엄마 자신을 향해, 기억이 사라지는 그 모든 짜증나는 상황을 향해 폭발한 분노였다. 그 당시에 엄마는 기억력이 크게 약해진 상태였지만, 모욕적인 상황에 처했다는 것쯤은 알고 있었다.

나는 수면과 산소, 인지기능의 연관성을 조사하는 연구에도 참여했다. 상당히 독특한 수면 장치를 활용해야 하는 연구였다. 장치 이름은 벨크로 스트랩Velcro straps! 얼마나 재밌을까! 누워 있는 상태에서 스트랩 하나는 가슴 위로 묶고 다른 하나는 배 위로 묶은 다음 이 두

11장. 조금만 더 다정하게

개를 서로 이어주는 버튼을 잠가 고정했다. 그렇게 하지 않으면 내가 공중으로 두둥실 떠오르기라도 할 것처럼 말이다. 그리고 투명한 비닐 튜브를 양쪽 귀에 빙 둘러서 코에 꽂았다. 3일 동안 이 상태로 자는 동안 장치가 내 몸의 활동도와 산소 이용도를 기록했다. 4일째 아침, 나는 푹 자고 깨어난 공주는 고사하고 굉장히 성가신 배우자와 한 침대에서 잠을 잔 것 같은 기분으로 잠에서 깼다.

뇌 자기공명영상MRI 검사도 받았다. 먼저 금속이 포함된 물건을 몸에서 제거하고 옷을 전부 벗어 사물함에 보관했다. (MRI에는 자석이 이용되므로 금속을 잡아당길 수 있다. 방 저편에 놓인 묵직한 산소 탱크까지 그 영향을 받을 수 있을 정도다.) 검사를 받을 때 내 얼굴에는 플라스틱 바구니 하나가 얹어졌다. 슈퍼마켓에서 흔히 보는, 토마토가 담긴 바구니처럼 생겼지만 형태는 펜싱 마스크와 흡사했다. 나는 들것 위에 누워 쇼핑몰마냥 환하게 빛나는 관 같은 통 안으로 스윽 밀려들어갔다. 눈을 감고 자려고 노력했다. 동시에 절대 미동도 하지 말라는 지시를 잊지 않으려고 애썼다. 그때 꽝 꽝 꽝! 소리가 나더니 나팔 소리, 시끄럽게 울리는 소리가 연달아 들렸다. 음조 없는, 형편없는 음악을 듣는 기분이었다. 제각기 다른 나팔 소리가 터져 나오다가 더 큰 소리로 웅하고 울리는 소리가 이어졌다. 약간 짜증이 났지만 그럭저럭 견딜 만했다. CT와 달리 MRI에는 방사선이 사용되지 않고, 몸에 금속이 있지 않는 한 인체에 해가 된다고 밝혀진 것이 없다. (사이보그라면 아주 조심해야 할 거다.)

나는 치매에 관한 정보가 더 늘어나기를 바라는 마음으로 연구에 참여한다. 언젠가는 다른 이들에게 도움이 될지도 모른다. 나에

치매에 관한 새로운 생각

게는 도움이 안 될 것이고, 설사 도움이 되더라도 직접적인 영향은 없을 것이다. 그리고 내가 받은 검사에서 어떤 결과가 나왔는지도 알 수 없다(종양이 발견되는 등 적극적인 대처가 필요한 중요한 문제가 나타난 경우가 아니면 알려주지 않는다). 나는 연구에 참여하는 대상자의 입장에서 이러한 과정이 어떤 의미가 있는지 파악하고, 보다 나은 경험으로 만들기 위해서는 무엇을 해야 하는지 알고 싶다. 연구에 참여할 사람을 모집하는 것은 어려운 일이다. 참가자가 없으면 배울 수 있는 것도 줄고 빠른 시간 내에 필요한 것을 배울 수도 없다.

왜 더 많은 사람이 연구에 자원하지 않을까? 평온한 삶에 위협이 될 것 같다는 생각도 있지만, 그보다 더 큰 문제가 있다. 사람들은 겁을 낸다. 연구진이 과연 진실을 이야기하는지, 혹시라도 다칠 일이 생기지 않도록 보호해줄 것인지, 피험자를 존중하는 마음으로 치료에 임할 것인지 쉽사리 신뢰하지 못한다. 이러한 불신은 아무 대책 없이 무시할 수 있는 문제가 아니다. 연구 참가자들이 크게 해를 입은 끔찍한 스캔들이 있었던 것도 사실이다. 가장 악명 높은 사례는 미국 공중보건국의 지원금으로 장기간 진행된 터스키기 매독 연구다. 매독에 걸린 흑인 남성 환자들에게 병든 사실을 일부러 알려주지 않고 치료받지 않는 상태로 두고, 의사들이 매독을 방치했을 때 몸에 어떤 영향이 발생하는지 조사한 연구다. 그렇게 40여 년이나 흐른 뒤에 연구진이 발견한 것은? 매독이 해로운 병이라는 사실이다. 비밀리에 진행되지는 않았지만 수십 년 동안 눈에 띄지 않고 이어지던 이 연구는 1970년대에 대중의 주목을 받았다. 이 연구가 남긴 오명은 현대의 연구 규정이 마련되는 토대가 되었다.

11장. 조금만 더 다정하게

비슷한 사례는 많다. 1966년 학술지 〈뉴잉글랜드 저널〉에 실린 헨리 비처Henry Beecher의 글은 저명한 의학 학술지에 실린 논문들 가운데 윤리적으로 의문스러운 연구를 집어내는 단순한 방법으로 얼마나 무시무시한 일들이 다양하게 이루어졌는지를 보여주었다.[29] (비처는 자신이 분석한 논문을 익명으로 제시했지만 역사가 데이비드 로스먼David Rothman을 통해 어떤 연구인지 밝혀졌다.[30]) 비처가 제시한 연구 사례를 보면 온몸에 소름이 끼친다. 그중에서도 가장 당혹스러운 건 1965년에 발표된, 두 사람의 사적 관계를 이용한 연구다.[31] 흑색종으로 죽음을 앞둔 여성 환자의 어머니는 연구진이 딸의 종양 조직을 떼어 어머니의 복부 근육에 꿰매보자고 제안하자 딸을 돕고 싶은 마음에 이를 허락했다. 이 실험을 통해 밝혀진 것은, 이렇게 하면 한 사람이 목숨을 잃는다는 사실이다. 이전까지 건강했던 환자의 어머니는 15개월 후 세상을 떠났다. 잔혹한 수술을 여러 번 받고 장기간 병원에서 지내다 흑색종으로 목숨을 잃고 말았다. 연구진은 사과 한 마디 하지 않았고 애도의 마음도 전혀 내비치지 않았다. "그 당시에는 위험성이 없으리라고 판단했다"고 언급했을 뿐이다. "우리가 잘못 생각했다"는 말은 하지 않았다. 딸의 죽음을 앞두고 비통해하던 어머니는 과학이라는 미명으로 죽임을 당했다. 누가 머리에 겨눈 총에 맞아 목숨을 잃은 것과 크게 다르지 않은 결말이었다.

이제는 학계도 달라졌고 엄격한 규정도 마련되었다. 감시감독이 완벽하게 이루어진다고는 할 수 없지만, 터스키기 연구나 딸이 앓던 치명적인 암을 어머니도 앓도록 만드는 것과 같은 연구는 막을 수 있다. 규정에 따라 연구 참가자나 적절한 대리 참가자가 연구에

치매에 관한 새로운 생각

대해 모든 정보를 알고 위험성과 이점을 평가할 수 있도록 해야 하며 이들이 충분한 정보를 토대로 참가 여부를 결정할 수 있도록 해야 한다. 학계 의료센터나 제약회사, FDA에 신약이나 새로운 의료 장비의 승인을 받고자 하는 모든 주체에 대해 검토 위원회가 사람을 대상으로 실시된 모든 연구 결과를 무수한 시간을 들여 평가한다. 지금도 위험한 연구나 적합한 사전 동의 절차를 밟지 않았다는 논란이 들리기도 하지만, 문제의 규모는 몇 십 년 전에 비해 크게 달라졌다. 이제는 연구자를 유심히 지켜보는 연방정부의 감시 장치가 마련되어 있다. 마땅히 필요한 일이다. '의약품·연구 공공 책임PRIM&R'을 포함하여 연구 참가자들을 보호하는 일에 중점을 둔 전문 협회도 있다. 그럼에도 시민들에게 이제는 연구에 참가해도 안전하며 이것이 의미 있는 일임을 알리고 설득하는 노력은 제대로 이루어지지 않는다. 설득에 실패한 대상이 일반 대중에만 국한되는 것도 아니다. 의사가 환자에게 연구를 제안하는 경우는 별로 없고, 정작 직접 자신이 참여할 수 있는 연구를 찾으려는 환자는 어떻게 해야 하는지 알지 못한다. 웹 기반 데이터 등록 시스템이 추구하는 핵심도 바로 이러한 문제와 관련이 있다. 이 같은 시스템은 치매에 대한 관심을 의사가 얼마나 파악하고 있는지에만 의존하지 않는다.

나는 의사가 아닌 연구 참가자가 되었을 때 무언가를 깨달을 수 있었다. 내가 치매를 걱정한다는 것도 확인했다. 그리 놀라운 일도 아니지만 말이다. 나의 두려움에 대처하는 일이 가장 힘든 부분이었고, 실제 연구는 그리 성가신 과정도 아니었을 뿐만 아니라 어떤 부분은 재미있었다. 과학적 지식 기반을 공고히 만드는 일에 참여하는 것은 결코 사소한 일이라 할 수 없다. 연구에 참여해본 경험은 내게 의미 있었다. 그 과정을 즐겁게 해냈고, 앞으로도 계속하고 싶다. 나중에 치매에 걸리더라도 할 수만 있다면 그렇게 하고 싶다.

여러분도 연구에 참여하기로 마음먹는다면, 그 연구에서 확보된 지식은 여러분 자신에게도 도움이 될 수 있지만 다음 세대에 유익하게 활용될 가능성이 더 크다. 자신이 위험성을 어디까지 감수할 수 있는지 먼저 기준을 세우기 바란다. 이런 면에서는 뇌 데이터 등록에 먼저 참여하는 것이 나을 수도 있다. 혈액 검사도 없고 대기실에서 기다릴 일도 없다. 치매의 진행 속도를 늦추거나 치매 예방 가능성이 있는 실험 약물을 기꺼이 복용해보기로 결심하는 사람도 있을 것이다. 어떤 선택을 할 것인지는 여러분에게 달려 있다. 이 책을 읽고 치매가 진지하게 염려된다면 여러 선택지를 꼭 확인해보기 바란다. 여러분의 도움으로 치매에 관한 지식이 한 단계 더 향상될 수도 있다. 치매에 걸린 후에도 유익한 존재가 될 수 있고, 행복하게 살수 있는 방법으로 그러한 길을 택할 수도 있다.

치매가 진행 중인 사람은 보호 조치가 필요하다. 특히 섹스, 운전, 돈과 같이 위험이 내포된 부분에서 그와 같은 조치가 마련되어야 한다. 치매 환자의 자유를 지키는 동시에 환자 자신이 인식하지도 못한 끔찍한 위험과 맞닥뜨리지 않도록 하려면 어떻게 해야 할까? 2014년 봄, 당시 일흔여덟이던 아이오와 주의원인 헨리 레이혼스Henry Rayhons가 체포됐다. 꼬박꼬박 교회에 나가고 지역사회의 기둥이라 여겨지던 사람이 대체 무슨 죄로 체포까지 당했을까? 동갑

이던 아내, 도나 루 레이혼스^{Donna Lou Rayhons}와 성관계를 한 혐의였다. 믿기 힘들겠지만 실제로 일어난 일이다.

각자 배우자를 잃고 혼자 지내던 두 사람은 교회 성가대에서 만나 함께 행복한 시절을 보냈다.**32** 두 사람은 행복하게 잘 지냈고 서로를 깊이 사랑했다고 모두가 입을 모아 이야기할 정도였다. 그러다 레이혼스 부인이 치매에 걸렸다. 전남편과의 사이에서 낳은 두 딸은 이미 성인이었고, 이들은 엄마를 요양시설에 모시기로 결정했다. 보통 배우자가 환자를 요양시설로 데려가야 할 시점을 정한다는 점에서 보면, 이는 유별난 상황이었다. 부인이 머물게 된 시설에서는 의료진이 회의를 열고 앞으로 환자를 어떻게 관리할 것인지 논의했다. 그 결과, 남편과 요양시설 밖으로 외출하는 것을 제한한다는 결정이 내려졌다. 이 역시 참 이상한 일이다! 남편이 부인을 방문하는 일이 안전상 문제가 된다고 생각한 걸까? 해당 시설에서 근무한 사회복지사는 두 딸의 종용으로 의사가 레이혼스 부인은 성관계에 동의 의사를 밝힐 수 없는 상태라고 진단한 사실을 문서로 기록했다. 그로부터 얼마 지나지 않아, 두 딸 중 한 명이 청원 절차를 거쳐 엄마의 후견인 자격을 얻었다. 대부분 환자의 의사결정 대리인은 배우자가 맡는다. 이 여러 정황은 사실 여부와 상관없이, 부인의 두 딸과 요양원의 직원이 레이혼스가 아내를 지킬 적임자가 아니라고 판단했음을 잘 보여준다.

요양시설에서 부인의 관리 계획을 수립하기 위한 회의가 열린 직후, 레이혼스 부인은 1인실에서 2인실로 옮겨졌고, 같은 방을 쓰던 사람이 레이혼스가 아내를 만나러 온 날 커튼이 처진 부인의 침

11장. 조금만 더 다정하게

대 쪽에서 성관계를 하는 소리가 들렸다고 신고했다. 그 일로 레이혼스는 체포됐다. 주변 사람 모두가 레이혼스 부인은 남편이 찾아오면 늘 즐거워했다고 진술했다. 성관계를 피하거나 거부하려 했다고 볼 만한 단서는 전혀 없었다. 내가 알고 있는 내용은 신문에 실린 것이 전부지만, 이러한 정보를 토대로 할 때 환자의 성행위 자체를 막는 것이 시설 측의 궁극적인 목표였음을 알 수 있다. 하지만 굳이 체포까지 감행한 이유는 무엇일까? 이 분쟁을 이렇게 공개적인 형태가 아닌 덜 가혹한 방식으로, 취약한 환자를 보호하면서도 성인이고 정식 배우자인 사람의 사적인 행동을 존중하는 방식으로 해결할 수는 없었을까? 과연 이 사건에서 취약한 사람은 한 명뿐일까? 레이혼스 부인의 두 딸이 취한 조치를 보면 레이혼스를 문제가 있는 사람으로 본 것 같다. 성적으로 제어가 안 되는 사람으로 봤을 가능성도 있다. 상당히 공개적이고 모욕적인 체포 절차를 취함으로써 부인의 가족은 이 유쾌하지 않은 이야기를 전 세계 언론이 잘근잘근 씹어대도록 만들었다. 분명 이보다 나은 방법이 있었을 것이다.

재판에서 레이혼스는 무죄로 풀려났다. 이 사건으로 섹스와 치매에 관한 사람들의 크게 엇갈리는 감정이 수면 위로 떠올랐다. 치매 여부와 상관없이, 나이 든 사람들이 섹스를 한다는 생각 자체를 하지 않는 사람도 많다. 노인도 섹스를 하며 심지어 그래야 마땅하다는 사실을 생각하지 않으려고 한다. 정신분석학적으로 너무 깊이 들어간 이야기로 들릴 수도 있겠지만, 그 위험을 감수하고 이야기하자면 실제로 많은 사람이 자신의 부모에게 성생활이 있다는 사실을 반기지 않는다. 그 행위가 없었다면 자신이 이 세상에 태어날 수도

치매에 관한 새로운 생각

수 있지만, 운전을 그만두는 편이 좋겠다는 의견에 환자가 동의하면 그러한 관계 악화도 피할 수 있다. 할머니가 운전대를 놓도록 만들어야 할 이유가 복합적이라면 하나하나 분리해서 생각해보자. 이해관계가 충돌되는 경우, 그런 조치를 취하려는 의도가 불순하다고 오해받을 수도 있다. 가령 마침 자신이나 이제 운전할 수 있게 된 10대 자녀가 이용할 만한 차가 필요한데 할머니가 차를 몰지 못하게 되면 안성맞춤인 것처럼 보일 수도 있다. 운전을 말리려는 사람의 이해관계가 섞이면 그것이 환자에게 가장 좋은 선택이기 때문에 내린 결정이라고 볼 수 없다. 적어도 반드시 그 이유만으로 운전 중단을 제안했다고 보기는 어렵다. 차를 팔아 가족을 돌보는 비용으로 쓰는 편이 더 나을 수도 있다. 치매에 걸린 당사자는 뭐가 어떻게 흘러갔는지 모르겠지만, 어떤 의도였는지 여러분 자신은 잘 알 것이다.

먼저 솔직한 대화를 시도해봐야 한다. 해보고 잘 안 되면 속임수를 생각할 수 있다. 최선을 다해 노력해본 다음에도 남은 방법이 환자를 속이는 길밖에 없고, 환자의 존엄성과 안전을 지키고 환자가 운전하면 다칠 수도 있는 다른 사람들을 보호해야 할 필요성이 확실하다면, 속임수를 쓰더라도 도덕적으로 정당하다고 생각한다. (물론 모두가 동의하지는 않을 것이다. 특히 분석철학의 대가로 불리는 임마누엘 칸트는 생명을 살리는 일이라도 거짓말은 정당화될 수 없다고 보았다. 하지만 나는 생명을 구할 수 있다면 거짓말을 하고 그에 따르는 대가를 치르는 편이 좋다고 생각한다.) 그런 경우, 제대로 작동이 안 되도록 만들어둔 차에 치매 환자가 올라타고 운전을 하려다가 차가 안 움직인다고 이야기하면, "그 차는 이제 망가졌다"고 이야기할 수 있으리라. 전부 다 거짓말은 아니고

11장. 조금만 더 다정하게

일부는 사실이므로 거짓말에 가까운 말이라고 할 수 있다. 이렇게 함으로써 할아버지가 누군가의 아이를 차로 치는 사고를 피하고, 할아버지도 망가졌다고 직접적으로 이야기해서 면박을 주는 일도 피할 수 있다. 완벽한 해결 방법은 없다. 그나마 덜 나쁜 방법을 택해야 한다.

독립성은 인정해야 하지만 다른 사람을 위험에 빠뜨릴 수 있는 사람은 운전을 하지 말아야 한다. 가족에게 꼭 맞는 해결 방법을 찾기가 어려울 수도 있다. 내가 더 나이가 들어서도 뉴욕시에 계속 살고 대를 이어 또 한 명의 '아일랜드 꼬마 싸움꾼 공주'가 되더라도 내가 운전을 못하도록 말리느라 가족들이 애를 먹지 말았으면 좋겠다. 뉴욕은 지금도 대중교통이 미국 대부분의 지역보다 나은 수준이지만 앞으로 접근성이 더 좋아질 수도 있다. 뉴욕에서 차를 몰고 다니는 건 쉬운 일이 아니다. 차가 없어도 독립적 활동이 가능하지만, 그런 행운을 누리지 못하는 사람도 많다. 자율주행 차량이 얼른 개발되고 손쉽게 이용할 수 있게 되기를 빌어본다. 그때까지는 환자가 차키를 언제, 어떻게 놓게 할지 고심해야 한다.

섹스와 운전에 관한 결정을 스스로 내릴 수 없는 상태가 되는 것만으로도 이미 충분히 심각한 문제지만, 자신의 돈에 관한 권한을 잃고 훨씬 큰 절망을 느끼는 사람들도 있다. 과장이라고 표현하기가 힘들 만큼 중대한 문제다. 미국 전체 인구 중 65세 이상은 13퍼센트이지만, 이들이 관리하는 재산은 전체의 34퍼센트에 이른다.[41] "자신의 재무를 개인적 이익과 일치하도록 독자적 관리가 가능한 능력"

치매에 관한 새로운 생각

으로 정의되는 재정적 역량은 인지기능이 약화되기 시작할 때, 치매 진단이 내려지기도 전에 가장 먼저 소실되는 기능 중 하나다.[42] 재무 판단력을 잃으면 장기 요양을 위해 어느 때보다 돈이 꼭 필요한 시점에 평생 모은 재산을 잃을 수도 있다.

자신의 돈을 관리하는 일은 성인으로서 중요한 기능을 수행한다는 상징적 의미를 갖는다. 그 권한을 다른 사람에게 넘겨주는 것은 정말 속상한 일이고, 치매에 편집증 증상이 따르는 경우가 많다는 사실을 감안하면 예상보다 더욱 힘든 일이 될 수 있다. 그러나 노인들이 느끼는 불신감이 반드시 착각은 아닌 것으로 드러났다. 대규모 표본을 대상으로 한 조사에서 노인의 4.7퍼센트는 경제적 착취에 시달린다고 밝혔다. 미국에서는 그와 같은 경제적 학대로 발생하는 피해 금액이 30억 달러에 이르는 것으로 추정된다.[43] 안타까운 사실은 경제적 학대가 대부분 가족이나 피해자를 잘 아는 사람에 의해 발생한다는 점이다.[44] 두 사람이 함께 살다가 한쪽이 치매에 걸리는 경우, 가정의 경제를 남은 한 사람이 도맡게 되는 변화는 괴로운 일이 될 수 있다. 특히 오랜 세월 가장 노릇을 하던 사람이 치매 환자가 되는 경우 더욱 그렇다.[45] 모두 치매에 따르는 온갖 골치 아픈 문제에 추가될 수 있는 요소인 만큼, 늦기 전에 미리 대비하는 것이 좋다.

가족이 치매에 걸렸다는 사실에 놀라고 힘들어하는 가족들은 의사에게 환자의 경제적 불능 상태에 어떻게 대처해야 하는지 도움을 요청할 때가 많다. 그러나 성생활이나 운전 능력에 관한 평가와 마찬가지로, 이 문제 역시 대부분의 의사에게는 익숙하지 않은 일이며 짧은 진료 시간 동안 다루기에 적합한 주제도 아니다. 의사가 환자와 환자 가족에게 경제적 능력이 소실될 위험성에 관해 교육하고, 환자가 경제적 착취의 피해자인 경우 나타나는 경고 징후가 보이는지 살펴보도록 촉구하는 권고를 따르는 것도 도움이 될 수 있다.[46] 임상의는 신경심리학적 세부 평가를 실시할 수 없는 경우가 대부분이므로, 그러한 평가가 가능한 전문가에게 환자를 보내야 한다.

그런데 안타깝게도 하나로 다 끝낼 수 있는 간단한 평가 도구는 없다. 경제적으로 현명한 선택을 하려면 다양한 기술을 갖추어야 한다. 누가 믿을 만한 사람인지 잘 판단할 수 있어야 하고, 기본적인 수학 능력도 필요하다. 어떤 물건이나 서비스의 적정 가격도 알아야 한다. 올해 동창 회비를 이미 3회나 납부했다는 사실을 기억하거나 직접 확인해볼 수 있어야 한다. (마냥 웃을 일이 아닌 것이, 실제로 일부 학교에서는 정확히 이런 문제를 이용하려고 나이 많은 졸업생에게 일부러 여러 차례 전화한다.) 평가 모형 중 하나는 암산을 비롯한 인지기능과 사기꾼을 알아볼 수 있는 판단력 같은 사회적 기술을 평가한다.[47] 이러한 접근 방식을 활용하려면 검사를 맡아서 진행할 전문가가 있어야 한다. 검사 시간은 30분 정도 소요된다. 이 같은 조건이 단기적으로는 이용도를 떨어뜨리는 제한 요소가 될 수 있으나 개인의 재산을 보호하는 기능은 충분히 발휘할 수 있다.

노인이 경제적으로 취약한 위치에 처하는 것이 새로운 문제는 아니다. 18세기에 조너선 스위프트의 친구가 그를 대신해서 지적한 문제이기도 하다. 법조계는 오래전부터 구제 방안을 제시해왔고, 특히 후견인 지명 절차를 활용하는 경우가 많다. 후견인을 정하는 전

치매에 관한 새로운 생각

통적 방식은 가족 중 한 사람이 판사에게 환자의 기능 상실 상태를 알리고 가족이나 믿을 만한 누군가를 환자의 후견인으로 지정하여 환자 대신 환자의 모든 계좌에 접근하고 재산을 사용할 수 있도록 해달라고 요청하는 것이다. 법학자이자 생명윤리학자인 잘레인 아리아스Jalayne Arias는 이 같은 방식이 경제적 판단 능력이 완전하지는 않지만 완전히 소실되지 않은 사람, 기능 수준이 중간 정도인 사람들을 보호하지 못한다고 지적했다.[48] 최근에 치매로 진단받았거나 아직 진단받지 않은 수백만 명의 치매 환자가 보호 방안이 마련되기도 전에 기능과 재산을 잃을 수 있다는 의미다. 이에 아리아스는 후견인에게 일정 부분 관리를 허용하되, 경제적 의사결정에 환자가 규정된 틀에 따라 참여할 수 있도록 하는 중재 방안을 권장했다.

미국 소비자 금융 보호국에서는 각 은행이 이와 관련하여 직원 교육을 실시하고 고객이 거액을 해외로 송금하는 등 비정상적인 금융 거래를 시도하는 경우 이를 가려낼 수 있는 툴을 활용하도록 촉구하는 권고문을 발표했다.[49] 공동 계좌도 이러한 목적으로 많이 사용되나 오히려 경제적 착취에 쉽게 이용될 수 있다. 공동 계좌의 명의자가 해당 계좌에 얼마든지 접근할 수 있으므로, 판단력을 상실한 노인의 돈을 마음대로 쓸 수 있다. 공동 계좌의 명의자 중 한 명이 사망하면 잔액은 모두 다른 공동 명의자의 소유가 되므로 사망자가 유산으로 마련한 재산이라도 다른 가족들은 배제될 수 있다. 일부 전문가들은 공동 명의자가 계좌에 있는 돈으로 각종 세금과 요금은 납부할 수 있지만, 잔액 전체를 소유할 수 없는 "편의 계좌convenience accounts"를 만들자고 제안한다. 계좌의 이용 내역을 제3자가 확인할 수 있고 의심스러운 행동이 나타나면 은행에 경고할 수 있는 "읽기 전용" 계좌도 유용한 도구가 될 수 있다.[50]

새로운 기술 혁신도 도움이 될 것이다. 중요한 요금은 자동 결제가 되고 신용카드 사용 내역이 제3자에게 통보되도록 하는 기능, 위험 가능성이 있는 금융 행동을 알리는 도구는 지금도 활용할 수 있다. 향후 몇 년간 더 많은 기술이 등장할 것으로 전망된다. 가족 중 신뢰할 수 있는 사람에게 재산을 맡기는 것이 가장 좋은 방법이지만, 아쉽게도 모두가 이런 방법을 택할 수 있는 것은 아니다. 소비자 단체와 정부 기관, 금융계 모두 이 문제에 대처하기 위해 노력 중이다. 문제는 경제적으로 취약한 노인들을 이용하려는 부류도 똑같이 머리를 굴리고 있다는 것이다. 우리가 막지 못한다면, 이들은 계속해서 재산이 많은 취약한 사람들의 지갑을 털어갈 것이다.

치매를 진단받고 세상을 떠나기까지 대략 10년 정도가 걸린다. 손 놓고 앉아서 죽을 날만 기다리기에는 너무나 긴 시간이다. 눈감는 순간만 생각할 것이 아니라 그 10여 년의 시간을 생각해야 한다. 나는 그 기간에 내가 어디에서 살 것인지, 내 곁에 누가 있을지, 내가 무엇에 즐거움을 느낄지 미리 생각해보고 싶다. 그 10년의 세월이 의학적 치료만으로 채워지는 것도 아니고 치료가 대부분을 차지하는 것도 아니다. 또한 죽음이 아닌 치매와 더불어 어떻게 살아갈 것인지 생각할 수 있는 시간이다.

나는 치매 환자가 되더라도 조금은 즐겁게 살고 싶다. 내가 이루고자 했던 삶의 목표를 되돌아보고, 무엇이 나를 행복하게 만들어

치매에 관한 새로운 생각

줄 수 있는지 생각해보고 싶다. 지금까지 내가 늘 좋아했던 것들을 바탕으로 치매 환자에게 적합한 것을 추려볼 계획이다. 내 경우에는 독서와 산책, 정원 손질이 잘 맞을 것 같다. 치매 환자가 되면 이런 일에도 더 많은 노력이 필요하겠지만 거기서부터 시작해보면 좋을 것이다. 치매를 이렇게 다른 각도로 떠올리는 것이 정말로 그 영역에 내가 들어서더라도 행복을 놓지 않는 힘이 되기를 희망한다. 미래를 떠올릴 때 더 즐겁고 덜 겁이 난다면 지금 이 순간 엄습하는 두려움을 줄이는 데도 도움이 된다. 행복하게 지내려면 안전해야 한다. 지금까지 우리 사회는 치매 환자의 성생활과 운전, 돈 관리와 관련된 명백한 위험을 제대로 해결하지 못했다. 또한 이 세 가지는 그나마 우리가 알고 있는 문제일 뿐이다. 우리는 더 많이 노력해야 한다. 치매 환자, 그리고 모든 사람의 인생에서 자유와 안전을 고려하고 적절한 균형을 찾기란 어려운 일이다. 그러나 즐거움을 얻을 수 있는 방법을 찾고 명백한 위험은 피할 수 있도록 조심하는 것은 치매가 찾아온 뒤에도 좋은 삶을 살아갈 수 있는 길로 접어드는 시작이 될 것이다.

11장. 조금만 더 다정하게

12장

좋은 결말

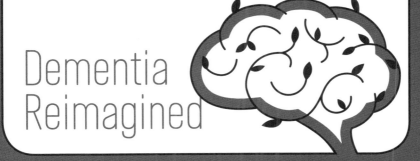

Dementia
Reimagined

| A Good Ending |

필요한 각종 약을 제대로 제공받지 못했다. 호스피스 시설에서 제대로 관리되지 못하는 바람에, 결국 엄마는 조용하고 편안한 병실에서 바퀴 달린 들것에 실려 소란스럽고 인파로 북적대는 응급실로 이송되는 불편하고 아무 도움도 안 되는 절차를 피하지 못하고 마지막을 맞이했다. 그런 결말이 아니어야 했다. 호스피스 시설까지 가서도 엄마는 이 끔찍한 게임에서 지고 만 것이다.

제대로 관리가 이루어지지 않는 경우는 흔하다. 하지만 우리는 더 잘할 수 있다. 가능한 선택에 관해 치매 환자와 가족들이 더 많이 알고 요구한다면 변화를 이끌 수 있다. 하지만 가장 중요한 것은 바뀌어야 하는 것이 최후의 순간만은 아니라는 점이다. 치매가 찾아오면 기능은 천천히 줄어든다. 마지막 단계도 1년 혹은 그 이상 이어질 수 있다. 그 마지막 해가 되면, 우리는 좋은 죽음이라는 종착지에 도착할 수 있는 변화의 길을 찾아야 한다.

무엇이 치매 환자의 좋은 죽음을 가로막을까? 사람들이 치매가 치명적인 질환이라는 사실을 받아들이지 않는 것도 그러한 방해물에 포함된다. 어떤 질병의 불가피한 결말에 제대로 대비하지 못한다면, 환자가 바라는 결말은 당연히 얻기 힘들다. 치매 환자나 가족들만 치매가 치명적 질환임을 부인하는 것도 아니다. 미국의 국가 사망 통계에도 부정하는 심정이 그대로 담겨 있다. 폐렴, 욕창을 비롯해 사실 치매 때문에 발생한 여러 문제로 사망한 수천 명의 사람이 치매가 아닌 그러한 문제로 목숨을 잃었다고 기록된다.[3]

치매의 진행 단계는 '전반적 퇴화 척도Global Deterioration Scale'라는, 이름부터 우울한 기준에 따라 나뉜다.[4] 단계별 지속 기간은 사람마

12장. 좋은 결말

다 굉장히 다양하다. 몇 달 만에 한 단계에서 다음 단계로 넘어가는 사람도 있지만 한 단계에 몇 년씩 머무르는 사람도 있다. 그러나 이전 단계로 되돌아가지는 않는다. 일단 특정 증상이 나타나면 기능 수준이 그보다 높았던 상태로 되돌아가지 않는다. 치매의 최종 단계인 7단계가 되면 에이즈, 암을 비롯한 어떤 질병보다도 치매를 두려워할 만한 특징이 나타난다. 즉 이 단계에 이른 환자의 약 25퍼센트는 6개월 내로 사망한다.[5] 또한 치매 말기가 되면 걸을 수도 없고 앉아 있지도 못할 뿐만 아니라 머리를 가누지 못하는 경우도 있다. 하루 종일 침대에 누워서 지내고, 말을 한마디도 하지 못하거나 다른 사람이 하는 말을 알아듣지 못한다. 대소변을 못 가리는 증상도 기본적으로 나타난다. 중증 치매 환자의 약 90퍼센트는 음식을 삼키거나 먹는 것도 어려운 지경에 이른다.[6] 통증은 그 어느 때보다 강렬하게 느껴지지만 어디가 어떻게 아픈지 말할 수가 없어 통증을 찾아내거나 치료하기도 어렵다. 우리 모두가 두려워하는 치매 환자의 모습과 정확히 일치하는 상황이 되는 것이다. 무기력하게 통증에 짓눌려 차라리 죽는 편이 낫겠다고 생각하면서 천천히 다가오는 죽음을 기다린다.

이 단계가 되면 치매를 치료하는 일은 현실적으로 목표가 될 수 없다. 지금도 할 수 없는 일이고 나중에도 불가능하다. 내가 아는 한 최종 단계에 이른 치매의 치료 방법을 다룬 연구는 '단 한 건도' 없다. 이때가 되면 죽은 뉴런의 숫자가 너무 많다. 나는 치매로 살아갈 날이 얼마 남지 않은 환자가 완치를 목적으로 공격적 치료를 받도록 하는 가족들을 만난 적이 있다. 사랑하는 사람을 포기하지 못하는

치매에 관한 새로운 생각

그런 사람들은 제대로 치료받으면 환자가 나아지리라 확신한다. 무례하게 굴고 싶은 의도는 전혀 없지만, 솔직하게 이야기하자면 이는 결코 합리적인 방식이 아니다. 치매 말기에 치료를 목적으로 의학적 방법을 동원할 경우, 더 큰 고통만 얻게 될 뿐이다. 사람들이 환자를 두고 "원래 잘 싸워 이기는 사람이라 이번에도 그럴 겁니다"라고 하면 나는 뭐라고 말해야 할지 모르겠다. 머릿속에 떠오르는 말은 있지만 차마 입 밖에 낼 수 없다. "네, 그건 참 다행이군요. 그런데 지금 94세 할머니를 기량이 절정에 오른 알리와 맞서 싸우라고 링 위로 올려 보내신 건 알고 계신가요. 결과가 어떻게 될 거라고 생각하십니까?" 치매는 되돌릴 수 없는 치명적 질병이고, 앞으로도 그런 병으로 남을 것이다. 엄청나게 많은 사람이 중증 치매에 걸린 상태로 목숨이 연장되는 것을 원치 않는다. 치매 말기 환자는 치료가 필요 없다는 뜻은 아니다. 말기에는 고통을 줄일 수 있는 치료가 필요하다. 그 과정에서 죽음이 앞당겨질 수도 있지만(나중에 자세히 이야기하기로 하자) 환자가 편안하게 지내는 것을 목표로 삼아야 한다.

하지만 호스피스 시설도 치매 환자가 좋은 죽음을 맞이하도록 돕지 못할 수 있다. 이러한 시설을 이용하려면 생존 기간이 약 6개월 남은 상태여야 한다. 조앤 린Joanne Lynn을 비롯한 학자들은 이것이 암에 해당되는 기준이며, 이 기준 때문에 치매 환자가 차별을 당한다고 지적했다.7 목숨을 잃게 되는 병이라는 사실은 분명하지만, 치매는 그 시점이 암보다 천천히 다가온다. 진행성 암의 경우 6개월이면 사망에 이르기까지 남은 기간을 어느 정도 적당히 추정한 것으로 볼 수 있으나, 진행성 치매는 몇 년씩 이어질 수 있고 본질적으로 암보다 예측하기가 더 힘들다. 느릿느릿하게, 하지만 피할 방도 없이 점차 기능이 악화되고 잃어버리는 방향으로만 곧장 나아가는 상황은 대부분의 사람에게 빠른 속도로 진행되는 것보다 더 큰 부담을 안겨준다. 호스피스 시설은 편안하게 죽음을 맞이할 수 있는 괜찮은 방법이지만, 치명적인 질환을 앓는 환자가 머무를 수 있는 기간을 6개월 미만으로 제한하는 정책 때문에 오히려 더 험난한 길이 될 수 있다. 변화가 필요한 정책이다. 암 환자도 포함해서 실제로 호스피스 시설을 이용하는 사람 중 많은 수가 6개월로 추정된 기간을 넘어 그 이상 생존한다. 호스피스 시설에 들어간 중증 치매 환자가 6개월이 경과해 재등록하는 건 가능하다. 제2의 해결책으로 현재 이러한 방법이 활용되고 있으나, 재등록 시점에 자리가 있어야 가능하다(누구도 보장할 수 없다).

미국의 경우 치매 환자의 3분의 2가 요양시설에서 지내며, 연방정부는 이들의 호스피스 서비스 이용에 관한 정책을 추가로 마련했다. 메디케어 정책을 수립하는 기관인 '메디케어 및 메디케이드 서비스센터CMS'는 과거에 마련된 규정이 치매 환자의 호스피스 시설 이용률을 높인다고 판단했다. 이에 따라 개정을 추진하여 환자가 시설에 처음 등록하면 첫 며칠간은 보상을 더 많이 제공하고 나머지 기간에는 보상을 덜 제공하는 방식을 채택했다. 장기적으로 호스피스 서비스를 이용하는 환자들에게는 불리한 규정이다. 치매 말기에 이른 많은 환자도 그러한 상황에 대처해야 한다.[8] 왜 죽음을 앞둔 치매 환자를 호스피스 시설에서 내보내려고 할까? 이러한 정책 변화로 요양시설에 지급해야 하는 비용은 줄어들 수 있지만, 대신 환자

치매에 관한 새로운 생각

금으로 생활한 '다음에' 남은 돈이 그 정도여야 한다. 고통은 원치 않고, 이를 위해 몇 가지 치료는 받을 수 있는 상황이나 형편이 되더라도 포기하고 싶다면 가족들이 그런 의사를 확실히 기억하도록 해야 한다.

의사결정 대리인도 사전연명의료의향서 작성자와 작성자가 원하는 관리 방식 사이에서 방해물이 될 수 있다. 사랑하는 사람을 대리인으로 지명한 경우, 세상을 먼저 떠나야만 하는 일이 생겼을 때 가장 마음이 힘들 사람이 그 역할을 하게 되는데, 대리인이 자신의 개인적 가치나 소망이 아닌, 사전연명의료의향서 '작성자'의 가치와 소망을 바탕으로 의사결정을 하도록 당부해야 한다. 60여 년을 부부로 살았고 서로가 없는 인생은 상상조차 할 수 없는 배우자에게는 이것이 과도한 요구일 수 있다. 그럼에도 작성자를 진심으로 아끼는 사람이 그렇지 않은 사람보다는 대리인으로 적합하다. 작성자가 중시하는 가치가 무엇인지 모르고 무엇에 괴로움을 느끼는지 알 리 없는 사람은 배우자가 할 법한 실수와는 종류가 다른, 더 안 좋은 실수를 저지를 수 있다. 여러분 스스로 결정을 내릴 수 없을 만큼 심하게 아플 때는 정식 지명 절차와 상관없이 가족 중 누군가가 여러분을 위해 결정을 내리도록 하라.

생명윤리학자들이 쓴 수많은 글을 보면, 사전연명의료의향서를 해석하는 일이 얼마나 어려운지 확인할 수 있다. 치매에 걸릴 수도 있다는 생각은 떠올리고 싶지도 않은 사람이 있다고 가정해보자. 그는 가족들에게 사랑하는 사람들을 알아보지 못하고 원하는 수준만큼 신체가 제대로 기능하지 못하는 상태에 이르면 생명을 살리기

12장. 좋은 결말

위해 실시되는 모든 치료를 거부하겠다는 의사를 밝혔다. 그런데 막상 그런 상태가 되었을 때, 그 사람은 흔들의자에 앉아 몸을 이리저리 흔들면서 콧노래도 부르고 땅콩버터와 잼이 발린 샌드위치를 맛있게 먹는, 귀여운 노인이 되었다. 예전에 하던 일들은 할 수 없지만 불행한 기색은 없다. 과거에 이 시기를 떠올렸을 때는 자신의 이런 변화에 혐오감을 느낄 정도였지만 현 상태로 봐서는 충분히 삶을 즐기고 있는 것처럼 보인다면, 이 삶이 지속될 수 있도록 노력해야 할까?¹² 수십 년 동안 의사로 일하면서 이 문제에 관한 대화를 계속해서 나누어본 결과, 나는 유익한 논쟁이 아니라는 결론에 이르렀다. 생명윤리학자들은 이러한 갈등을 정체성과 연결 짓는다. 사전연명의료의향서를 작성한 사람은 총책임자가 아니라고 보는 것이다. 사실일 수도 있지만 갈등의 내용과는 관련이 없다. 그와 같은 갈등의 본질은 정체성이 아닌 유효성이기 때문이다. 흔들의자에서 콧노래를 흥얼거리며 행복하게 지내는 사람은 생명을 지속시켜줄 치료가 필요치 않다. 치매 증상이 악화되어 병세가 치명적인 수준에 이르면 중환자실에서 치료를 받는다고 해도 목숨을 구할 확률은 낮다. 중증 폐렴처럼 심각한 병을 앓고 의료진이 살려낸다 하더라도 온전히 회복되지 않거나 천천히 회복된다. 이 과정에서 그렇지 않아도 약해진 인지기능은 구제할 방도가 없을 만큼 큰 타격을 입을 수 있다. 흔들의자에서 다시 콧노래를 부를 수 있는 날은 두 번 다시 오지 않을 수도 있다. 예전보다 단시간 내에 또다시 큰 병을 앓게 될지도 모른다. 세상을 떠나기 전 마지막 한 해 동안 중환자실을 들락거리도록 둔다면, 환자가 어떻게 생각할 것 같은가? 사전연

치매에 관한 새로운 생각

명의료의향서를 다 작성하지 않았어도, 환자의 가족은 이 단계에서 이루어지는 치료가 환자에게 도움보다 부담이 되는 부분이 더 많다는 사실을 알고 있어야 한다. 그렇다고 아픈 환자를 모른 척해야 한다는 의미는 아니다. 이 시기의 환자에게는 고통을 완화시켜주는 관리가 필요하다. 내가 만약 그 당사자가 된다면, 편안하게 지낼 수 있도록 해주었으면 좋겠다. 병원도, 산소 호흡기도 없는 곳에서 고통 없이 지내고 싶다.

　가족 구성원, 의사들이 사전연명의료의향서를 제각기 다른 의미로 해석하고 작성자가 원하는 것이 무엇인지 저마다 엇갈리는 견해를 내놓을 수도 있다. "내가 가족들을 더 이상 알아보지 못하는 상태가 되면, 심폐 소생술은 원치 않는다"라고 썼다고 해보자. 나중에 그런 상태가 되었지만 매일 찾아오는 딸이 느끼기에 아직 자신을 알아본다면? 그래도 환자가 '심폐 소생술 거부'를 밝힌 것으로 봐야 할까? 사전에 심폐 소생술을 거부한다는 뜻을 정식으로 밝혔으나 폐렴에 걸린다면? 요양시설에서 지내다가 응급실로 실려 왔고 응급실 의료진이 호흡관을 연결했다. 이는 곧 중환자실로 옮겨질 것임을 예고한다. 중환자실에서는 그리 편안하게 지낼 수 없다. 심장은 쉼 없이 뛰고 환자가 사전에 밝힌 뜻대로 심폐 소생술은 시도되지 않지만, 이런 상태는 환자가 원했던 관리 방식과 정확히 엇갈린다. 미리 밝혀둔 소망을 누구도 무시하지 않았지만 결과적으로는 계속해서 그 뜻을 거스르는 방향으로 진행되는 것이다. 이것이 큰 문제다. 아무런 요구가 없으면 기본적으로 더 많은 치료가 실시된다. 환자를 제대로 돌보고 있는지 의구심이 생기면 치료도 늘어난다. 그만하라고 이야기하는 사람이 없을 때도 더 많은 치료가 이뤄진다. 호스피스 시설로 환자를 보내야 한다는 의견에 아무도 동의하지 않아도 더 많은 치료를 받게 된다. 그렇게 해서 결과적으로 문제의 기반이 된 질병이 낫고 삶의 질도 개선될까? 진행성 치매 환자일 때는 물론, 다른 병을 앓더라도 어쨌든 더 많은 치료를 받게 된다.

어떤 사람들은 의학적 치료란 치료는 전부 담긴 간이 개요서를 작성 중인 사람처럼, 가능한 모든 치료를 받고 삶을 개선시키려고 노력한다. 이는 효과적인 전략이 아니다. 가장 최근에 써 넣은 글자에 잉크가 채 마르기도 전에 새로운 치료법이 등장할 것이기 때문이다. 그러므로 특정 치료법이 아닌 치료의 목표에 초점을 맞추는 것이 더 나은 접근 방식이다. 내가 일하는 병원의 생명윤리 상담 서비스가 추구하는 것도 동료 한나 I. 립먼Hannah I. Lipman의 표현처럼 '개입이 아닌 목표를 이루는 것'이다. 사전연명의료의향서는 개개인이 중시하는 가치를 보여주는 가이드가 될 수 있다. 그러나 계약서가 아니므로 명시되지 않은 부분은 어떻게 될지 알 수 없다. 생전 유서에 향후 죽음이 목전에 이르면 생명을 연장시키지 말 것을 밝혀두면, 남은 사람들이 꼭 지켜줘야 할 메시지가 된다. 정확히 투석 치료라고 명시하지는 않았지만 작성자가 "가야 할 때가 되면 편안하게 지낼 수 있도록 해달라"고 밝혔다면 투석도 제외되어야 한다.

이 모든 위험성을 잘 알면서도 나는 사전연명의료의향서를 작성했고, 의사결정 대리인도 정해두었다. 내가 바라는 것을 가족들과 이야기할수록 내 뜻대로 생을 마감하게 될 확률도 높아질 것이다. 가족이 없거나 선뜻 의사결정 대리인이 되어주겠다고 동의하는

치매에 관한 새로운 생각

러한 설명이 근본적으로 거짓이라는 점이다. 중증 치매를 앓고 음식을 잘 삼키지 못하면 죽게 된다. 치매는 치명적 질환이기 때문이다. "그렇지 않으면 죽게 되는" 것이 아니다. 병이 이 단계가 되면 식도 분비물이 기도에 쌓여 질식하거나 감염이 발생할 수 있는데, 영양 튜브를 삽입한다고 해서 이런 문제를 예방할 수 있는 것도 아니다. 튜브로 영양을 공급하지 않으면 굶어죽는다는 것도 틀린 정보다. 굶을 것인가, 음식을 공급할 것인가 둘 중 하나를 선택해야 하는 상황이 아니다. 다른 사람이 환자의 장애 상태에 맞게 손으로 직접 먹일 것인지, 아니면 위로 직접 연결된 튜브를 통해 죽처럼 생긴 영양분을 공급할 것인지 선택하는 것이다. 영양 튜브용 가공 식품은 값이 비싼 편이지만 요양시설은 이 식품 구입 시 충분한 보상을 받을 수 있으므로 반발하지 않는다. 의사는 영양 튜브를 삽입하면 돈을 벌게 되므로 마찬가지로 거부하지 않는다. 그 결과 치매 환자는 두 번 다시 진짜 음식의 맛을 느낄 수 없다. 진행성 치매 환자는 마지막 즐거움 중 하나인 음식을 맛볼 기회와 하루에 몇 번씩 밥 먹여주는 사람을 직접 접하고 관리받을 기회를 모두 잃는다.

이런 상황에서는 환자 가족에게 다음과 같이 설명해야 한다. "현재 어머님께서는 음식물을 잘 삼키지 못하세요. 치매 말기에 나타나는 증상입니다. 과거에는 어머님과 같은 환자에게 영양 튜브를 설치했지만 이제는 권장하지 않습니다. 튜브를 이용한다고 해서 더 오래 살 수 있는 것도 아니고, 오히려 남은 시간 환자의 삶의 질만 더 나빠지니까요. 어머님은 아직 먹는 즐거움을 느낄 수 있으니, 최대한 길게 그 즐거움을 누리셨으면 합니다. 그래서 어머님이 좋아하는 음식들 중에 삼키기 쉬운 것을 골라 조심스럽게 손으로 떠 먹여드릴 예정입니다. 우리가 돌보는 중증 치매 환자들 중에는 밀크셰이크를 좋아하는 분들이 많아요. 어머님께도 한 번 드려볼게요. 보호자께서 직접 어머님 식사를 돕고 싶으시다면 저희가 훈련해드릴 수 있습니다. 환자의 병이 계속 진행되는 만큼, 이렇게 더 가까이 시간을 보내려는 가족들이 많아요." 이렇게 제공되는 음식은 환자가 좋아하던 음식 가운데 맛있고 삼키기 쉬운 것으로 선택되므로 기분 좋은 식사가 될 수 있다. (드디어 콜레스테롤 걱정은 안 해도 된다.) 치매가 진행되면 환자가 먹는 양도 점점 줄어든다. 삼키기가 어렵기 때문이기도 하고, 죽음이 가까이 다가온 사람은 대체로 입맛을 잃기 때문이다. 따라서 환자에게 직접 먹일 수 있는 음식은 환자의 상태에 따라 점차 줄어든다. 생애 마지막 며칠 동안은 물만 몇 번 받아 마시는 정도에 그칠 수도 있다. 그마저도 입술이 바싹 마르지 않도록 축일 수 있는 양이면 충분할 수도 있다.

진행성 치매 환자에게 영양 튜브를 사용하지 않아야 한다는 목소리는 힘을 얻고 있다. 미국 내과학회는 '현명한 선택'이라는 프로젝트를 통해 다양한 의료계 전문가들이, 흔히 실시되지만 환자에게 도움이 되지 않으므로 피해야 하는 치료의 목록을 작성했다. 노인 의학 전문가들이 꼽은 가장 피해야 하는 치료 10종에는 다음과 같은 내용이 포함되어 있다. "진행성 치매 환자는 경피 급식 튜브 사용을 권장하지 않는다. 그 대신 환자가 타인의 도움을 받아 구강으로 음식을 섭취할 수 있도록 해야 한다."[16] 영양 튜브가 유익한 면보다 해로운 면이 더 많다는 사실이 담긴 이 권고 사항은 광범위하게 알려지면서 세간의 이목을 모았지만, 앞으로도 튜브가 완전히 사라지지는 않을 것이다. '현명한 선택'에서 실제로 영양 튜브를 삽입하는 당사자들인 위·장관 전문의들이 작성한 목록에는 그와 같은 권고 내용을 찾을 수 없다. 그래도 흐름은 바뀌고 있다. 말기 치매 환자들의 삶을 향상시키기 위한 노력의 일환으로 밥을 먹여주는 서비스를 제공하는 요양시설도 점점 늘고 있다. 일부 시설에서는 자원봉사자가 그 일을 맡도록 훈련해서, 사람과의 접촉이 필요한 치매 환자에게 이런 기회를 제공한다. 나도 영양 튜브는 사양한다.

그밖에 여러분이 추가로 취할 수 있는 방법이 있다. 치매가 진행되어 특정 단계에 이르면 입으로 음식과 액체를 공급하는 행위를 일체 중단해달라고 사전연명의료의향서에 명시할 수도 있다. 생전 유언에 공격적인 급식(영양 튜브와 같은)과 수분 공급을 거부할 수 있는 선택지가 마련되어 있는데, 이는 그것과는 다른 내용이다. 죽음을 앞둔 환자가 음식에 대한 내성이 자연적으로 감소하면 그에 따라 영양 공급 방식을 맞추는 것과도 다르다. 환자가 스스로 음식을 삼킬 수 있을 때는 먹고, 그러지 못하는 상태가 되면 입으로 음식과 액체를 공급하지 말라는 요청이다. 나는 너무 과한 요청이라고 생각하지만, 모두 나와 생각이 같지는 않을 것이다. 폴 멘델Paul Mendel과 콜레트 챈들러 크래머Colette Chandler-Cramer는 치매 환자가 가족을 알아보지 못하는 상태 등 특정 단계에 이르면 요양시설 직원이 음식과 액체 공급을 중단해달라는 요청을 사전연명의료의향서에 포함시켜야 한다고 주장한다.17 두 사람은 이를 요청한 사람도 나중에 그와 같은 상태가 되면 먹는 즐거움을 계속 누리고 싶어 할 수 있다는 문제점을 인정하고, 만약 의향서 작성자가 사전에 정해진 단계에 이르러서도 음식을 계속 먹고 싶어 하면 의향서의 내용은 무시하면 된다고 설명했다. 반대로 환자가 음식을 적극적으로 거부하거나 먹는 것에 무관심해 보이면 사전연명의료의향서의 내용에 따라 음식과 액체 공급을 중단하면 된다는 것이다.

그와 같이 음식과 액체 공급을 돌연 중단하는 방식이, 환자 개개인의 삼킴 능력이 점차 약화되면 급식도 그에 맞추는 방식과 비교할 때 어떤 이점이 있는지 나는 잘 모르겠다. 이는 요양시설 직원들에게도 도덕적 갈등을 유발할 수 있다. 요양시설은 기본적으로 법적책임을 지게 될 수 있다는 두려움과 규제를 엄중히 준수해야 한다는 부담이 있기 때문에, 이 같은 요청을 따르기 쉽지 않다. 그럼에도 이를 수용하는 요양시설이 있다면, 환자 가족들은 그런 곳을 찾으면 된다. 또는 집에서 가정 호스피스 서비스를 이용하는 편이 더 잘맞는 방법일 수도 있다. 환자가 바라는 것을 가족들이 아주 분명하게 알고 적극적으로 실천에 옮길 의지가 있을 때, 이 같은 계획이 실행에 옮겨지더라도 다른 사람들은 그런 일이 있었는지조차 알 수 없다. 누구나 아무렇지 않게 받아들일 수 있는 길은 아니지만 가족들만 동의하면 된다.

앞서도 언급했듯이 나는 환자 상태에 맞춘 급식을 선호한다. 장점만 있고 단점은 전혀 없는 방식이기도 하고, 생이 끝나갈 무렵에 얼마 남지 않은 즐거움을 누리고 싶기 때문이다. 아버지가 돌아가셨을 때를 떠올려보면 좋아하는 음식을 즐기면서 얼마나 행복해하셨는지 모른다. 내가 중증 치매에 걸린다면, 많이 먹는다고 해서 수명

치매에 관한 새로운 생각

이 길어질 가능성은 거의 없다. 생의 최종 단계에 이르렀을 때 삶이 더 연장되기를 바라지 않는 사람들은 산소 호흡기와 심폐 소생술, 영양 튜브, 그밖에 요양시설에서 응급실로, 다시 병원으로 오가는 이송 과정을 거쳐 받게 되는 불필요한 치료를 받지 않겠다는 의사를 명확히 밝혀야 한다. 치료는 환자가 편안하게 지내도록 돕는 일에 집중되어야 한다. 그렇게 된다면, 우리는 치매 최종 단계를 개선시키는 머나먼 길에서 더 앞으로 나아갈 수 있다. 그리고 귀여운 손주가 먹여주는 마지막 애플파이를 한입 맛볼 수 있는 기회도 누릴 수 있다.

치료법이 제시되면, 중환자실에서 한참을 시달린 후가 아닌 지금 바로 환자를 더 편안하게 해줄 수 있는 방법인지 물어보라. 불치병 말기에 이른 환자를 두고 "지금 X를 하지 않으면 목숨을 잃을 겁니다"와 같이 말하는 의사는 조심해야 한다. 그런 상태에 이른 환자는 죽음을 맞게 될 것이고, 다른 가능성은 없다. 그러므로 치료를 받는다면 그런 환자가 바라던 방식대로 죽음을 맞이할 가능성이 더 큰지, 어떻게 그런 일이 이루어지는지가 중요하다. "X 때문에 목숨을 잃어서는 안 됩니다" 같은 말을 하는 의사도 주의해야 한다. 이 말에는 X가 어쩌면 치료될 수 있는 병이며 생이 끝나는 여러 이유 중 그리 나쁜 축에 속하지는 않는다는 의미가 내포되어 있다. 사람이 죽어갈 때는 최대한 편안하게 갈 수 있도록 도와주어야지 죽음을 막으려고 하면 안 된다. 치매로 세상을 떠나는 과정은 천천히 진행된다. 그렇다고 특별히 괜찮은 결말이라고 할 수는 없다. 선택할 수만 있다면 죽음에 이르는 더 나은 길은 많다.

생의 종점에 도달하는 속도를 높이는 시도는 어떨까? 의사 조력 자살로도 알려진, 의사가 환자의 죽음을 돕는 것은? 한 가지 나쁜 소식을 전해야 할 것 같다. 미국에서 의사가 환자의 죽음을 도울 수 있도록 이를 법적으로 허용하는 주는 모두 조력을 원하는 환자가 이성적인 판단을 내릴 수 있는 능력을 온전하게 갖추어야 하며 앞으로 살 수 있는 날이 6개월 미만으로 남은 상태여야 한다는 조건을 적용한다. 진행성 치매 환자는 의사결정 능력이 부족하므로 조력을 받을 자격 요건을 충족하지 못한다. 치매 초기 환자는 남은 날이 6개월이 넘으므로 마찬가지로 조력을 받을 수 없다. 이 법을 통과시킬 때 중증 치매 환자의 조력 죽음은 감안하지 않은 것이라 생각된다. 조력 죽음에 관한 법률이 통과된 4개 주는 동일한 표준 법안에서 파생된 다양한 법규를 채택했는데, 인지장애 환자를 '배제'한다고 명시해 최종 통과가 가능했다. 이 일로 미국 정치계에서 낙태와 더불어 금기시되는 쟁점이 수면 위로 올라왔다. 미국은 도저히 틈을 메울 수 없을 만큼 문화적으로 분열된 사회임에도, 생명권과 관련한 문제만큼은 모두의 뜨거운 지지를 받으며, 그 목표가 달성되도록 모두가 흔들림 없이 투쟁한다. 이 글을 읽는 여러분도 주변에 아는 사람들 모두가 같은 생각이리라 확신하겠지만, 그러한 확신은 견해가 다를 때 우리 사회가 얼마나 첨예하게 갈라서는지를 드러낸다. 실제로는 조력 죽음에 찬성하는 사람 대다수가 인지장애 환자를 그 대상에서 제외해야 한다는 조항이 추가된 것을 반기지 않는다. 아직 관련법이 마련되지 않은 주에서 조력 죽음을 장려하도록 설득하려는 노력이 그로 인해 좌절될 수 있기 때문이다. 또한 조력 죽음에 반대하는 사

치매에 관한 새로운 생각

람들은 이런 논의가 처음에는 또렷한 사고 능력을 갖춘 사람들을 돕는 것으로 시작해 단시간에 불완전한 사람의 목숨을 빼앗는 수단으로 쓰이는, 위험천만한 일이 벌어질까 봐 크게 염려한다. 치매 환자가 조력 죽음을 선택할 수 있는 날이 치매가 치유될 수 있는 방법이 개발되는 날보다 더 빨리 올 것 같지는 않다. 우리가 계속해서 노력해야 하는 것은 치매 환자가 형편없는 관리를 피해 적절히 관리받을 수 있는 방법을 찾고 필요한 비용을 마련하는 일이다.

스스로 알아서 행하는 전통적 자살 방식으로 치매에 대응하려는 사람도 있다. 살면서 고통을 느낄 때 누구나 자살을 떠올릴 수 있다. 지금까지 항상 그래왔고, 앞으로도 그럴 것이다. 나는 정신과 의사인 만큼 자살을 고민하며 괴로워하는 사람들을 직접 만난다. 시간을 벌 수 있는 방법은 없는지 함께 찾아보고, 고통을 견디거나 없애는 데 도움이 될 만한 방법이나 유익한 영향을 줄 수 있는 변화도 함께 탐색한다. 그들 중 일부는 행운과 창의력, 큰 용기가 뒷받침되어 마침내 자살의 유혹을 이겨내고 만족스러운 삶을 일궈낸다. 하지만 치매 환자라면 자살과의 싸움에서 이길 수 없으리라 생각하는 사람도 있을 것이다. 나는 그렇게 결론지을 만큼 충분한 노력이 이루어졌다고는 생각하지 않는다. 자살은 고통을 잠재우기 위한 직접적인 수단이다. 사람들이 더 좋은 삶, 더 좋은 죽음을 맞이할 수 있도록 우리는 더 많이 힘써야 한다. 현재 우리의 상황은, 치매에 시달리는 사람들의 고통을 덜어주기 위해 할 수 있는 노력은 다했으니 이제 남은 방법은 죽음을 앞당기는 것밖에 없다고 당당히 이야기할 만한 수준에 조금도 가까이 다가가지 못했다고 본다.

12장. 좋은 결말

사회가 치매 환자들에게 제공할 수 있는 것을 생각할 때, 치매 환자에게는 자살이 최선이라는 주장이 정말 마음에 들지 않는다. 자살을 비상구로 택하는 쪽이 낫다고 여기는 사람들의 생각도 존중하지만, 그 문이 선택 가능한 첫 번째 문은 아니었으면 좋겠다. 몇 년 전에 〈미국 생명윤리학 저널American Journal of Bioethics〉에 실린 글에서 한 철학자는 치매 환자는 스스로 목숨을 끊을 도덕적 의무가 있다고 주장했다.18 선택이 아닌 의무라는 것이다. 당시에 나는 지금은 작고한 에이드리언 애쉬Adrienne Asch와 공동으로 반박문을 작성했다. 에이드리언 애쉬는 저명한 생명윤리학자이자 장애인 권리를 위해 앞장서서 운동해온 인물로, 그의 글이 그때만큼 분노에 가득 찼던 적은 없었던 것 같다.19 문제의 글을 쓴 철학자는 조사도 해보지 않고 치매 환자의 삶에는 존엄성이 없다고 추정했다. 내가 그 글에 관심을 갖게 된 것도 이 부분이었다. 엄마가 치매를 앓을 때도 편안한 생활은 물론 품위 있는 삶을 즐긴 기억이 있다. 그러나 이 철학자는 치매 환자라면 자신이 인지적으로 최상의 상태가 아니라는 사실을 수치스럽게 여길 것이므로 환자가 스스로 목숨을 끊도록 두는 것이 우리 모두가 베풀 수 있는 호의라고 이야기했다. 이런 식의 주장에는 성폭행을 당한 후 스스로 쓸모없는 존재가 되었다는 생각에 자살하는 여성들이 있다는 소리가 꼭 예시로 등장하는데, 이 글도 마찬가지였지만 그 소리가 나오기 전에 이미 에이드리언과 나는 단단히 화가 났다. 더 정확히는 화가 나서 돌아버릴 지경이었다. 스위프트가 치매 환자를 어떻게 생각했는지는 알 수 없지만, 우리 두 사람은 스위프트의 수필 〈겸손한 제안A Modest Proposal〉(가난한 집 아이들은 가정과 국가

치매에 관한 새로운 생각

에 경제적으로 큰 부담이 되므로 돈 많은 집에 가축처럼 식량으로 팔면 좋지 않겠느냐는 내용으로, 빈곤층을 대하는 아일랜드 천주교의 매몰찬 방식을 비꼬기 위해 쓴 글이다. -역주)을 참고해서 이 글을 쓴 철학자에게 왜 자살하도록 기다리느냐고, 그냥 치매 환자를 다 찾아내서 죽이고 장애가 있는 사람도 전부 죽이지 그러느냐고 되물었다. 다 죽인 다음에 먹어버리면, 꼴 보기 싫은 두 마리 새를 돌 하나로 한꺼번에 처리할 수 있을 거라고 말이다.

자살에 관해 덧붙일 이야기가 있다. 인지기능이 약화되면 무슨 일이든 제대로 해내기가 힘들다. 치매 환자가 자살을 택하는 경우도 그렇다. 아직 인지기능이 충분할 때 스스로 목숨을 끊으려고 하면 타이밍을 놓치게 되고, 그래서 더 기다리다가는 제대로 실행에 옮길 수 있는 기술이 사라진다. 리사 제노바Lisa Genova의 소설 《스틸 앨리스Still Alice》에 나오는 주인공도 그랬다. (스포일러가 있으니 주의 바람!) 자살을 계획했지만 인지장애가 점점 심각해지면서 모든 시도는 실패로 끝났다. 그와 같은 계획을 정말로 떠올린 사람들 중 일부는 원했던 결과를 얻는다.[20] 옳고 그름을 평가할 생각은 없다. 나 역시 중증 치매를 앓을까 두렵다. 하지만 인생의 좋은 것들을 가능한 한 오랫동안 지키면서 그 두려움을 이겨내고 싶다. 내가 치매 말기에 이르렀을 때 폐렴이나 그밖에 단시간에 비교적 큰 고통 없이 나를 데려갈 병이 찾아온다면 나는 반가울 것 같다. 자살에 대해 유보적 태도를 취하는 것은 남은 가족들이 얼마나 큰 좌절을 느끼는지 직접 보았기 때문이다. 사랑하는 사람이 죽음의 문턱에 이르러 고통받는 모습을 그냥 지켜보는 일이 끔찍하다는 점은 나도 인정한다. 생의 마

12장. 좋은 결말

수 있다.

치매의 경우 병을 치료하기 위한 관리에서 고통을 줄이는 관리로 균형점을 옮기는 시점은 언제가 적합할까? 바로 어제 인지기능이 최소 수준으로 손상됐다는 진단을 받았고 얼마든지 나을 수 있는 병인데 치료를 거부한다면 잘못된 일이다. 그러나 현실적으로 회복 가능성이 없고, 환자에게 도움이 되지도 않는 침습적 치료를 감행하는 것은 잔인한 처사다. 나는 엄마가 치매로 병원에서 입원 치료를 받으셨을 때 상대적 위험성과 부담을 종종 생각해보곤 했다. 첫 번째 입원은 엄마에게 필요한 일이었다. 그때는 쌩쌩하게 생활하셨고 하루에 1.5킬로미터 넘게 걸어 다니셨으며 가족들도 다 알아봤다. 손주들은 물론이고 어린아이들을 만나면 전부 예뻐하셨다. 밥도 혼자서 잘 드시고 만나는 사람마다 달콤한 간식을 너무 좋아한다고 이야기하셨다. 의학적으로 급성 질환이 처음 찾아왔을 때, 병원에서 치료하고 다시 원래대로 회복되실 수 있는지 지켜본 건 적절한 조치였다. 치매가 더 깊어진 후, 우리가 심박 조율기 설치를 거부한 것도 옳은 결정이었다. "누구도 심장 박동 문제로 목숨을 잃어서는 안 됩니다"라고 했던, 엄마의 담당 심혈관 전문의의 독설을 나는 절대 잊지 못할 것이다. 밤에 잠을 자다가 영원히 눈을 뜨지 못하는 경우는 많다. 대다수가 생의 마지막이 이렇게 찾아왔으면 좋겠다고 바라기도 한다. 나이 들고 쇠약한 사람, 내년이면 세상을 떠나게 될 사람에게 비상구가 될 수 있는 그 가능성을 차단하는 것은 잔인한 일이다.

평생 어떠한 장애도 없이 살 수 있으리라는 기대는 하지 않는다. 일생을 사는 동안, 나는 다른 사람들에게 다양한 방식으로 기대고

치매에 관한 새로운 생각

도움을 받아왔다. 인간이 살아가는 조건 중 한 부분인 만큼 조금도 부끄러워할 일이 아니다. 인지 능력이 한 사람의 개인적 특질을 정하는 기준이라는 생각에 너무 사로잡혀 있다고 지적하는 의견에 나도 동의한다.[24] 물론 인지기능이 정상적으로 유지되는 것은 나의 정체성에 중요한 부분을 차지한다. 아마 대부분의 사람도 마찬가지일 것이다. 그런데 치매에 걸리면 생이 다 끝나기 전에 인지기능이 크게 악화된다. 장애가 내 삶이 되는 것이다. 하지만 내가 가장 염려되는 것은 장애가 아니다.

가장 크게 걱정되는 건 통증과 고통이다. 환자를 돕기 위한 모든 조치는 더 편안한 상태로 이어져야 한다. 나는 중증 치매 환자가 된 채로 더 오래 살고 싶지는 않다. 인공호흡기는 일시적으로라도 달고 싶지 않다. 인공 급식 튜브도 원치 않는다. 심박 조율기나 몸에 이식할 수 있는 제세동기도 원하지 않는다. 내가 음식을 삼킬 수 있고 먹는 시간을 즐거워한다면 맛있는 것을 주면 좋겠다. 균형 잡힌 식단이나 적절한 열량 따위를 들먹이며 호들갑 떨지 않았으면 좋겠다. 작은 다크 초콜릿 한 조각을 즐길 수 있다면, 대체 뭐가 문제란 말인가? 병원에서 치료를 받는 것이 내가 더 편안해질 수 있는 유일무이한 방법이 아닌 이상 절대 나를 병원으로 보내지 않았으면 한다. 대장내시경이나 유방조영술 같은 의학적 검사 절차를 거치게 될 수도 있다. 암이 발견된다면 편안하게 지낼 수 있는 관리를 원한다. 항생제는 필요 없다. 그저 내가 편히 지낼 수 있게 해주고, 내 앞에 기다리던 비상구가 나타난다면 가로막지 않았으면 좋겠다.

내가 바라는 내 생의 마지막 시간은 그런 모습이다. 그 기간은

12장. 좋은 결말

10년이 될 수도 있다. 그 단계에 접어들기 전에 계획을 착실히 세워 둘 필요가 있다. 내 가족들이 나를 돌보느라 파산하거나 자식들의 삶이 망가지는 것은 원치 않는다. 남편과 나 둘 중에 누가 먼저 저세상으로 떠날지는 알 수 없지만, 만약 남편이 내게 찾아온 장애를 돌보게 된다면 가능한 선에서 수월하게 할 수 있으면 좋겠다. 형편이 되고, 편리성을 해치지 않는 한 집에 최대한 오래 머물고 싶다. 그러려면 남편이 요양시설 등으로 나를 보내지 않고 휴식도 얻을 수 있게, 비용 효율적인 도움이 필요할 것이다. 낮 시간에 친구들과 함께 점심을 먹고, 혈압도 체크하고, 형편없는 솜씨로 노래도 부르고(내가 할 수 있는 유일한 활동), 의자에 앉아서 요가를 할 수 있는 프로그램이 있다면 얼마든지 참여할 의향이 있다. 기술의 발전 덕분에 치매가 중간 수준에 이르렀을 때 큰돈을 들여 전업 도우미를 고용하지 않고도 집에서 지낼 수 있을지도 모른다. 집에 카메라를 설치하고 콜 센터와 연결해 혼자 있는 노인이 바닥에 쓰러져 일어나지 못하는 것과 같은 응급 상황이 발생했을 때 콜 센터 직원이 구조대를 불러주는 서비스가 생긴다면 유용할 것 같다. 내가 안전하게 지낼 수 있도록 가스레인지나 전자제품은 다 전원을 꺼두어야 할 수도 있다. 내 수면 주기가 엉망이 되더라도 그것 때문에 집에 누군가 밤새 나를 지켜야 하는 일은 없었으면 좋겠다. 그런 일은 돈도 많이 들고, 그런 일을 맡은 사람이나 환자에게 그리 도움이 되지 않는다. 미래에는 간병인이 줄어들 것이다. 간병인들이 더 나은 대우를 받고 채용이 효율적으로 이루어지는 날이 왔으면 좋겠다. 로봇이 간병인 역할을 할 수 있다면, 나는 받아들일 수 있다. 기술을 적절히 활용하면 치매

치매에 관한 새로운 생각

환자가 안전하게, 경제적으로 큰 부담 없이 집에서 지낼 수 있는 기간을 늘릴 수 있을 것이다.

이와 같은 계획이 내가 치매 환자가 될 경우, 혼자서 또는 함께 나이 들고 있을 남편과 함께 몇 년 정도는 버틸 수 있게 해주리라 생각한다. 더 쇠약해지면 각종 주간 프로그램에서 제공하는 수준보다 더 강도 높은 관리를 받는 것이 적절할 것이다. 집에서 지낼 수 없고 아직 요양시설에 들어갈 수 있는 요건을 충족하지 못할 경우, 가족들은 주거용 보호시설을 고려해볼 필요가 있다. 그와 같은 서비스 중 일부는 장기요양 보험의 보장 범위에도 포함된다. 몇몇 주에서는 메디케이드에 포함되는데, 모든 지역이 그런 건 아니다. 실제로 지역에 따라 환자를 관리하는 비용은 어처구니없을 만큼 큰 차이가 난다. 뉴욕시에 있는 한 시설은 환자가 자신의 집에 살면서 가정방문 건강 도우미를 풀타임으로 쓰는 비용을 '매월' 14,000달러 제시하는데, 주거용 보호시설을 이용하면 매달 들어가는 돈이 평균 6,500달러 수준이다. 뉴욕주 시골 지역은 주거용 보호시설의 비용이 매월 4,000달러로 떨어지지만 도우미를 쓸 경우 한 달에 17,000달러라는 어마어마한 비용이 든다.[25] 주거용 보호시설에 머물면서 추가적인 도움을 받아야 하는 환자는 상당한 금액을 더 내야 할 수도 있다. 나는 우리 가족이 파산하지 않기를 바란다. 그러려면 집에서 지내는 것만이 방법은 아닐 것이다.

주거용 보호시설도 요양시설처럼 비용이 천차만별이다. 세세한 부분을 따져보려면 책 한 권 분량이 될 것이다. 이를 주제로 작성된 유익한 자료도 몇 가지 있다.[26] 주거용 보호시설을 선택할 때 건물에 화려한 샹들리에가 설치되어 있다고 해도 현혹되지 않기를 바란다. 그런 장식을 설치하는 이유는 가족들이 사랑하는 이를 절망의 구렁텅이 같은 곳에 보내지는 않았다고 생각하게끔 만들기 위해서다. 그런 장식보다는 시설에 살고 있는 사람들을 살펴보기 바란다. 개개인이 알아서 자고 싶은 시각에 자고 일어나고 싶을 때 일어날 수 있는가? 아니면 교도소처럼 정해진 시각이 되면 아주 불친절하게 잠을 깨우는가? 식사는 먹고 싶을 때 먹을 수 있는가? 아니면 시설이 정한 시간에 맞춰서 일어나지 않으면 아침밥을 굶어야 하는 곳인가? 가장 우수한 시설로 꼽히는 곳들은 화려하지 않아도 진정한 공동체를 만들고자 노력한다. 내가 거주용 보호시설로 들어가게 된다면 기력이 점점 약해지는 동안 머무르고 싶지만, 시설에 따라 그럴 수 없는 경우도 있다. 반대로 환자의 상태가 변화할 가능성을 염두에 두고 고통 완화 관리를 제공하거나 시설에서 직접 호스피스 서비스를 제공하는 등 다양한 수준으로 환자를 관리하는 시설도 있다. 나는 집에서 지내건 이런 시설에서 지내건, 내가 생활하는 곳에서 응급실, 병원, 집을 수시로 오가는 일은 없기를 바란다. 응급실은 굉장히 중요한 목적을 위해 운영되는 곳이고, 생의 막바지에 이른 사람이 편안하게 지낼 수 있도록 관리하는 역할은 응급실의 기능에 포함되지 않는다. 나는 어디가 됐건 내가 생활하는 곳에서 받을 수 있는 관리를 최대한 받고 싶고, 그럴 수 없는 서비스는 필요치 않다고 생각한다. 내 기준으로는 처음부터 끝까지 통증 관리가 잘 이루어지는 것이 가장 중요하다. 내게 통증 관리가 필요한 시기가 되면, 집에서 지내는 환자들, 요양시설이나 주거형 보호시설에서 지내는

치매에 관한 새로운 생각

환자들을 직접 찾아가 통증을 관리해주는 이동식 서비스가 많아지기를 희망한다. 지금도 있지만 그리 충분하지 않다. 또는 법이 바뀌어서 지금보다 더 손쉽게 호스피스 서비스를 받을 수 있게 될 수도 있다. 내가 치매 환자로 살아가는 모든 기간 동안, 고통 완화에 초점이 맞추어진 능숙한 관리를 받으면 좋겠다.

하지만 내 소망이 여러분의 소망과 같지는 않을 것이다. 대다수는 그렇지 않지만, 끝이 가까워지면 의학적 관리를 더 많이 받고 싶은 사람도 있을 것이다. 또는 반대로 그러한 관리는 나만큼도 바라지 않고 그냥 먹고 마시는 행위를 일제히 중단하고 싶은 사람도 있으리라. 무엇을 원하든 현실적으로 신중하게 계획을 수립해두지 않는 한, 바라는 대로 이루어질 수 없다. 치매 증상을 찾아보고 자녀들과 여러분이 무엇에 큰 가치를 두는지 이야기해보자. 담당 의사와도 대화를 나눠보자. 의학은 빠르게 변화하고, 5년 뒤엔 누가 담당 의사가 될지 아무도 알 수 없으므로 각자 어떤 방식을 선호하는지 글로 기록해두어야 한다.

나는 안 좋게 죽고 싶지 않다. 통증이 생기면 통증 치료를 받고 싶다. 가족들에게는 직접 방어할 수 없는 환자에게 마구잡이로 던져지는 각종 치료를 막아달라고 부탁할 계획이다. 가족들 그리고 의사들이 내가 무엇을 원하는지 알 수 있도록 할 것이다. 이제는 아마 여러분도 내가 원하는 것을 알게 되었을 것이다. 이제 여러분이 원하는 것을 정리할 때다. 확보할 수 있는 것을 바탕으로 삼아서 정하고, 가족과 의사들이 분명하게 알도록 하자. 그러면 우리 모두 이 게임에서 승리할 수 있을지도 모른다.

12장. 좋은 결말

생의 결말이 어떻게 맺어질지 미리 아는 사람은 아무도 없다. 작가 데이먼 러니언Damon Runyon의 말을 빌리자면, 발이 빠르다고 달리기에서 늘 우승하는 것도 아니고 힘이 세다고 싸움에서 매번 이기는 것도 아니다. 나중에 나는 치매 환자가 될 것이라 확신한다. 물론 이런 생각을 하면 서글퍼진다. 지금까지 나는 교육을 받은 덕분에 얻은 것이 너무도 많다. 내가 가진 가장 큰 자산이다. 하지만 시간이 가면 치매라는 늑대가 조금씩 쌓아둔 정보와 생각들을 야금야금, 조용히 훔쳐가 결국 다 사라질 것이다. 나는 사라지는 것조차 깨닫지 못할 테니 지금 작별 인사를 하고 싶다. 내가 너무나 좋아하는 소설《미들마치Middle-march's》에서 만난 내 상상 속의 친구들인 도로시아 브룩, 글렌코라 부인과 엘리자베스 베넷, 잭 오브리, 스티븐 마투린에게, 그리고 대학 시절 논문 주제로 탐구했던 시인 엘리자베스 비숍과 비숍이 이야기한 상실의 기술에도 작별을 고한다. 정신의학, 생명윤리학, 아버지와 시아버지가 즐겨 하시던 세상에서 가장 썰렁한 농담도 이젠 안녕이다. '새터데이 나이트 라이브Saturday Night Live'의 짓궂은 개그도 안녕이다. 그래도 음악은 오래오래 남으니까, 나는 "레츠 그루브Let's Groove"를 오랫동안 즐길 수 있으면 좋겠다. 기억이 사라지면 사람들도 잊게 되리라. 내 제자들, 환자들, 동료들 모두 안녕. 사랑하는 내 친구들, 가족들, 결국에는 남편과 아이들에게도 인사를 해야 할 것이다. 언젠가 내가 알아보지 못하는 날이 오더라도 여러분의 얼굴을 마주하면 분명 나는 '참 예쁜 사람이다'라고 생각할 것이다.

끝이 다가와도 조금은 즐거움을 느끼고 싶다. 혼자 가보지는 못

치매에 관한 새로운 생각

할 수도 있지만, 오랫동안 내가 즐겨 찾던 친숙한 장소도 다시 보고 싶을 것 같다. 바로 센트럴 파크다. 날씨가 화창한 날, 춤추듯 흘러가는 풍경을 보고 싶다. 산들바람 속에서 머리 위로 나뭇잎들이 조용히 흔들리고, 공중을 날아다니는 원반과 붕 떠 있는 그 원반을 꽉 잡으려고 우아한 곡선을 그리며 훌쩍 뛰어 오르는 개와 사람들이 있는 곳. 젊은 부부가 피크닉 바구니 곁에 자리를 잡고 휴대용 오디오에서는 신나는 음악이 흘러나오리라. 이들 곁에는 두 사람이 낳은 첫 아이가 뒤뚱뒤뚱 걸음을 뗀다. 공룡 그림이 그려진 우주복을 입고 환하게 빛나는 이 꼬마의 작은 손은 옆에 앉은 아빠의 큼직한 손을 붙잡고 있을 것이다. 아직 혼자서 걷지는 못해도 기저귀로 불룩해진 엉덩이를 위아래로 열심히 흔들며 음악에 맞춰 신나게 춤을 춘다. 태양 아래, 이 아이의 얼굴은 행복을 뿜어낸다. 부모님의 사랑, 부드러운 바람, 음악이 아이의 주변에서 함께 빛난다. 내가 그곳에 다시 갈 수 있다면, 나무들과 선선한 바람, 껑충 뛰어 오르는 개들, 열심히 몸을 흔드는 아기들을 보는 것으로 충분하다. 또 만나게 되기를.

12장. 좋은 결말

이 책을 쓰면서 너무나 많은 분께 도움을 받았기에, 어디서부터 감사 인사를 시작해야 할지 모르겠다. 집필은 치매 전문가들과 만나는 것에서 시작됐다. 인터뷰에 응해주신 이 전문가들은 치매라는 질병에 관해, 그리고 우리가 무엇을 해야 하는지에 관해 솔직하고 때로는 용기 있게 각자의 견해를 밝혔다. 이렇게 아량을 베풀어준 학자들과 임상의는 미르노바 세이드, 댄 코헨, 타라 커티스, 피터 데이비스, 낸시 듀블러, 에이미 에를리히, 데이비드 호프먼, T. 바이람 카라수, 게리 케네디, 자벤 카차투리안, 캐럴 레빈, 제드 레빈, 조앤 린, 매리 미틀먼, 리처드 메이요, 도미닉 루시오, 샌디 셀릭슨, 샤론 쇼, 레이사 스펄링, 야코프 스턴, 린 스트리트, 릭 서펀, 조 버기스, 브루스 블라덱, 크리스틴 야페다. 더불어 여러 친구들, 동료들이 이 책의 최종 버전이 나오기 전에 원고를 읽고 귀중한 조언을 제공해주었다. 그 일을 맡아준 캐시 크래머, 모니카 돌린, 에이미 에를리히, 케이티 게이싱어, 켄 깁스, 도널드 마굴리스, 캐시 파이크, 질엘린 라일리, 짐 사피로, 에이든 사피로, 빌리 셰바, 존 손튼에게 감사드린다. 내가 아끼는 친구이자 노인의학 전문의이고 편집장으로도 일한 적 있는 린 스트리트 그리고 노인 정신의학 전문의인 동료 게리 케네디와 함께 작업하는 큰 행운을 누렸다. 둘 다 지칠 줄 모르는 끈기와 박학다식한 독자가 되어 내가 쓴 초고를 세세하게 뜯어보고 구체적인 의견과 비판적인 통찰을 제공해주었다. 메건 뉴먼, 니나 실드, 한나 슈티그마이어로 구성된 유능한 편집팀도 큰 도움을 주었다. 이 고마운 분들의 사려 깊은 조언이 없었다면 이 책은 세상에 나올 수 없었을 것이다.

보건·노화 정책 연구 프로그램에 참여하는 동안 내 학습곡선은 급 상승기를 맞이했다. 모두 보건복지부 계획·평가 차관사무국과 NIH에서 함께 공부한 분들, 동료들 덕분에 가능한 일이었다. 이사벨라 노인의학센터 협회 소속 동료들과 케어링카인드에서 일하는 동료들도 치매 환자 관리에 있어서 우리가 해결해야 할 문제가 무언인지, 내가 깊이 있게 이해할 수 있도록 이끌어주었다. 캘리포니아 대학교 샌디에이고 캠퍼스의 카츠먼 기록물 보관소와 특수 장서·기록물 보관소, 숌버그 흑인자료 도서관, 뉴욕 공립도서관에서 만난 유능한 직원분들께도 감사 인사를 전하고 싶다. 도미닉 루시오는 알츠하이머병과 관련한 로비 활동을 벌이던 초기에 직접 작성한 문서를 보게 해주었을 뿐만 아니라 다양한 기록을 빌려주었다. 매년 여름 대학원생들을 대상으로 한 인턴 프로그램을 후원하는 몬테피오레 아인슈타인 생명윤리센터에서는 내 학위 과정뿐만 아니라 이 책을 집필하는 과정에도 귀중한 도움을 주었다. 오래전에 발행된 〈미국 정신의학회지〉를 기꺼이 찾아주고 필요한 주석을 확인해준 것을 비롯해 열정적인 마음과 젊은 청년들 특유의 적극성을 힘껏 발휘했다. 이렇게 나의 연구 보조 역할을 해준 비버리 아데이드, 애나벨 배리, 엠마 브레젤, 알렉사 캔버그, 알리샤 라이, 레이첼 린필드, 데이비드 마이스터, 매들린 러셀, 뷰 스페리에게 감사드린다. 내가 이 책에만 전념할 수 있도록 6개월간 안식년을 갖게 해주신 지도교수 앤 드루 라신, 에드 번스 두 분께도 감사드린다. 그밖에도 셀 수 없이 많은 동료에게 많이 배웠다. 무엇보다 몬테피오레 의료원과 앨버트 아인슈타인 의과대학, 몬테피오레 아인슈타인 생명윤리센터에서 만난 분들 하나하나가 내 지식을 풍성하게 채워주었다. 이분들의 도움에도 불구하고 이 책에 오류가 있다면 전적으로 나의 책임임을 밝혀둔다.

따로 감사드리고 싶은 또 다른 전문가들이 있다. 헤아릴 수 없는 빚을 졌지만, 이름은 밝히지 않겠다. 치매를 앓고 있거나 치매 환자를 돌보면서 의지와 상관없이 치매 전문가가 된 이분들은 그 이야기를 내게 들려주었다. 이 책에 그 이야기를 전하면서 개인 정보는 모두 지웠고 핵심이 되는 내용 외에 세부적인 부분은 조금씩 바꾸었지만, 분명 실제로 누군가가 겪은 일들이다. 의사로서 내가 다른 이들과 나누어야 하는 지식은 환자와 환자 가족들로부터 배운 교훈에 모두 담겨 있다. 무엇을 어떻게 배웠는지 밝히지 않고서 내가 깨달은 것을 다 설명할 수는 없겠지만, 그보다 이분들의 사생활을 보호하고 집필에 용기 있게 도움을 주신 마음을 존중하고 싶은 의무감이 더욱 강하게 든다.

나의 가족들에게도 감사한다. 부모님과 어린 시절에 관한 이야기는 우리 형제자매들과 나눈 이야기를 엮은 것이고, 개개인에 따라 같은 경험도 내게 다르게 이야기하거나 그냥 아예 말하지 않았다는 사실 또한 잘 알고 있다. 그래도 나를 굳게 믿어줘서 고마웠다. 성인인 내 두 아이도 집필을 시작할 때부터 내게 큰 즐거움과 함께 내가 계속 나아갈 수 있는 힘을 주었다. 마지막으로 내 남편, 짐 샤피로에

치매에 관한 새로운 생각

게 감사드린다. 늘 다정한 마음과 흔들림 없이 나를 믿어주는 사람, 그리고 썰렁한 농담으로 내가 웃음을 터뜨리게 하고 살아 있어서 행복하다는 마음이 들게 하는 당신에게 감사한다.

감사의 말

1장. 치매에 관하여

1   Tia Powell, "Voice: Cognitive Impairment and Medical Decision Making." *Journal of Clinical Ethics* 16.4 (2005): 303–13.

2   *2017 Alzheimer's Disease Facts and Figures.* Alzheimer's Association, 2017. alz.org/ documents_ custom/2017-facts-and-figures.pdf.

3   Michael D. Hurd et al., "Monetary Costs of Dementia in the United States." *New England Journal Medicine* 368.14 (2013): 1326–34.

4   Ibid.

5   John Hancock, 2016 Cost of Care Survey; Long Term Care Insurance. ubsnet.com/ assets/ Uploads/ Newspdf/2016-LTC-Cost-of-Care-Survey-Results.pdf.

6   Tia Powell, "Life Imitates Work." *JAMA* 305.6 (2011): 542–43.

2장. 보이지 않는 병

1   Cited in Leo Damrosch, *Jonathan Swift: His Life & His World.* New Haven: Yale University Press, 2013.

2   See, for instance, Will Durant and Ariel Durant, *The Story of Civilization: The Age of Reason Begins, 1558–1648.* Vol. VII. New York: Simon & Schuster, 1961.

3   Damrosch, *Jonathan Swift: His Life & His World.*

4   Jonathan Swift, Letter to Mrs. Whiteaway, July 26, 1740, quoted in Damrosch, *Jonathan Swift: His Life & His World*, 466, note 40.

5   Quoted in Damrosch, *Jonathan Swift: His Life & His World*, 466, note 41.

6   Ibid., 467, note 43.

7   *Diagnostic and Statistical Manual of Mental Disorders*, 5th ed. (DSM-5). Arlington, VA: American Psychiatric Association, 2013.

8   "Global Aging," *National Institute on Aging*. U.S. Department of Health and Human Services; nia.nih.gov/ research/ dbsr/global- aging.

9   Aretaeus, *The Extant Works of Aretæus, the Cappadocian*. Ed. and trans. Francis Adams. London: Sydenham Society, 1856.

10   B. Mahendra, *Dementia: A Survey of the Syndrome of Dementia*. Lancaster, UK: MTP Press Limited; 1987, quoted in N. C. Berchtold and C. W. Cotman, "Evolution in the Conceptualization of Dementia and Alzheimer's Disease: Greco- Roman Period to the 1960s." *Neurobiology of Aging* 19.3 (1998): 173–89.

11   Juvenal, 10.232–35, (trans P. Green), cited in Karen Cokayne, *Experiencing Old Age in Ancient Rome*. London and New York: Routledge, 2003, 70.

12   Cokayne, *Experiencing Old Age*, 192, note 57.

13   Daniel Hack Tuke, *Chapters in the History of the Insane in the British Isle*. London: Kegan Paul, Trench & Co., 1882; reprint Whitefish, MT: Kessinger Publishing, 2009, 20.

14   For a fuller discussion of this era in the history of mental illness, see Gerald N. Grob, *Mental Illness and American Society, 1875–1940*. Princeton, NJ: Princeton University Press, 1983.

15   Museo Ebraico di Venezia [Jewish Museum of Venice], "The Ghetto," museoe braico.it/en/ghetto/.

16   David J. Rothman, *The Discovery of the Asylum: Social Order and*

Disorder in the New Republic, 2nd ed. London and New York: Routledge, 2002.

17   Edward A. Strecker, "Reminiscences from the Early Days of the Pennsylvania Hospital." *American Journal of Psychiatry* 88.5 (March 1932): 972–79.

18   Ibid.

19   William L. Russell, "A Psychopathic Department of an American General Hospital in 1808." *American Journal of Psychiatry* 98.2 (September 1941): 229–37.

20   Ibid.

21   Benjamin Rush, *Medical Inquiries and Observations Upon the Diseases of the Mind*. Philadelphia: Kimber and Richardson, 1812. U.S. National Library of Medicine Digital Collections, nlm.nih.gov/catalog/nlm:nlmuid-2569036R-bk.

22   Ibid., 35, 372.

23   Ibid., 342.

24   Ibid., 296.

25   Jonathan Andrews, Asa Briggs, Roy Porter, Penny Tucker, and Keir Waddington, *The History of Bethlem*. London & New York: Routledge, 1997, 421.

26   Unsigned review of *Chapters in the History of the Insane in the British Isles*. *American Journal of Insanity* 39.2 (1882), 239.

27   Ibid. See p. 253.

28   Henry Viets, "A Note from Samuel Tuke to the New York Hospital (1811)." *American Journal of Psychiatry* 78.3 (1922): 425–32.

29   John B. Chapin, "Dr. Thomas Story Kirkbride: An Address on the Presentation of His Portrait to the College of Physicians, Philadelphia,

치매에 관한 새로운 생각

January 5, 1898." *American Journal of Insanity* 55 (1898): 119–29.

30 Thomas Kirkbride, *Code of Rules and Regulations for the Government of Those Employed in the Care of the Patients of the Pennsylvania Hospital for the Insane, near Philadelphia*. Philadelphia: T. K. and P. G. Collins, 1850, 31. U.S. National Library of Medicine Digital Collections, resource.nlm.nih.gov/101560452.

31 Kirkbride, quoted in Rothman, *The Discovery of the Asylum*, 148.

32 Orpheus Everts, "The American System of Public Provision for the Insane, and Despotism in Lunatic Asylums." *American Journal of Insanity* 38.2 (1881): 113–39.

3장. '큰집'의 흥망성쇠

1 Dorothea Dix, *Memorial, to the Legislature of Massachusetts*, 1843. U.S. National Library of Medicine Digital Collections, resource.nlm.nih.gov/7703963.

2 Clarence O. Cheney, "Dorothea Lynde Dix: Servant of the Lord." *American Journal of Psychiatry* 100.6 (1944): 60–62.

3 Manon S. Parry, "Dorothea Dix (1802–1887)." *American Journal of Public Health* 96.4 (2006): 624–25.

4 Cheney, "Dorothea Dix."

5 New-York Hospital. "Address of the Governors of the New- York Hospital, to the public: relative to the Asylum for the Insane at Bloomingdale." New York, May 1821. U.S. National Library of Medicine Digital Collections, resource.nlm.nih.gov/ 68130900R.

6 Ibid.

7 Earl Bond, "A Mental Hospital in the 'Fabulous Forties.'" *American*

Journal of Psychiatry 81.3 (1925): 527–36.

8 "Address of the Governors of the New-York Hospital," 1821, 10.

9 *Report of the Commissioners Appointed under a Resolve of the Legislature of Massachusetts to Superintend the Erection of a Lunatic Hospital at Worcester and to Report a System of Discipline and Government for the Same.* Boston: Dutton and Wentworth, 1832. Signed by Commissioners Horace Mann, Bezaleel Taft Jr., and W. B. Calhoun.

10 *Report of the Commissioners*, 38.

11 Gerald N. Grob, *Mental Illness and American Society*, 1875–1940. Princeton, NJ: Princeton University Press, 1987, 76.

12 Worcester Insane Asylum, *Eleventh Annual Report of the Trustees of the Worcester Insane Asylum at Worcester, for the Year Ending September 30, 1888*, Forgotten Books, 2018, 47.

13 Grob, *Mental Illness and American Society*, 9, note 3.

14 David Shenk, *The Forgetting: Alzheimer's: Portrait of an Epidemic*, reprint ed. New York: Anchor, 2003.

15 "Distinguished French Alienists on General Paralysis. From the Reports of Discussions by the Medico-Psychological Society of Paris, in the *Annales Médico-Psychologiques*, 1858–59." *American Journal of Insanity*, January 1860.

16 E. Salomon, "On the Pathological Elements of General Paresis or Paresifying Mental Disease." *American Journal of Insanity* 19.4 (April 1863): 416–42.

17 Ibid.

18 A. E. Macdonald, "General Paresis." *American Journal of Insanity* 33.4 (April 1877): 451–82.

19   Allan Brandt, *No Magic Bullet: A Social History of Venereal Disease in the United States Since 1880*, enlarged ed. New York: Oxford University Press, 1987, 9.

20   Macdonald, "General Paresis."

21   R. S. Dewey, "Differentiation in Institutions for the Insane." *American Journal of Insanity* 39.1 (July 1882): 1–21.

22   Grob, *Mental Illness and American Society*, 8.

23   Ibid., 89–90.

24   Ibid., 91–92.

25   David J. Rothman, *The Discovery of the Asylum: Social Order and Disorder in the New Republic*, 2nd ed. London and New York: Routledge, 2002.

4장. 엑시투스 레탈리스(Exitus Letalis), 죽음

1   Charles K. Mills and Mary A. Schively, "Preliminary Report, Clinical and Pathological, of a Case of Progressive Dementia." *American Journal of Insanity* 54.2 (1897): 201–11.

2   William L. Russell, "Senility and Senile Dementia." *American Journal of Insanity* 58.4 (1902): 625–33.

3   Richard H. Hutchings, "The President's Address." *American Journal of Psychiatry* 96.1 (1939): 1–15.

4   Mary Kaplan and Alfred R. Henderson, "Solomon Carter Fuller, M.D. (1872–1953): American Pioneer in Alzheimer's Disease Research." *Journal of the History of the Neurosciences* 9.3 (2000): 250–61.

5   Konrad Maurer, Stephan Volk, and Hector Gerbaldo, "Auguste D: The History of Alois Alzheimer's First Case." In Peter J. Whitehouse, Konrad

Maurer, and Jesse F. Ballenger, eds., *Concepts of Alzheimer Disease: Biological, Clinical and Cultural Perspectives*. Baltimore, MD: Johns Hopkins University Press, 2000, 5–29.

6   Solomon C. Fuller, "A Study of the Neurofibrils in Dementia Paralytica, Dementia Senilis, Chronic Alcoholism, Cerebral Lues and Microcephalic Idiocy." *American Journal of Insanity* 63.4 (1907): 415–68 (plus plates/figures).

7   Robert Remak's Berlin dissertation, "Vide Bethe, Allg. Anat. u. Physiol. des Nervensystems," p. 13, cited in Fuller, "Study of Neurofibrils," ref. 2.

8   Maurer, Volk, and Gerbaldo, "Auguste D," 13.

9   Alois Alzheimer, "Uber einen eigenartigen schweren Krankheitsprozess der Hirnrinde." *Zentralblatt für Nervenheilkunde und Psychiatrie* 30 (1907): 117–19.

10 Maurer, Volk, and Gerbaldo, "Auguste D," 26.

11 C. Macfie Campbell, "Arterio- Sclerosis in Relation to Mental Disease." *American Journal of Insanity* 64.3 (1908): 553–61.

12 E. E. Southard, "Anatomical Findings in Senile Dementia: A Diagnostic Study Bearing Especially on the Group of Cerebral Atrophies." *American Journal of Insanity* 66.4 (1910): 673–708.

13 Solomon C. Fuller, "Alzheimer's Disease (Senium Præcox): The Report of a Case and Review of Published Cases." *The Journal of Nervous and Mental Disease* 39.7 (1912): 440–55.

14 Solomon C. Fuller and Henry I. Klopp, "Further Observations on Alzheimer's Disease." *American Journal of Insanity* 69.1 (1912): 17–29.

15 Fuller and Klopp, "Further Observations," 27.

16 Robert Katzman and Katherine L. Bick, "The Rediscovery of Alzheimer Disease During the 1960s and 1970s." In Peter J. Whitehouse, Konrad

치매에 관한 새로운 생각

Maurer, and Jesse F. Ballenger, eds., *Concepts of Alzheimer Disease: Biological, Clinical and Cultural Perspectives*. Baltimore, MD: Johns Hopkins University Press, 2000, 104–14.

17 Solomon C. Fuller, "A Study of the Miliary Plaques Found in Brains of the Aged." *American Journal of Insanity* 68.2 (1911): 147–220.

18 Ibid.

19 Ibid., 212.

20 David A. Snowdon, "Healthy Aging and Dementia: Findings from the Nun Study." *Annals of Internal Medicine* 139.5, pt. 2 (2003): 450–54.

21 K. Blennow et al., "Clinical Utility of Cerebrospinal Fluid Biomarkers in the Diagnosis of Early Alzheimer's Disease." *Alzheimer's and Dementia* 11.1 (2015): 58–69.

22 Adolf Meyer, "Presidential Address: Thirty- Five Years of Psychiatry in the United States and Our Present Outlook." *American Journal of Psychiatry* 85.1 (1928): 1–31.

23 Papers of Meta Vaux Warrick Fuller, Schomburg Center for Research in Black Culture, New York Public Library, file 16.

24 Mary Kaplan, *Solomon Carter Fuller: Where My Caravan Has Rested*. Lanham, MD: University Press of America, 2005.

25 Papers of Meta Vaux Warrick Fuller, Schomburg Center for Research in Black Culture, New York Public Library, file 13.

26 Rose Upton Bascom, typed manuscript titled "The Most Interesting Person in Our Town." Papers of Meta Vaux Warrick Fuller, Schomburg Center for Research in Black Culture, New York Public Library, file 12.

27 Mary Kaplan and Alfred R. Henderson, "Solomon Carter Fuller, M.D. (1872–1953): American Pioneer in Alzheimer's Disease Research." *Journal of the History of the Neurosciences* 9.3 (2000): 250–61.

5장. 어둠을 벗어나 빛이 있는 곳으로

1   Siddhartha Mukherjee, *The Emperor of All Maladies: A Biography of Cancer.* New York: Scribner, 2010.

2   Barron H. Lerner, *The Breast Cancer Wars: Hope, Fear, and the Pursuit of a Cure in Twentieth- - Century America.* New York: Oxford University Press, 2003.

3   Adolf Meyer, "The Problem of the State in the Care of the Insane." *American Journal of Insanity* 65.4 (1909): 689–705.

4   Charles P. Bancroft, "Presidential Address: Hopeful and Discouraging Aspects of the Psychiatric Outlook." *American Journal of Insanity* 65.1 (1908): 1–16.

5   Clarence J. Gamble, "The Sterilization of Psychotic Patients Under State Laws." *American Journal of Psychiatry* 105.1 (1948): 60–62.

6   Horatio M. Pollock, "Family Care of Mental Patients." *American Journal of Psychiatry* 91.2 (1934): 331–36.

7   Jeffrey A. Lieberman, with Ogi Ogas, *Shrinks: The Untold Story of Psychiatry.* New York: Little, Brown, 2015.

8   Sylvia Nasar, *A Beautiful Mind.* New York: Simon & Schuster, 1998.

9   Elliot S. Valenstein, *Great and Desperate Cures: The Rise and Decline of Psychosurgery and Other Radical Treatments for Mental Illness.* New York: Basic Books, 1986.

10 Joshua J. Wind and D. E. Anderson, "From Prefrontal Leucotomy to Deep Brain Stimulation: The Historical Transformation of Psychosurgery and the Emergence of Neuroethics." *Neurosurgical Focus,* 25.1 (2008): E10.

11 Gerald N. Grob, *From Asylum to Community: Mental Health Policy in Modern America.* Princeton, NJ: Princeton University Press, 2014, 28.

12   Ibid., 160.

13   Gerald N. Grob, *Mental Illness and American Society, 1875–1940*. Princeton, NJ: Princeton University Press, 1983.

14   Grob, *From Asylum to Community*, 75–77.

15   Ibid., 28.

16   Grob, *Mental Illness and American Society*, 1875–1940.

17   For more on issues with deinstitutionalization, see Richard H. Lamb and Linda E. Weinberger, *Deinstitutionalization: Promise and Problems*. New York: Jossey- Bass, 2001.

18   Grob, *Mental Illness and American Society, 1875–1940*, 317, note 3.

19   Soo Borson et al., "Nursing Homes and the Mentally Ill Elderly." *A Report of the Task Force on Nursing Homes and the Mentally Ill Elderly*. Washington, DC: American Psychiatric Association, 1989.

20   Bruce C. Vladeck, *Unloving Care: The Nursing Home Tragedy*. A Twentieth Century Fund Study. New York: Basic Books, 1980.

21   Ibid., 43.

22   Ibid., 59.

23   Ibid., 56.

24   Ibid.

25   While there were virtuous for- profits and larcenous nonprofits, the strongest evidence of wrongdoing in this period emerged from the for-profit sector. Charles Hynes, *Fourth Annual Report*, Medicaid Fraud Control, New York: Office of the Special Prosecutor, 1978, p 1.

26   Ibid., 7.

27   Ibid., 12–13.

28   Ibid., 13.

29   *Vladeck, Unloving Care*, 177.

30 Ibid., 187.

31 Hynes, *Fourth Annual Report*, 53–55.

32 Ibid., 57.

33 Vladeck, *Unloving Care*, 57.

34 Jesse F. Ballenger, "Beyond the Characteristic Plaques and Tangles: Mid- Twentieth- Century U.S. Psychiatry and the Fight Against Senility." In Peter J. Whitehouse, Konrad Maurer, and Jesse F. Ballenger, eds., *Concepts of Alzheimer Disease: Biological, Clinical and Cultural Perspectives*. Baltimore, MD: Johns Hopkins University Press, 2000, 83–103.

35 Ballenger, "Beyond the Characteristic Plaques and Tangles."

36 Saul R. Korey Department of Neurology, "Remembering Saul R. Korey, M.D.: 50 Years, a Lasting Legacy." 2013; einstein.yu.edu/departments/neurology/saul-korey.aspx.

37 Robert Terry, "Neuropathologist, Electronmicroscopist, Close Collaborator: Saul Korey." einstein.yu.edu/docs/features/terry-robert-remembrance.pdf.

38 Robert Katzman and Katherine L. Bick. "The Rediscovery of Alzheimer Disease During the 1960s and 1970s." In *Concepts of Alzheimer Disease: Biological, Clinical and Cultural Perspectives*, 107.

39 Isabelle Rapin, "A History of the Saul R. Korey Department of Neurology at the Albert Einstein College of Medicine, 1955–2001." *Einstein Quarterly Journal of Biology and Medicine* 19 (2003): 68–78.

40 Peter Davies, interview by author, tape- recorded phone call, May 10, 2015.

41 Robert Katzman, "Editorial: The Prevalence and Malignancy of Alzheimer Disease. A Major Killer." *Archives of Neurology* 33.4 (1976):

치매에 관한 새로운 생각

217–18.

42　Katzman, "The Prevalence and Malignancy of Alzheimer Disease."

43　Peter Davies interview.

44　Nancy Dubler, interview by author, tape- recorded phone call, May 4, 2016.

45　Ronald Sullivan, "Head of Montefiore Forced to Step Down in Hospital Dispute." *New York Times*. May 9, 1985.

6장. 공주와 대통령: 치매의 재브랜드화

1　Judith Robinson, *Noble Conspirator: Florence S. Mahoney and the Rise of the National Institutes of Health*. Washington D.C.: Francis Press, 2001. Quoted in Carla Baranauckas, "Florence S. Mahoney, 103, Health Advocate." *New York Times*. December 16, 2002.

2　Siddhartha Mukherjee, *The Emperor of All Maladies: A Biography of Cancer*. New York: Scribner, 2010.

3　Robinson, *Noble Conspirator*.

4　Ibid., 34.

5　Ibid.

6　For Merlin K. DuVal's testimony before the House Public Health and Environment Subcommittee hearings, see "Institute of Aging," *CQ Almanac 1972*, 28th ed. Washington DC: Congressional Quarterly, 1973, 03--425–03-426; library.cqpress.com/cqalmanac/document.php?id=cqal72-1250829.

7　For H. R. Gross's testimony during the House floor debate, see "Institute of Aging."

8　W. Andrew Achenbaum and Daniel M. Albert, *Profiles in Gerontology:*

A Biographical Dictionary. Westport, CT: Greenwood Press, 1995. Cited in W. Andrew Achenbaum, *Robert N. Butler, MD: Visionary of Healthy Aging*. New York: Columbia University Press, 2013, 98.

9   R. L. Peck, " 'A Rough Old Age'— Interview with Geriatrics Expert Robert Butler." *Nursing Homes: Long Term Management Care* (1996). Quoted in Achenbaum, *Robert N. Butler*, 74.

10   Robert N. Butler, *Why Survive? Being Old in America*. New York: Harper & Row, 1975. Quoted in Achenbaum, *Robert N. Butler*, 84.

11   Achenbaum, *Robert N. Butler*, 84.

12   Ibid., 71.

13   Butler, *Why Survive?*

14   Achenbaum, *Robert N. Butler*, 98, citing personal communication with Robert Butler, January 2, 2010.

15   Patrick Fox, "From Senility to Alzheimer's Disease: The Rise of the Alzheimer's Disease Movement." *Milbank Quarterly* 67.1 (1989): 58–102; milbank.org/quarterly/articlesfrom-senility-to--alzheimers- disease-the- rise-of--the-alzheimers-disease-movement.

16   Zaven Khachaturian, interview by author, tape-recorded phone call, December 28, 2015.

17   Ibid.

18   Fox, "From Senility to Alzheimer's Disease."

19   Dominic Ruscio, interview by author, Washington, DC, September 15, 2016.

20   Jerome Stone, personal communication to Patrick Fox, October 30, 1986; quoted in Fox, "From Senility to Alzheimer's Disease," 80.

21   Robert Terry, letter to Jerome Stone. March 15, 1979. Katzman Archives, Special Collections and Archives, University of California–San Diego.

치매에 관한 새로운 생각

22   Robert Katzman, letter to Jerome Stone. May 23, 1979. Katzman Archives, University of California–San Diego.

23   Ibid.

24   Present at the meeting were, among others, Miriam Aronson from Einstein, Leopold Liss from Ohio, Anne Bashkiroff from San Francisco, Warren Easterly from Seattle, Hilda Pridgeon and Bobbie Glaze from Minnesota, and Marian Emr from NIH. Bobbie Glaze, *History of Alzheimer's Disease and Related Disorders Association*, 1983. Manuscript in Katzman Archives, University of California–San Diego.

25   Dominic Ruscio interview.

26   Ibid.

27   Dominic Ruscio and Nick Cavarocchi, *Alzheimer's Disease: Getting On the Political Agenda*, 1984. Manuscript in Katzman Archives, University of California–San Diego.

28   Katzman Archives, Special Collections & Archives, University of California–San Diego.

29   Abigail Van Buren, *Dear Abby*. Universal Press Syndicate, October 23, 1980. Article appeared in wide national syndication.

30   *Life*, April 7, 1958, 102–12.

31   "Dear Abby Creator Has Alzheimer's, Family Announces." *Chicago Tribune*, August 7, 2002.

32   Dominic Ruscio interview.

33   Ruscio and Cavarocchi. *Alzheimer's Disease: Getting On the Political Agenda*.

34   Dominic Ruscio interview.

35   Nancy L. Mace and Peter V. Rabins. *The 36-Hour Day: A Family Guide to Caring for People Who Have Alzheimer Disease, Related Dementias,*

and Memory Loss, 6th ed. Baltimore, MD: Johns Hopkins University Press, 2017.

36   Lily Rothman, "Alzheimer's Awareness: What Ronald Reagan Told the World." *Time*, September 1, 2016.

37   Michael R. Gordon, "In Poignant Public Letter, Reagan Reveals That He Has Alzheimer's." *New York Times*. November 6, 1994.

38   Lawrence K. Altman, "Parsing Ronald Reagan's Words for Early Signs of Alzheimer's." *New York Times*. March 30, 2015.

39   International Medical News Service, "Marketing Is Reason for Rapid Rise in Alzheimer Research Funds." *Internal Medicine News* 18.9 (1984). Katzman Archives, University of California–San Diego.

40   Robert N. Butler, "Is the National Institute on Aging Mission Out of Balance?" *The Gerontologist* 39.4 (1999): 389–91. Web, quoted in Achenbaum, *Robert N. Butler, MD*, 98.

41   J. Grimley Evans, "Ageing and Disease." *Research and the Ageing Population: CIBA Foundation Symposium 134*, David Evered and Julie Whelan, eds. New York: John Wiley and Sons, 1988, 38–57. Quoted in Jesse Ballenger, *Self, Senility, and Alzheimer's Disease in Modern America: A History*. Baltimore, MD: Johns Hopkins University Press, 2006, 110.

42   Ballenger, *Self, Senility, and Alzheimer's Disease in Modern America*, 110; Margaret M. Lock, *The Alzheimer Conundrum: Entanglements of Dementia and Aging*. Princeton, NJ: Princeton University Press, 2013.

43   Robert Katzman, personal communication, November 1985, quoted in Fox, "From Senility to Alzheimer's Disease," 71.

44   For more on the overlap between Alzheimer's and normal aging, see Lock, *The Alzheimer Conundrum*.

치매에 관한 새로운 생각

7장. 치매 연구의 발전

1   Review by A. F. Tredgold in *Eugenics Review* (July 19, 1927) 2.1: 34–
     35. Review of *Epilepsy: A Functional Illness*, by R. G. Rows and W. E.
     Bond.

2   For a wonderfully readable account of the evolution of neuroscience,
     see Eric Kandel, *In Search of Memory: The Emergence of a New Science
     of Mind*. New York: W. W. Norton, 2006.

3   Contemporary psychoanalysts generally embrace the insights
     of biological psychiatry and often incorporate medications and
     knowledge of genetic burden into analytically based treatments with
     patients. For a book- length account of how analytic practice integrates
     the insights of neuroscience, see Susan Vaughan, *The Talking Cure*.
     New York: G. P. Putnam's Sons, 1997.

4   Thomas Szasz, "The Myth of Mental Illness." *American Psychologist*
     15.2 (1960): 113–18.

5   For a helpful discussion of the history of PTSD, see Jeffrey A.
     Lieberman, with Ogi Ogas, *Shrinks: The Untold Story of Psychiatry*.
     New York: Little, Brown, 2015.

6   VA/ DoD Clinical Practice Guidelines, "Management of Posttraumatic
     Stress Disorder and Acute Stress Reaction." U.S. Department of Veterans
     Affairs; healthquality.va.gov/guidelines/MH/ptsd/.

7   Robert Katzman and Katherine L. Bick, "The Rediscovery of Alzheimer
     Disease During the 1960s and 1970s." In Peter J. Whitehouse, Konrad
     Maurer, and Jesse F. Ballenger, eds., *Concepts of Alzheimer Disease:
     Biological, Clinical and Cultural Perspectives*. Baltimore, MD: Johns
     Hopkins University Press, 2000, 104–14.

8   Katzman and Bick, "The Rediscovery of Alzheimer Disease During the

1960s and 1970s."

9   Stephanie J. B. Vos et al., "Modifiable Risk Factors for Prevention of Dementia in Midlife, Late Life and the Oldest- Old: Validation of the LIBRA Index." *Journal of Alzheimer's Disease* 58.2 (2017): 537–47.

10 Jesse F. Ballenger, "Beyond the Characteristic Plaques and Tangles: Mid- Twentieth Century US Psychiatry and the Fight Against Senility." *Concepts of Alzheimer Disease: Biological, Clinical, and Cultural Perspectives*, 83–103.

11 See, for instance, "Visiting the Psychiatrist," by the St. Louis chapter of the Alzheimer's Association, which includes the quote "Alzheimer's Disease is not a mental illness"; alz.org/documents/stl/Visiting_the_Psychiatrist.pdf. Also see "One to One: Lou- Ellen Barkan, CEO and President of the Alzheimer's Association": youtube.com/watch? v= fI_ 6V968eZY. Interview June 2, 2011, with Sheryl McCarthy of City University, *One to One series*.

12 Lewis Thomas, *The Lives of a Cell: Notes of a Biology Watcher*. New York: Viking Press, 1974.

13 "A Timeline of HIV and AIDS," HIV.gov, updated 2016; hiv.gov/hiv-basics/overview/history/hiv-and-aids-timeline.

14 Ibid.

15 Ibid.

16 Richard L. Ernst and Joel W. Hay, "The US Economic and Social Costs of Alzheimer's Disease Revisited." *American Journal of Public Health* 84.8 (1994): 1261– 64.

17 "Budget," HIV.gov, updated May 23, 2017. aids.gov/federal- resources/ funding-opportunities/how-were-spending. This shows NIH research funding for HIV/AIDS at $2.569 billion for 2016. Compare

치매에 관한 새로운 생각

to Alzheimer's Association, "Alzheimer's Research Funding on Path to Another Historic Milestone with Announcement of $400 million Increase," 2016, alz.org/documents_custom/funding_increase_release_060616.pdf. This document cites new funding that will take NIH Alzheimer funding to just over $1 billion.

18   Alzheimer's Association, "Congress Delivers Historic Alzheimer's Research Funding Increase for Second Consecutive Year," May 1, 2017; alz.org/documents_ custom/historic-funding-2017.pdf.

19   Dominic Ruscio interview.

20   Leah Klumph, "Alzheimer's: Mystery Disease of the Elderly." *CQ Editorial Research Reports* 11.18 (1983): 843.

21   Thomas, *Lives of a Cell*.

22   Meredith Wadman, "U.S. Aims for Effective Alzheimer's Treatment Strategy by 2020." *Scientific American*, 2012; scientificamerican.com/article/us--aims-effective-alzheimers-treatment-strategy-2020/.

23   Geoffrey Cowley, "Medical Mystery Tour: What Causes Alzheimer's Disease, and How Does It Ruin the Brain?" *Newsweek*, December 18, 1989: 18– 89.

24   Thomas S. Kuhn, *The Structure of Scientific Revolutions*, 2nd ed. Chicago: University of Chicago Press, 1970.

25   Benjamin L. Wolozin et al., "A Neuronal Antigen in the Brains of Alzheimer Patients." *Science* 232.4750 (1986): 648–50.

26   Michael T. Heneka et al., "Neuroinflammation in Alzheimer's Disease." *The Lancet Neurology* 14.4 (2015): 388–405.

27   D. M. Bowen et al., "Neurotransmitter- Related Enzymes and Indices of Hypoxia in Senile Dementia and Other Abiotrophies." *Brain: A Journal of Neurology* 99.3 (1976): 459–96.

28   Peter Davies and A. J. Maloney, "Selective Loss of Central Cholinergic Neurons in Alzheimer's Disease." *The Lancet* 308.8000 (1976): 1403.

29   J. Wesson Ashford, "Treatment of Alzheimer's Disease: The Legacy of the Cholinergic Hypothesis, Neuroplasticity, and Future Directions." *Journal of Alzheimer's Disease* 47.1 (2015): 149–56.

30   Elaine K. Perry et al., "Necropsy Evidence of Central Cholinergic Deficits in Senile Dementia." *The Lancet* 309.8004 (1977): 189.

31   W. D. Boyd et al., "Clinical Effects of Choline in Alzheimer Senile Dementia." *The Lancet* 310.8040 (1977): 711.

32   Peter J. Whitehouse et al., "Alzheimer Disease: Evidence for Selective Loss of Cholinergic Neurons in the Nucleus Basalis." *Annals of Neurology* 10.2 (1981): 122–26.

33   William Koopmans Summers et al., "Oral Tetrahydroaminoacridine in Long- Term Treatment of Senile Dementia, Alzheimer Type." *New England Journal of Medicine* 315.20 (1986): 1241–45.

34   Kenneth L. Davis and Richard C. Mohs, "Cholinergic Drugs in Alzheimer's Disease." *New England Journal of Medicine* 315.20 (1986): 1286– 87.

35   An excellent discussion of the problems with the cholinergic hypothesis and treatments based upon it is in Jesse F. Ballenger, *Self, Senility, and Alzheimer's Disease in Modern America*. Baltimore, MD: Johns Hopkins University Press, 2006, 92–101.

36   Lidia Blanco-Silvente et al., "Discontinuation, Efficacy, and Safety of Cholinesterase Inhibitors for Alzheimer's Disease: A Meta-Analysis and Meta-Regression of 43 Randomized Clinical Trials Enrolling 16,106 Patients." *International Journal of Neuropsychopharmacology* 20.7 (2017): 519–28.

37   Joe Verghese, interview by author, Bronx, New York, January 29, 2015.

8장. 무너진 아밀로이드 가설

1   Jeffrey L. Cummings, Travis Morstorf, and Kate Zhong, "Alzheimer's Disease Drug- Development Pipeline: Few Candidates, Frequent Failures." *Alzheimer's Research & Therapy* 6.4 (2014): 37.

2   Hannah Devlin, "Alzheimer's Treatment Within Reach After Successful Drug Trial." *The Guardian*, November 2, 2016.

3   Michael F. Egan, James Kost, Pierre Tariot, Paul S. Aisen et al. "Randomized Trial of Verubecestat for Mild-to-Moderate Alzheimer's Disease." *New England Journal of Medicine* 378(2018): 1691–1703.

4   "The Alzheimer's Laboratory," aired November 27, 2016. cbsnews.com/news/60-minutes-alzheimers-disease-medellin-colombia-lesley-stahl/.

5   T. Fagan, "Crenezumab Disappoints in Phase 2, Researchers Remain Hopeful." Alzforum, July 22, 2014.

6   Reisa Sperling, interview by author, tape-recorded phone call, March 26, 2015.

7   Ulrike C. Müller and Hui Zheng, "Physiological Functions of APP Family Proteins." *Cold Spring Harbor Perspectives in Medicine* 2.2 (2012). a006288.

8   William H. Stoothoff and Gail V. Johnson, "Tau Phosphorylation: Physiological and Pathological Consequences." *Biochimica et Biophysica Acta (BBA)— Molecular Basis of Disease* 1739.2–3 (2005): 280–97.

9   Reisa Sperling, Elizabeth Mormino, and Keith Johnson, "The Evolution of Preclinical Alzheimer's Disease: Implications for Prevention Trials."

Neuron 84.3 (2014): 608–22.

10 John Hardy and David Allsop, "Amyloid Deposition as the Central Event in the Aetiology of Alzheimer's Disease." *Trends in Pharmacological Science* 12.10 (1991): 383–88.

11 Donald Royall, "The 'Alzheimerization' of Dementia Research." *Journal of the American Geriatrics Society* 51.2 (2003): 277–78.

12 Daniel C. Aguirre- Acevedo et al., "Cognitive Decline in a Colombian Kindred with Autosomal Dominant Alzheimer Disease: A Retrospective Cohort Study." *JAMA Neurology* 73.4 (2016): 431–38.

13 Randall J. Bateman et al., "Autosomal Dominant Alzheimer's Disease: A Review and Proposal for the Prevention of *Alzheimer's Disease*." *Alzheimer's Research and Therapy* 3.1 (2011): 1.

14 Ibid.

15 Richard Mayeux, interview by author, New York, New York, February 11, 2015.

16 Miguel Calero et al., "Additional Mechanisms Conferring Genetic Susceptibility to Alzheimer's Disease." *Frontiers in Cellular Neuroscience* 9 (2015): 138.

17 Guojun Bu, "Apolipoprotein E and Its Receptors in Alzheimer's Disease: Pathways, Pathogenesis and Therapy." *Nature Reviews in Neuroscience* 10.5 (May 2009): 333–44.

18 E. H. Corder et al., "Protective Effect of Apolipoprotein E Type 2 Allele for Late Onset Alzheimer Disease." *Nature Genetics* 7.2 (1994): 180–84.

19 Yun Freudenberg- Hua et al., "Disease Variants in Genomes of 44 Centenarians." *Molecular Genetics and Genomic Medicine* 2.5 (2014): 438–50.

20 Stephen Salloway et al., "Two Phase 3 Trials of Bapineuzumab in

치매에 관한 새로운 생각

Mild-to-Moderate Alzheimer's Disease." *New England Journal of Medicine* 370.4 (2014): 322–33; Rachelle S. Doody et al., "Phase 3 Trials of Solanezumab for Mild-to-Moderate Alzheimer's Disease." *New England Journal of Medicine* 370.4 (2014): 311–21.

21 Salloway et al., "Two Phase 3 Trials of Bapineuzumab in Mild-to-Moderate Alzheimer's Disease."

22 Doody et al., "Phase 3 Trials of Solanezumab for Mild-to-Moderate Alzheimer's Disease."

23 K. Blennow et al., "Clinical Utility of Cerebrospinal Fluid Biomarkers in the Diagnosis of Early Alzheimer's Disease." *Alzheimer's & Dementia* 11.1 (2015): 58–69.

24 Michael Gold, "Phase II Clinical Trials of Anti-B-Amyloid Antibodies: When Is Enough, Enough?" *Alzheimer's & Dementia: Translational Research & Clinical Interventions* 3.3 (2017): 402–409.

25 Jason Karlawish, "Addressing the Ethical, Policy and Social Challenges of Preclinical Alzheimer Disease." *Neurology* 77.15 (2011): 1487–93.

26 Rong Wang et al., "Incidence and Effects of Polypharmacy on Clinical Outcome among Patients Aged 80+: A Five-Year Follow-Up Study." *PLoS One* 10.11 (2015).

27 Reisa Sperling et al., "The A4 Study: Stopping AD Before Symptoms Begin?" *Science Translational Medicine* 6.228 (2014): 228.

28 Meg Tirrell, "Biogen Alzheimer's Drug Exceeds Expectations," CNBC, March 20, 2015. cnbc.com/2015/03/19/biogen- alzheimers-drug-exceeds- expectations.html.

29 Bailey Lipschultz and Rebecca Spalding. Biogen Drops After Alzheimer's Drug Trial Change Raises Concerns. *Bloomberg*. February 14, 2018. bloomberg.com/news/articles/2018-02-14/biogen-drops-

주석

after- alzheimer-s--drug- trial- change- raises- concerns.

30   "Lilly Announces Top- Line Results of Solanezumab Phase 3 Clinical Trial." Eli Lilly and Company, November 23, 2016. investor.lilly.com/releasedetail.cfm? ReleaseID= 1000871.

31   M. B. Rogers, "A4 Researchers Raise Solanezumab Dosage, Lengthen the Trial." Alzforum, June 29, 2017. alzforum.org/news/research- news/a4--researchers-raise-solanezumab-dosage-lengthen-trial.

32   J. Madeleine Nash, "The New Science of Alzheimer's." *Time*, July 17, 2000.

33   Kristina Fiore and Randy Dotinga, "Aisen: Negative Anti- Amyloid Trial Confirms Amyloid Hypothesis." *MedPage Today*, December 9, 2016. medpagetoday.com/neurology/alzheimersdisease/61959.

34   David Snowdon, "Healthy Aging and Dementia: Findings from the Nun Study." *Annals of Internal Medicine* 139.5, pt 2 (2003): 450–54.

35   Lorrie Moore, "People Like That Are the Only People Here: Canonical Babbling in Peed Onk." *Birds of America: Stories*. New York: Alfred A. Knopf, 1998.

36   Gordon W. Allport, "The Functional Autonomy of Motives." *American Journal of Psychology* 50.1/4 (1937): 141–56.

37   Zaven Khachaturian, interview by author, tape-recorded phone call, December 28, 2016.

38   Yaakov Stern, "Cognitive Reserve in Ageing and Alzheimer's Disease." *Lancet Neurology* 11.11 (2012): 1106–12.

39   Kristine Yaffe, interview by author, tape-recorded phone call, February 21, 2015.

40   See also Ezekiel J. Emanuel, "Alzheimer's Anxiety." *New York Times*, November 16, 2013.

치매에 관한 새로운 생각

41   News release from the Alzheimer's Association International Conference 2017: Clinical Impact of Brain Amyloid PET Scans— Interim Results from the IDEAS Study, July 20, 2017. ideas- study.org/ 2017/07/20/interim- results- from- the- ideas- study- reported-at--aaic- 2017-in-london/.

42   Reisa Sperling interview.

43   Snowdon, "Healthy Aging and Dementia."

44   Diego Iacono et al., "APOε2 and Education in Cognitively Normal Older Subjects with High Levels of AD Pathology at Autopsy: Findings from the Nun Study." *Oncotarget* 6.16 (2015): 14082–91.

45   Yaakov Stern, interview by author, New York, New York, March 4, 2015.

46   Casey N. Cook, Melissa E. Murray, and Leonard Petrucelli, "Understanding Biomarkers of Neurodegeneration: Novel Approaches to Detecting Tau Pathology." *Nature Medicine* 21.3 (2015): 219–20.

47   Reisa Sperling interview.

48   Laura T. Haas et al., "Silent Allosteric Modulation of mGluR5 Maintains Glutamate Signaling While Rescuing Alzheimer's Mouse Phenotypes." *Cell Reports* 20.1 (July 5, 2017): 76–88.

49   Joe Verghese interview.

50   Kristine Yaffe interview.

51   Reisa Sperling interview.

52   Eric B. Larson, Kristine Yaffe, and Kenneth M. Langa, "New Insights into the Dementia Epidemic." *New England Journal of Medicine* 369.24 (2013): 2275–77.

9장. 돈, 돈, 돈

1   Amy Ehrlich, interview by author, Bronx, New York, July 29, 2015.

2   *Olmstead v. L. C.* (98-536) 527 U.S. 581 (1999) 138 F.3d 893, affirmed in part, vacated in part, and remanded; law.cornell.edu/supct/html/98-536.ZS.html.

3   Michael D. Hurd et al., "Monetary Costs of Dementia in the United States." *New England Journal of Medicine* 368 (2013): 1326– 34.

4   The Scan Foundation, "Who Pays for Long- Term Care in the US?" January 2013. thescanfoundation.org/sites/default/files/who_ pays_ for_ ltc_ us_ jan_ 2013_ fs.pdf.

5   Ron Lieber, "One Woman's Slide from Middle Class to Medicaid." Your Money column. *New York Times*, July 7, 2017. nytimes.com/2017/07/07/your-money/one-womans-slide-from-the-upper-middle-class-to-medicaid.html? mcubz= 0.

6   Hurd et al., "Monetary Costs of Dementia in the United States," see table 2.

7   Katherine Ornstein, Amy Kelley, Evan Bollens- Lund, and Jennifer Wolff, "A National Profile of End-of-Life Caregiving in the United States." *Health Affairs* 36.7 (2017): 1184–92.

8   Partnership Program, website of the Federal Long Term Care Insurance Program. ltcfeds.com/ help/ faq/ miscellaneous_ partnership.html.

9   Ballotpedia, New York State Budget and Finances, ballotpedia.org/New_ York_ state_ budget_ and_ finances.

10   Bloomberg News, "Genworth Financial Struggling Under the Weight of Long- Term Care Costs." *Investment News*, March 3, 2015.

11   Ibid.

12   Suzanne K. Powell, "A Primer on Long- Term Care Insurance."

치매에 관한 새로운 생각

Professional Case Management 18.3 (2013): 107–109; P. Doty, M. A. Cohen, J. Miller, and X. Shi, "Private Long- Term Care Insurance: Value to Claimants and Implications for Long- Term Care Financing." *Gerontologist* 50.5 (2010): 613–22; Anne T. Cramer and Gail A. Jensen, "Why Don't People Buy Long- Term Care Insurance?" *Journals of Gerontology, Series B* 61.4 (2006): S185–93; M. Meinert and P. Cole, "Should You Purchase Long- Term Care Insurance?" *Wall Street Journal,* May 14, 2012.

13   H. Gleckman, "Requiem for the CLASS Act." Health Affairs 30.12 (2011): 2231–34.

14   Health and Aging Policy Fellows website: healthandagingpolicy.org.

15   PHI, "Paying the Price: How Poverty Wages Undermine Home Care in America." February 16, 2015. https://phinational.org/resource/paying-the-price-how-poverty-wages-undermine-home-care-in-america.

16   Ibid.

17   For a moving tribute to Siegal, see chicagobears.com/news/article-1/Oldest-living-ex--Bear-passes-away/c664050e-a119-4e51-9f26-2d49a3116b67.

18   Tara Cortes, interview by author, New York, New York, October 4, 2015.

19   Maureen Conway, John Rodat, and Anne Inserra, "Cooperative Home Care Associates: A Case Study of a Sectoral Employment Development Approach." Economic Opportunities Program, Aspen Institute, February 1, 2002.

20   Noam Scheiber, "US Court Reinstates Home Care Pay Rules." *New York Times,* August 21, 2015.

21   Ai-jen Poo, with Ariane Conrad, *The Age of Dignity: Preparing for the*

Elder Boom in a Changing America. New York: New Press, 2015.

22   Paula Span, "Planning to Age in Place? Find a Contractor Now." The New Old Age. *New York Times*, May 19, 2017. nytimes. com/2017/05/19/health/aging-in--place-contractors.html.

23   Paula Span, "Begin the Bidet." The New Old Age. *New York Times*, March 27, 2012.

24   Fredda Vladeck, *A Good Place to Grow Old: New York's Model for NORC Supportive Service Programs.* New York: United Hospital Fund, 2004. Available from uhfnyc.org/publications/203833.

25   Emily A. Greenfield et al., "A Tale of Two Community Initiatives for Promoting Aging in Place: Similarities and Differences in the National Implementation of NORC Programs and Villages." *Gerontologist* 53.6 (2013): 928–38.

26   Noelle Fields, K. A. Anderson, and H. Dabelko- Schoeny, "Effectiveness of Adult Day Services for Older Adults: A Review of the Literature from 2000 to 2011." *Journal of Applied Gerontology* 33.2 (2014): 130–63.

27   Ibid.

28   On Lok website, onlok.org.

29   M. D. Fretwell, J. S. Old, K. Zwan, and K. Simhadri, "The Elderhaus Program of All- Inclusive Care for the Elderly in North Carolina: Improving Functional Outcomes and Reducing Cost of Care: Preliminary Data." *Journal of the American Geriatric Society* 63.3 (2015): 578–83.

30   PACE, National Pace Association website, npaonline.org.

31   NYS Money Follows the Person Demonstration (MFP) website, health. ny.gov/health_care/medicaid/redesign/nys_money_follows_person_ demonstration.htm.

32   Money Follows the Person website.

33   Joanne Lynn, interview by author, Washington, DC, September 14,
      2016.

34   Ibid.

35   Ibid.

36   Joanne Lynn and Center for Elder Care and Advanced Illness,
      *Medicaring Communities: Getting What We Want and Need in Frail
      Old Age at an Affordable Price*. Altarum Institute, 2016.

37   Elizabeth H. Bradley and Lauren A. Taylor, *The American Health Care
      Paradox: Why Spending More Is Getting Us Less*. New York: Public
      Affairs, 2013.

10장. 사랑으로 일하는 사람들

1   Mrs. S, interview by author, September 20, 2015.

2   Todd J. Richardson, S. J. Lee, M. Berg- Weger, and G. T. Grossberg,
     "Caregiver Health: Health of Caregivers of Alzheimer's and Other
     Dementia Patients." *Current Psychiatry Reports* 15.7 (2013): 367; D.
     M. Gilden et al., "Using US Medicare Records to Evaluate the Indirect
     Health Effects on Spouses: A Case Study in Alzheimer's Disease
     Patients." *BMC Health Services Research* 14 (2014): 291; Caroline
     Sutliffe, Clarissa Giebel, David Jolley, and David Challis, "Experience
     of Burden in Carers of People with Dementia on the Margins of Long-
     Term Care." *International Journal of Geriatric Psychiatry* (May 11,
     2015). DOI: 10.1002/gps.4295.

3   Richard Schulz and S. Beach, "Caregiving as a Risk Factor for Mortality:
     The Caregiver Health Effects Study." *JAMA* 282.23 (1999): 2215–19.

4   Julie Bynum, "The Long Reach of Alzheimer's Disease: Patients, Practice, and Policy." *Health Affairs* 33.4 (2014): 534–40.

5   Bayley, John. *Elegy for Iris*. New York: St. Martin's Press, 1999.

6   Ibid., 266.

7   George Hodgman, *Bettyville: A Memoir*. New York: Penguin Group, 2015.

8   Carol Levine, "The Loneliness of the Long- Term Caregiver." *New England Journal of Medicine* 340.20 (1999): 1587–90.

9   Carol Levine, interview by author, New York, New York, July 28, 2015.

10   Ibid.

11   For an exception, see Hilde Lindemann Nelson and James Lindemann Nelson, *The Patient in the Family: An Ethics of Medicine and Families*. New York: Routledge, 1995.

12   Mary Mittelman, D. L. Roth, D. W. Coon, and W. E. Haley, "Sustained Benefit of Supportive Intervention for Depressive Symptoms in Caregivers of Patients with Alzheimer's Disease." *American Journal of Psychiatry* 161.5 (2004): 850–56.

13   Mary Mittelman, interview by author, recorded phone call, February 16, 2015.

14   Mary Mittelman interview, discussing this paper: K. H. Long, J. P. Moriarity, M. S. Mittelman, and S. S. Foldes, "Estimating the Potential Cost Savings from the New York University Caregiver Intervention in Minnesota." *Health Affairs* 33.4 (2014): 596–604.

15   Support group, invited observation by author, CaringKind, New York, New York, June 15, 2015.

16   Mrs. T, interview by author, September 28, 2015.

17   Ibid.

치매에 관한 새로운 생각

18   Mr. D, interview by author, tape-recorded phone call, January 27, 2015.

11장. 조금만 더 다정하게

1   The playlist is based on the pioneering work of the Music & Memory program. See more on their website: musicandmemory.org/about/mission-and-vision.

2   An estimate of 45 percent is listed in the 2012 Alzheimer's Disease Facts and Figures, alz.org/downloads/facts_figures_2012.pdf. A lower estimate of 32 percent at age eighty- five, for Alzheimer's disease alone, not accounting for other types of dementia, can be found in L. E. Hebert et al., "Alzheimer Disease in the United States (2010–2050) Estimated Using the 2010 Census." *Neurology* 80.19 (2013): 1778–83.

3   Marie- Christine Rousseau et al., "Quality of Life in Patients with Locked-In Syndrome: Evolution over a 6-Year Period." *Orphanet Journal of Rare Diseases* 10.88 (2015). DOI: 10.1186/s13023-015-0304-z.

4   Meet Me at MoMA, moma.org/meetme/index.

5   Kay Redfield Jamison, *An Unquiet Mind*. New York: Alfred A. Knopf, 1995.

6   G. Mitchell, B. McCormack, and T. McCance, "Therapeutic Use of Dolls for People Living with Dementia: A Critical Review of the Literature." *Dementia* 15.5 (September 2016): 976–1001.

7   H. Cioltan et al., "Variation in Use of Antipsychotic Medications in Nursing Homes in the US: A Systematic Review." *BMC Geriatrics* 17.1 (January 26, 2017): 32.

8   Anne Tergesen and Miho Inada, "It's Not a Stuffed Animal, It's a $6,000 Dollar Medical Device." *Wall Street Journal*, June 21, 2010.

9   Jeremy D. Larson, "Letter of Recommendation: Hasbro Joy for All."
     New York Times, March 24, 2016. nytimes.com/2016/03/27/magazine/
     letter-of--recommendation- hasbro- joy- for- all.html? mcubz= 0.

10   Music & Memory website: musicandmemory.org/ about/mission- and-
     vision.

11   A clip from the film is available on YouTube here: youtube.com/
     watch? v= fyZQf0 p73QM.

12   Singing for the Brain, Alzheimer's Society. alzheimers.org.uk/
     info/20172/your_ support_ services/765/ singing_ for_ the_ brain.

13   Alzheimer's.net Blog, "5 Reasons Why Music Boosts Brain Activity,"
     July 21, 2014. alzheimers.net/2014-07-21/why- music- boosts- brain-
     activity-in--dementia- patients.

14   Joe Verghese et al., "Leisure Activities and the Risk of Dementia in the
     Elderly." *New England Journal of Medicine* 348 (2003): 2508– 16.

15   Canada's National Ballet School and Baycrest Centre for Geriatric Care,
     "Movement to Music at Baycrest," nbs- enb.ca/Sharing- Dance/Sharing-
     Dance- Programs/ Movement-to-Music-at-Baycrest.

16   Jed A. Levine, interview by author, New York, New York, October 19,
     2015.

17   UK Design Council, "Living Well with Dementia," February 18, 2015.
     designcoun cil.org.uk/resources/case- study/living- well- dementia.

18   Dementia Dog Project, dementiadog.org.

19   Stephen G. Post, *The Moral Challenge of Alzheimer Disease.* Second
     edition. Baltimore, MD: Johns Hopkins University Press, 2000.

20   Tom Kitwood, *Dementia Reconsidered: The Person Comes First.*
     Glasgow: Open University Press, 1997.

21   Ibid., 5.

치매에 관한 새로운 생각

22 John Zeisel, *I'm Still Here: A New Philosophy of Alzheimer's Care*. New York: Avery, 2009.

23 John Zeisel and Paul Raia, "Non- Pharmacological Treatment for Alzheimer's Disease: A Mind- Brain Approach." *American Journal of Alzheimer's Disease and Other Dementias* 15.6 (2000): 331–40.

24 Ibid.

25 Ibid.

26 Jennifer Watson et al., "Obstacles and Opportunities in Alzheimer's Clinical Trial Recruitment." *Health Affairs* 33.4 (2014): 574–79.

27 You can learn more about the Brain Health Registry by visiting their website at brainhealthregistry.org.

28 A full description of the MindCrowd study is available on their website at mind crowd.org.

29 Henry K. Beecher, "Ethics and Clinical Research." *New England Journal of Medicine* 274.24 (1966): 1354–60.

30 See David J. Rothman, *Strangers at the Bedside: A History of How Law and Bioethics Transformed Medical Decision Making*. New York: Basic Books, 1991.

31 E. F. Scanlon, R. A. Hawkins, W. W. Fox, and W. S. Smith, "Fatal Homotransplanted Melanoma: A Case Report." *Cancer* 18 (1965): 782–89. Cited in Rothman, *Strangers at the Bedside*, appendix, 265.

32 Pam Belluck, "Sex, Dementia, and a Husband on Trial at 78." *New York Times*, April 14, 2015.

33 Atul Gawande, *Being Mortal: Medicine and What Matters in the End*. New York: Henry Holt, 2014.

34 D. Herbenick et al., "Women's Use and Perceptions of Commercial Lubricants: Prevalence and Characteristics in a Nationally

Representative Sample of American Adults." *J Sex Med*. 11.3 (2014): 642–52.

35   M. Bauer et al., " 'We Need to Know What's Going On': Views of Family Members Toward the Sexual Expression of People with Dementia in Residential Aged Care." *Dementia* 13.5 (2014): 571–85.

36   "Policies and Procedures Concerning Sexual Expression at the Hebrew Home at Riverdale." static1.squarespace.com/static/5520af09e4b0c878b5733095/t/56328f20e4b04afbbe9282 7d/1446154016232/ sexualexpressionpolicy.pdf. Last revised April 2013.

37   James M. Wilkins, "More Than Capacity: Alternatives for Sexual Decision Making for Individuals with Dementia." *The Gerontologist*. 55.5 (2015): 716–23.

38   Y. J. Kim et al., "An International Comparative Study on Driving Regulations on People with Dementia." *Journal of Alzheimer's Disease* 56.3 (2017): 1007–14.

39   D. B. Carr and B. R. Ott, "The Older Adult Driver with Cognitive Impairment: 'It's a Very Frustrating Life.'" *JAMA* 303.16 (2010): 1632–42.

40   D. J. Cox et al., "Evaluating Driving Performance of Outpatients with Alzheimer Disease." *Journal of the American Board of Family Practice* 11.4 (1998): 264–71. Cited in Carr and Ott, "The Older Adult Driver with Cognitive Impairment."

41   Daniel C. Marson, "Clinical and Ethical Aspects of Financial Capacity in Dementia: A Commentary." *American Journal of Geriatric Psychiatry* 21.4 (2013): 382–90.

42   Eric Widera, Veronika Steenpass, Daniel Marson, and Rebecca Sudore, "Finances in the Older Patient with Cognitive Impairment." *JAMA* 305.7

치매에 관한 새로운 생각

(2011): 698–706.

43 National Committee for the Prevention of Elder Abuse. *The Metlife Study of Elder Financial Abuse: Crimes of Occasion, Desperation, and Predation Against America's Elders*. Westport, CT: Virginia Tech Metlife Mature Market Institute, 2011. metlife.com/assets/cao/mmi/ publications/studies/2011/mmi-elder-financial-abuse.pdf. Cited in R. N. Spreng, J. Karlawish, and D. C. Marson, "Cognitive, Social and Neural Determinants of Diminished Decision-Making and Financial Exploitation Risk in Aging and Dementia: A Review and New Model." *Journal of Elder Abuse and Neglect* 28.4–5 (2016): 320–44.

44 Spreng, Karlawish, and Marson, "Cognitive, Social and Neural Determinants."

45 Geraldine Boyle, "She's Usually Quicker Than the Calculator: Financial Management and Decision- Making in Couples Living with Dementia." *Health and Social Care in the Community* 21.5 (2013): 554–62.

46 Marson, "Clinical and Ethical Aspects."

47 Spreng, Karlawish, and Marson, "Cognitive, Social and Neural Determinants."

48 J. J. Arias, "A Time to Step In: Legal Mechanisms for Protecting Those with Declining Capacity." *American Journal of Law and Medicine* 39.1 (2013): 134–59.

49 Consumer Financial Protection Bureau, "Recommendations and Report for Financial Institutions on Preventing and Responding to Elder Financial Exploitation." files.consumerfinance.gov/ f/201603_cfpb_ recommendations-and-report-for-financial-institutions-on--preventing-and-responding-to--elder-financial-exploitation.pdf.

50 CFPB, "Recommendations."

12장. 좋은 결말

1   James Hallenbeck et al., The Stanford Faculty Development Center End-of-Life Care Curriculum for Medical Teachers. 2003. growthhouse. org/stanford/ elc_ handbook_ v181.pdf.

2   National Center for Health Statistics, "Trends in Inpatient Hospital Deaths: National Hospital Discharge Survey, 2000–2010." Centers for Disease Control and Prevention. cdc.gov/nchs/products/databriefs/ db118.htm.

3   Melissa Wachterman, Dan K. Kiely, and Susan L. Mitchell, "Reporting Dementia on the Death Certificates of Nursing Home Residents Dying with End- Stage Dementia."*JAMA* 300.22 (2008): 2608–10.

4   B. Reisberg, S. H. Ferris, M. J. de Leon, and T. Crook, "The Global Deterioration Scale for Assessment of Primary Degenerative Dementia." *American Journal of Psychiatry* 139.9 (1982): 1136–39.

5   Susan Mitchell et al., "The Clinical Course of Advanced Dementia." *New England Journal of Medicine* 361.16 (2009): 1529–38.

6   Ibid.

7   J. R. Lunney et al., "Patterns of Functional Decline at the End of Life." *Journal of the AMA* 289.18 (2003): 2387–92.

8   Melissa Aldridge and Elizabeth Bradley, "Epidemiology and Patterns of Care at the End of Life: Rising Complexity, Shifts in Care Patterns, and Sites of Death." *Health Affairs* 36.7 (2017): 1175–83.

9   Julia Driessen and Turner West, "Variation in End-of-Life Care Is an Open Invitation for Accountable Care Organization Innovation." Health Affairs Blog, August 25, 2017; healthaffairs.org/blog/2017/08/25/ variation-in-end-of--life-care-is-an--open-invitation-for-accountable-care-organization-innovation.

10   Terri R. Fried et al., "Understanding the Treatment Preferences of Seriously Ill Patients." *New England Journal of Medicine* 346.14 (2002): 1061–66.

11   Henry S. Perkins, "Controlling Death: The False Promise of Advance Directives." *Annals of Internal Medicine* 147.1 (2007): 51–57.

12   Here I summarize sketchily some hundreds of articles and thirty- five years of scholarly work. For key readings on this topic, see Ronald Dworkin, *Life's Dominion: An Argument About Abortion, Euthanasia, and Individual Freedom.* New York: Alfred A. Knopf, 1993; and Rebecca Dresser and P. Whitehouse, "The Incompetent Patient on the Slippery Slope." *Hastings Center Report* 24.4 (1994): 6–12.

13   Pedro Gozalo et al., "End-of-Life Transitions Among Nursing Home Residents with Cognitive Issues." *New England Journal of Medicine* 365 (2011): 1212–21.

14   J. A. Tulsky et al., "A Research Agenda for Communication Between Health Care Professionals and Patients Living with Serious Illness." *JAMA Internal Medicine* 177.9 (2017): 1361–66.

15   Susan L. Mitchell, "Advanced Dementia." *New England Journal of Medicine* 376.26 (2015): 2533–40. E. L. Sampson, B. Candy, and L. Jones, "Enteral Tube Feeding for Older People with Advanced Dementia." *Cochrane Database of Systematic Reviews* 2 (2009): CD007209.

16   American Geriatrics Society, "Choosing Wisely," an Initiative of the ABIM Foundation. choosingwisely.org/societies/american-geriatrics-society/.

17   Paul T. Menzel and Colette Chandler-Cramer, "Advance Directives, Dementia and Withholding Food and Water by Mouth." *Hastings*

Center Report 44.3 (2014): 23–37.

18 D. R. Cooley, "A Kantian Moral Duty for the Soon-to-Be Demented to Commit Suicide." *American Journal of Bioethics* 7.6 (2007): 37–44.

19 Tia Powell and Adrienne Asch, "A Modest Proposal for Reducing Imperfection and Resolving World Hunger." *American Journal of Bioethics* 7.6 (2007): 53–55.

20 Robin Marantz Henig, "The Last Day of Her Life." *New York Times*. May 14, 2015; nytimes.com/2015/05/17/magazine/the-last-day-of-her-life. html? mcubz= 0.

21 C. O. Long, "Pain Management Education in Long- Term Care: It Can Make a Difference." *Pain Management Nursing* 14.4 (December 2013): 220–27.

22 CaringKind, "Palliative Care for People with Dementia." CaringKind, 2016.

23 Ibid., example on 20–21.

24 Stephen G. Post, *The Moral Challenge of Alzheimer Disease: Ethical Issues from Diagnosis to Dying*. Baltimore, MD: Johns Hopkins University Press, 2000.

25 A Place for Mom: Connecting Families to Senior Living, aplaceformom. com/senior-care-resources/cost-of-care.

26 Paula Span, *When the Time Comes: Families with Aging Parents Share Their Struggles and Solutions*. New York: Grand Central Life and Style, 2009.